现代麻醉技术与疼痛处理

虞 琦 李 琦 薄丰山 主编

中国纺织出版社有限公司

图书在版编目（CIP）数据

现代麻醉技术与疼痛处理 / 虞琦，李琦，薄丰山主
编. -- 北京：中国纺织出版社有限公司，2024.5
ISBN 978-7-5229-1758-0

Ⅰ.①现…　Ⅱ.①虞…②李…③薄…　Ⅲ.①麻醉学
②疼痛－治疗　Ⅳ.①R614②R441.1

中国国家版本馆CIP数据核字（2024）第088551号

责任编辑：樊雅莉　　责任校对：王蕙莹　　责任印制：王艳丽

中国纺织出版社有限公司出版发行
地址：北京市朝阳区百子湾东里A407号楼　邮政编码：100124
销售电话：010—67004422　传真：010—87155801
http://www.c-textilep.com
中国纺织出版社天猫旗舰店
官方微博 http://weibo.com/2119887771
三河市宏盛印务有限公司印刷　各地新华书店经销
2024年5月第1版第1次印刷
开本：787×1092　1/16　印张：11.25
字数：300千字　定价：88.00元

编　委　会

前 言

　　随着医学技术的飞速发展，现代麻醉学已成为一门以生理、病理生理、药理为基础的综合性临床学科，其范畴涵盖临床麻醉、急救复苏、重症监测以及疼痛治疗等诸多方面。如今，麻醉学内容涉及面广、专业性强，以往不被重视的疼痛性疾病开始受到重视。为此，编者根据自身丰富的临床经验，结合近年来临床麻醉专业领域内的最新进展，编写了本书。

　　本书首先介绍麻醉学概论、麻醉前准备和复合麻醉技术，然后阐述各类疾病手术治疗中麻醉技术的应用，最后论述疼痛医学的内容。全书条理清晰、图文并茂，按理论和实践相结合的原则，突出各种麻醉技术的应用。本书覆盖麻醉学的多个领域，相互联系而不重复，各自独立而无遗漏，全面深入而讲究实用，适合麻醉科医师、全科医师及高等医药院校相关专业学生使用。

　　由于编写时间紧促，尽管在编写的过程中反复校对、多次审核，但书中难免有不足和疏漏之处，望各位读者不吝赐教，提出宝贵意见，以便再版时修订。

编　者

2024 年 4 月

目　录

第一章

概论

第一节 临床麻醉

一、概述

临床麻醉的工作场所为手术室内。规模较大、条件较好的麻醉科，可在临床麻醉中建立分支学科（或称为亚科），如产科麻醉、心脏外科麻醉、脑外科麻醉、小儿外科麻醉等。临床麻醉的主要工作内容如下。

（1）为手术顺利进行提供安全、无痛、肌肉松弛、合理控制应激及避免不愉快记忆等基本条件。

（2）提供完成手术所必需的特殊条件，如气管麻醉、支气管麻醉、控制性降压、低温、人工通气及体外循环等。

（3）对手术患者的生理功能进行全面、连续和定量监测，并调控在预定的范围内，以维护患者的生命安全。应当指出，对患者生理功能进行监测与调控已成为临床麻醉的重要内容。这不仅涉及仪器与设备的先进性，还涉及麻醉医师的素质。

（4）预防并早期诊治各种并发症，以利术后顺利康复。

（5）向患者及其家属交代病情，危重疑难患者及大手术的麻醉处理必须征得患者家属的同意与签字后才能施行，必要时还需经院医务管理部门批准后实施。

二、麻醉前病情估计与准备

所有麻醉药和麻醉方法都可影响患者生理状态的稳定性；手术创伤和失血可使患者生理功能处于应激状态；外科疾病与并存的内科疾病有各自不同的病理生理改变，这些因素都将使机体承受巨大负担。为减轻这种负担和提高手术麻醉的安全性，在手术麻醉前对全身情况和重要器官生理功能做出充分估计，并尽可能加以维护和纠正，这是外科手术治疗学中的重要环节，是麻醉医师临床业务工作的主要方面。

全面的麻醉前病情估计和准备工作应包括以下5个方面：①全面了解患者的全身健康状况和特殊病情；②明确患者全身状况和器官功能异常，麻醉前需要哪些积极准备；③明确器官疾病和特殊病情的危险所在，术中可能发生哪些并发症，需采取哪些防治措施；④估计和评定患者接受麻醉和手术的耐受力；⑤选定麻醉药、麻醉方法和麻醉前用药，拟订具体麻醉实施方案。

三、麻醉前用药

麻醉前用药（也称术前用药）是手术麻醉前的常规措施，主要目的是：①解除患者焦虑，充分镇静和产生遗忘；②稳定血流动力学，减少麻醉药需求量；③降低误吸胃内容物的危险程度；④提高痛阈，加强镇痛，抑制呼吸道腺体分泌；⑤防止术后恶心、呕吐。针对上述用药目的，临床上常选用 5 类麻醉前用药：神经安定类药、α_2 肾上腺素能激动药、抗组胺药和抗酸药、麻醉性镇痛药、抗胆碱药。

四、气管、支气管内插管术

气管、支气管内插管术是临床麻醉中不可缺少的重要组成部分，是麻醉医师必须掌握的最基本操作技能，不仅广泛应用于麻醉实施，而且在危重患者呼吸循环的抢救复苏及治疗中发挥重要作用。

五、吸入全身麻醉

吸入全身麻醉是将麻醉气体或麻醉蒸气吸入肺内，经肺泡进入血液循环，到达中枢神经系统而产生的全身麻醉。

吸入麻醉药在体内代谢、分解少，大部分以原型从肺排出体外，因此吸入麻醉容易控制，相对安全、有效，是现代麻醉中常用的一种方法。

六、静脉全身麻醉

将全身麻醉药注入静脉，经血液循环作用于中枢神经系统而产生全身麻醉的方法称为静脉全身麻醉。静脉全身麻醉具有对呼吸道无刺激性，诱导迅速，苏醒较快，患者舒适，不燃烧、不爆炸和操作比较简单等优点。但静脉麻醉药多数镇痛作用不强，肌肉松弛效果差，注入后无法人工排除，一旦过量，只能依靠机体缓慢排泄，因此使用前应详细了解药理性能，尤其是药代动力学改变，严格掌握用药指征和剂量，以避免发生意外。

七、局部麻醉

局部麻醉是指患者神志清醒，身体某一部位的感觉神经传导功能暂时被阻断，运动神经保持完好同时又程度不同地被阻滞状态。这种阻滞应完全可逆，不产生组织损害。

常用的局部麻醉有表面麻醉、局部浸润麻醉、区域阻滞麻醉和神经传导阻滞 4 类。神经传导阻滞又可分为神经干阻滞和椎管内麻醉（硬膜外阻滞及蛛网膜下腔阻滞）。

（1）神经干阻滞：神经干阻滞也称传导阻滞或传导麻醉，是将局部麻醉药注射至神经干旁，暂时阻滞神经的传导功能，达到手术无痛的方法。由于神经是混合性的，不但感觉神经纤维被阻滞，运动神经纤维和交感、副交感神经纤维也同时不同程度地被阻滞。若阻滞成功，麻醉效果优于局部浸润麻醉。

（2）椎管内麻醉：椎管内麻醉含蛛网膜下腔阻滞和硬膜外阻滞两种方法，后者还包括骶管阻滞。局部麻醉药注入蛛网膜下腔主要作用于脊神经根所引起的阻滞称为蛛网膜下腔阻滞；局部麻醉药在硬膜外间隙作用于脊神经，是感觉神经和交感神经完全被阻滞，运动神经部分丧失功能，这种麻醉方法称为硬膜外阻滞。

八、针刺麻醉

针刺麻醉种类较多，按针刺部位分为体针、耳针、头针、面针、鼻针、唇针、手针、足针及神经干针等法；按刺激条件分为手法运针、脉冲电针、激光照射穴位、水针和按压穴位等法。临床上以体针或耳针脉冲电刺激针麻的应用最为普遍。

（汪海涛）

第二节 急救与复苏

一、急救

（一）严重心律失常

麻醉和手术期间心律失常的发生率为 16%～62%，心脏疾病患者可高达 60%，而非心脏疾病患者约为 37%。重危患者和各类大手术，以及为心脏疾病患者施行心脏或非心脏手术，严重心律失常是常见的并发症之一。因此在麻醉手术期间及重症监护室（ICU）中应加强心电图监测，以便迅速而正确地做出诊断，明确诱发因素，采取积极有效的防治措施，避免影响手术成功率和患者预后。

（二）急性肺水肿

急性肺水肿是指肺间质（血管外）液体积聚过多并侵入肺泡内。两肺听诊有湿啰音，咳出泡沫样痰，表现为呼吸困难，可出现严重低氧血症。若不及时处理，后果十分严重。许多疾病如急性左心衰竭等都能引起急性肺水肿，其发病机制不一，病理生理变化各异，研究和了解急性肺水肿形成的机制，将有助于肺水肿的早期诊断和预防，以便采取有效措施，使肺水肿迅速缓解。

（三）心力衰竭

心力衰竭是由多种原因引起的心功能不全综合征。其治疗的关键是纠正基础病因及诱因，特别对非心脏性病因或诱因的控制相当重要。但是对心力衰竭的控制也很重要，特别是急性心力衰竭，如不及时治疗，可危及患者生命。治疗心力衰竭的基本原则是：①减轻心脏负荷，包括前负荷和后负荷；②增强心肌收缩力，使心排血量增加；③维持心肌供氧与耗氧的平衡，供氧主要取决于血液的氧合状态和冠状动脉血流，耗氧则主要与动脉压、心率、前负荷及心肌收缩性有关。

（四）急性肾衰竭

急性肾衰竭是由各种原因引起的肾功能急剧减损，导致水潴留、氮质血症、电解质及酸碱平衡紊乱等急性尿毒症的临床综合征。急性肾衰竭如能早期诊断、及时抢救和合理治疗，多数病例可逆转，是目前可以完全恢复的重要器官功能衰竭之一。

二、复苏

在患者心跳、呼吸停止时所采取的抢救措施称复苏术。抢救的目的不仅要使患者存活，而且要使患者意识恢复。心肺脑复苏在临床上大致分为 3 个既有区别又有联系的阶段：基础生命支持→继续生命支持→长期生命支持。

经复苏治疗的病例，原发病不严重或初期复苏及时且有效者，呼吸功能和循环功能可逐渐恢复，原发病较重或初期复苏不及时者，循环功能即使基本稳定后，呼吸可能还未恢复或未完全恢复，心、肺、脑、肾等重要器官的病理生理状态不仅没有恢复，而且可能继续恶化。但经复苏后对这些重要器官功能进行严密的观察和必要的处理，部分患者可以逐步康复。研究表明，4 分钟内开展初期复苏，8 分钟内后期复苏，患者存活率为 43%；8 ~ 16 分钟内开始后期复苏，存活率仅为 10%；8 ~ 12 分钟内开始初期复苏，16 分钟后期复苏，存活率仅为 6%。

（一）心搏骤停的临床表现

心搏停止的患者表现为突然的心音和大动脉搏动消失，继而呼吸、神志消失。如不及时抢救即出现瞳孔散大、固定，肌肉软瘫，脊髓和基础防御（如咳嗽）反射消失；手术的患者发生术野渗血停止；枕骨大孔疝的患者则首先表现为呼吸骤停。

（二）心搏骤停的诊断

心搏骤停后，心电图可见 3 种情况：①心电活动消失，心电图呈直线；②心室颤动；③仍有生物电活动存在，但无有效机械收缩。

临床诊断标准如下。

（1）神志突然丧失，大动脉搏动触不到。

（2）听不到心音，测不到血压。

（3）呼吸停止或呈叹息样呼吸，面色苍白或灰白。

（4）手术创面血色变紫、渗血或出血停止。

（5）瞳孔散大，无任何反射。应注意脑挫伤、颅骨骨折、颅内出血儿茶酚胺效应，安眠药中毒或使用阿托品类药物者瞳孔也会散大，应予以鉴别。

诊断：符合（1）、（2）与（3）、（4）、（5）即可确诊。在现场复苏时，为不延误抢救时机，据（1）即可确诊。

（三）复苏治疗效果判定标准

（1）治愈：经复苏治疗后，自主循环、呼吸恢复，瞳孔对光反射敏感，神志逐步清醒，智力恢复，参加正常工作。

（2）有效：心肺复苏后遗留一定的精神行为或神经障碍，或者仅呈皮质下存活（持续的植物人状态）。

（3）无效：心肺复苏后再度衰竭，在短期内死亡，或给予持续复苏治疗 30 ~ 60 分钟后仍无自主心跳、呼吸出现者。

（四）复苏治疗原则

维持通气和换气功能；心脏按压以触及颈动脉或股动脉搏动；利用各种措施诱发心搏；维持循环功能、肾功能；维持水、电解质和酸碱平衡；贯穿始终的脑保护，防止或缓解脑水肿（和脑肿胀）的发展。

复苏可分为 3 个步骤：初期的通畅气道，恢复呼吸、循环功能及实施脑保护；中期的药物治疗，电除颤，纠正内环境及进一步脑保护；后期的脑复苏及循环功能的维持。

（五）复苏治疗中应注意的问题

（1）一旦发现患者神志、呼吸及大动脉搏动消失，应立即进行复苏，不应反复听心音或等心电图诊断而延误抢救。

（2）口对口人工呼吸的潮气量应为正常呼吸的 2～3 倍，形成过度通气，以弥补吹入气氧含量低、二氧化碳含量高的缺陷。

（3）心脏压塞、张力性气胸、新鲜肋骨骨折及心瓣膜置换术后的患者不应采用胸外心脏按压，宜开胸胸内挤压。老年人骨质较脆，胸廓缺乏弹性，易发生肋骨骨折，胸外心脏按压时应加倍小心。

（4）电除颤失败时，不宜无限制增加电能，应纠正其他因素，如心肌缺血、低钾血症、心脏温度过低、高碳酸血症等。

（5）脑复苏中不应用硫喷妥钠，因此药虽可抑制惊厥，但负荷量的硫喷妥钠有明显的负性肌力及负性血流动力学作用。

（6）应用甘露醇要防止剂量过度，以免出现血容量不足、血液黏度增加、脑血流减少和电解质紊乱。

（窦岩锐）

第三节 重症监测治疗

重症监测治疗病房（ICU）是在麻醉后恢复室（PARR）的基础上发展起来的，真正具有现代规范的 ICU 建立于 1958 年美国巴尔的摩市医院（Baltimore City Hospital），属麻醉科管辖。ICU 在英国改名为 ITU，中文的意思是将患者集中加强监测治疗的单位，因此国内有些单位称为"加强医疗病房"，中华医学会麻醉学会则建议称为"重症监测治疗病房"。ICU 的特点有：①是医院中对危重患者集中管理的场所；②有一支对危重病症进行急救与诊治的医师、护士队伍；③配备有先进的监测技术，能进行连续、定量的监测，可为临床诊治提供及时、准确的依据；④具有先进的治疗技术，对重要脏器功能衰竭可进行有效、持久的治疗。ICU 的宗旨是为危重患者提供高水准的医疗护理服务，最大限度地抢救患者。其主要任务是对危重患者进行抢救和实施监测治疗。通过精心的观察护理，对患者内环境及各重要脏器功能进行全面监测和及时有效的治疗，从而减少并发症的发生率，降低病死率和提高抢救成功率、治愈率。ICU 的建立促进了危重病医学的崛起。

一、ICU 体制

综合来讲，ICU 的建制大致可分为专科 ICU、综合 ICU 和部分综合 ICU 3 种形式。

（一）专科 ICU

专科 ICU 是各专科将本专业范围内的危重患者进行集中管理的加强监测治疗病房。例如，心血管内科的 CCU、呼吸内科的 RCU、儿科的 NCU、心胸外科的 TCU 等，此外烧伤科、神经科、脏器移植科等都可设立自己的 ICU。不同专科的 ICU 有各自的收治范围和治疗特点，留住的时间等方面也不尽相同。专科 ICU 由专科负责管理，通常指派一名高年资的专科医师固定或定时轮转全面负责。专科 ICU 的特点与优势是对患者的原发病、专科处理、病情演变等从理论到实践均有较高的水平或造诣，实际上是专科处理在高水平上的延续。但其不足之处是专科以外的诊治经验与能力相对不足，因而遇有紧急、危重情况，常需约请其他专科医师协同处理，如气管切开、气管插管、呼吸器治疗、血液透析等。麻醉科是最常被约请协助处理的科室之一。此外，建设 ICU 需要投入大量的财力、物力。因此即使在经济相当发达国家的医院中，至今仍是根据各医院的优势即重点专科建立相应的专科 ICU。

（二）综合 ICU

综合 ICU 是在专科 ICU 的基础上逐渐发展起来的跨科室的全院性综合监护病房，以处理多学科危重病症为工作内容。综合 ICU 归属医院直接领导而成为医院的一个独立科室；也可由医院中的某一科室管辖，如麻醉科、内科或外科。综合 ICU 应由专职医师管理，即从事危重病医学的专科医师。这样的专职医师需要接受专门的培训和学习，取得资格才能胜任。在综合 ICU，专职医师全面负责 ICU 的日常工作，包括患者的转入转出、全面监测、治疗方案的制定和监督协助执行，以及与各专科医师的联络和协调等。原专科的床位医师每日应定期查房，负责专科处理。

综合 ICU 的特点与优势是克服了专科分割的缺陷，体现了医学的整体观念，也符合危重病发展的"共同通路"特点，其结果必然是有利于提高抢救成功率与医疗质量。但是其难度是，要求一个 ICU 专职医师，对医学领域中众多的专科患者的专科特点均能有较深入、全面的了解是相当困难的，因而这种 ICU 与专科医师的结合十分重要。

（三）部分综合 ICU

鉴于上述两种形式的优缺点，部分综合 ICU 的建立有利于扬长避短，部分综合 ICU 是指由多个邻近专科联合建立 ICU，较典型的例子是外科 ICU 或麻醉科 ICU（或麻醉后 ICU、PAICU）。两者主要收治外科及各专科的术后危重患者，这些患者除了具备专科特点，还有其外科手术后的共性。因此综合性 ICU 的成立不应排斥专科 ICU 的建立，特别是术后综合 ICU 的建立具有重要价值，也是现代麻醉学的重要组成部分。

二、ICU 建设

（一）病房与床位要求

PAICU 的位置应与麻醉科、手术室相靠近，专科 ICU 则设置在专科病区内，在有条件的医院内所有的 ICU 应在同一个区域里，共同组成医院的危重病区域。ICU 病床一般按医院总床位数的 1%～2% 设置，每张危重病床应有 15～18 m² 的面积。除此以外，还要有相同面积的支持区域，作为实验室、办公室、中心监测站、值班室、导管室、家属接待室、设备室、被服净物和污物处理室等。病房应是开放式，一般一大间放置 6～8 张床位，每张床位之间可安置可移动隔挡，另设一定数量的单人间。病房内设有护士站，稍高出地面，可看到所有病床，中心护士站应设有通讯联络设备和控制室内温度、光线和通气及管理控制药物柜的操纵装置。每个床位至少要有 8～10 个 10～13 A 的电源插座，分布于床位的两边。电源最好来自不同的线路，一旦发生故障时更换插座仍可使用。所有电源应与自动转换装置连接，电源中断时可自动启用备用系统。每个床位至少有 2 个氧气头，2 个吸引器头，还要有压缩空气、笑气与氧气的等量混合气体。

（二）仪器配备

ICU 需购置许多贵重仪器，选择仪器应根据 ICU 的任务、财力及工作人员的情况而定，一般仪器设备包括以下 3 个方面：监测和专项治疗仪器设备、诊断仪器设备、护理设备。

（三）科学管理

ICU 的医护人员除执行原卫生部颁发的有关医院各级人员职责外，为了保证工作有秩序地进行，还需要建立和健全自身的各项制度，包括早会制度、交接班制度、患者出入室制度、抢救工作制度、保护性医疗制度、死亡讨论制度、医疗差错事故报告制度、会诊制度、护理查房制度、药品管理制度、医嘱查对制度、用药查对制度、输血查对制度、仪器保管使用制度、消毒隔离制度、病区清洁卫生制度、财物管理制度、学习进修制度及家属探视制度。同时还需要建立健全各种常规，包括体外循环术后监护常规、休克监护常规、呼吸器支持呼吸监护常规、气管造口护理常规、各种导管引流管护理常规和基础护理常规等。

三、人员配备

ICU 中专职医师的人数视病房的规模和工作量需求而定。不同形式的 ICU 应有所区别，医师与床位的比例一般为 0.5～1.0。ICU 设主任一名（专科 ICU 可由专科主任兼任），主治医师、住院医师按床位数决定。如隶属于麻醉科等一级科室（如内科、外科、急诊科等）管理，则低年资主治医师和住院医师可轮转，高年资主治医师应相对固定，ICU 主任可由一级科室的副主任兼任。ICU 的护士是固定的。不论何种 ICU，均应设专职护士长 1～2 名，护士人数根据对护理量的计算而确定，一般与床位的比例为 3：1。护理量根据患者轻重程度一般分为以下 4 类。

（1）第 I 类：病危，此类患者至少有一个脏器发生功能衰竭，随时有生命危险，每日护理量在 24 小时甚至更多，即患者床边不能离开人。

（2）第 II 类：病重，主要是术后高危，病情较重，有脏器功能不全或随时有可能发展成为衰竭的患者，每日护理工作量在 8～16 小时，即每 24 小时至少有 1～2 个护士在床边监护。

（3）第 III 类：一般，每日护理量在 4～8 小时。

（4）第 IV 类：自理，每日护理量在 4 小时以下。

在以上各类患者中 ICU 只收治第 I、第 II 类患者，根据各医院 ICU 收治患者的特点计算所需护士人数，计算方法是：以每个患者每周所需护理工作时间，病房每周所需总护理小时数，除以一个护士每周可能提供的工作时间数（按 40 小时计算），得出所需护士人数。这样的计算结果，加上周末、节假日等，一般 ICU 的床位与护士之比约为 1：3。

除医师、护士外，ICU 还需要多种专门人才，如呼吸治疗师、管理仪器设备的医学工程师、放射科诊断医师和技术员、营养治疗师、院内感染管理人员、药剂师、实验室技术员、计算机工作人员、护理员、清洁工等。

四、收治对象

ICU 的收治对象来自临床各科室的危重患者，如呼吸、循环等重要脏器和代谢有严重功能不全或可能发生急性功能衰竭、随时可能有生命危险的患者。ICU 收治患者的选择要明确以下两点：①患者是否有危重病存在或有潜在的危重病或严重的生理紊乱；②患者的危重程度和严重生理紊乱经积极处理后是否有获得成功的可能。

五、日常工作内容

（一）监测

监测包括呼吸、心血管、氧传递、水电解质和酸碱平衡、血液学和凝血功能、代谢、肝肾功能、胃肠道、神经系统和免疫与感染等。对不同病种的监测应有不同的侧重。

（二）治疗

ICU 治疗的重点是脏器功能支持和原发病控制，有以下 6 个特点。

1. 加强与集中

加强指对患者的监测、治疗等各方面都要强而有力。集中就是集中采用各种可能得到的最先进医疗监测和治疗手段、各专科的诊疗技术、现代医学最新医疗思想和医学工程最新成果。危重患者的病情有自然恶化的趋势，也有好转的可能，只有经过早期强而有力的治疗，才可能阻断恶化趋势而争取好的可能。

2. 共同特点

病程的危重期，不论原发病来自哪里，患者都可能表现出许多共同特点，称为各种疾病危重期发展的共同道路。这时的患者不但表现为各单个脏器的功能障碍，而且突出表现为脏器功能间的相互不平衡，表现为互相联系、互相影响和互为因果。因此对多脏器功能的全面支持成为临床突出的工作内容。这种支持涉及各专科的医疗技术运用，但不是它们的简单相加，而是要特别注意各脏器功能支持的平衡协调，阻断恶性循环，使患者转危为安。应当指出的是，所有治疗措施都可能会影响机体的内环境平衡，越是强有力的治疗措施对平衡的影响也越大。患者的病情如仍集中在某一个脏器，则在支持这个脏器的基础上兼顾其他脏器功能，就抓住了恢复平衡的大方向。如果患者的主要问题已突破了某一脏器的范围，而以多脏器功能损害为临床突出表现，脏器支持的均衡性就成为首要问题。

3. 整体观念

近代医学的进步使分科越来越细，这有利于提高专科治疗成功率，但也带来了整体被分割的弊端。ICU 患者其疾病涉及多个脏器，问题就复杂起来，对各个脏器的治疗原则可能是相互矛盾的。这就要求治疗从整体的观念出发，注意各项脏器支持的相互协调。

4. 确定治疗的先后缓急

根据病情轻重缓急，拟订治疗方案，明确哪些病情需要紧急处理，哪些可稍次之，在病情的发展中，当一个主要的紧急问题获得缓解或解决，另一个问题可能会上升为主要矛盾，因此对病情做出动态估计并识别特定病变的病理生理影响在治疗中十分重要，也需有相当的经验和较高的临床判断力。

5. 区分和监测原发性治疗和继发性治疗

原发性治疗指针对原发疾病的处理措施，继发性治疗则针对受继发影响的其他生命器官和系统，旨在对这些器官功能进行保护。两者在治疗上既有紧密联系又有区别。

6. 区分支持治疗和替代治疗

支持治疗是针对重要器官系统发生严重功能不全，但尚属可逆性病变，旨在努力恢复重要器官系统自身功能的支持措施。若病变不可逆，重要器官系统功能达到不可恢复的程度，需用替代治疗。两种治疗在一定条件下可以互相转化。

六、与一般治疗病室的关系

（1）危重患者转到 ICU 后，ICU 医师应和原病房医师保持联系，使患者不但得到 ICU 的严密监测和积极治疗，而且得到原病房医师的治疗意见。

（2）有关治疗的重要医嘱及患者转回原病房的决定，应在每日晨间查房或在急诊时与原病房医师共同商定。

（3）原病房医师每日应定期查房，并提出处理意见，非查房期间，原病房医师需更改医嘱时，应征求值班医师的意见，商讨决定。

（4）除执行会诊商定的医嘱外，ICU 值班医师在病情变化时有权做紧急处理。

（张　靓）

第四节　疼痛治疗与研究

一、疼痛的诊断

临床镇痛的根本目的是消除患者的疼痛，解除患者的疾苦。而有效的疼痛治疗必须建立在明确诊断的基础之上，即对疼痛的来源有一个准确的判断。

疼痛是一种主观感觉，目前人们对疼痛的诊断也主要根据这种主观感觉来进行。

医师必须将收集的全部临床资料（主要来自病史采集、体格检查及辅助检查 3 个方面）进行分析，弄清它们之间的关系。这样，就需要一个适合疼痛诊断特点的思考方法，并且始终贯穿于诊断的全过程中。

在疼痛诊断时首先应明确以下 5 个方面的问题。

1. 明确病变的原因和性质

即明确引起疼痛的病变是属于损伤、炎症、畸形还是肿瘤，对肿瘤还要分清是良性的还是恶性的；炎症要分清是感染（一般、特殊）性的还是无菌性的；损伤要分清是急性外伤还是慢性劳损；畸形应判断属于哪一种。明确病变的性质非常重要。除直接关系疼痛治疗的效果外，还可避免一些医疗意外和纠纷的发生。

2. 明确病变的组织或器官

即明确病变存在于哪个系统和脏器，如软组织、骨关节、神经系统或内脏器官等。软组织还要明确是在肌肉、筋膜还是韧带或滑囊等。

3. 明确病变的部位和深浅

病变部位是指病变在皮肤表面的投影，深浅是指病变的组织层次。只有对病变做出准确的平面定位和立体定位，才能使治疗措施（包括药物）真正在病变局部和病变组织发挥作用，取得好的疗效。

4. 明确病程的缓急

发病的缓急、病程的长短，对治疗方法的选择有密切关系。如急性腰扭伤引起的后关节半脱位、滑膜嵌顿，用手法矫治可收到立竿见影的效果。但若已形成慢性病变，则需行神经阻滞、理疗和针刀等疗法。

5. 明确患者体质、重要生命器官的功能

疼痛的诊断，始终围绕临床镇痛的根本目的而进行。疼痛治疗的一些主要方法如神经阻滞疗法有一定的危险性，因此在疼痛的诊断过程中，应始终强调对全身状态即患者体质和重要生命器官功能的判定。年老、体弱、并发重要生命器官功能低下的患者，对阻滞疗法的耐受性差，应严格掌握适应证，控制麻醉药的用量。

在明确以上 5 个方面的问题之后，就可以有针对性地选择一些治疗方法，在保证患者安全的前提下，争取最好的治疗效果，从而达到诊断的根本目的。

二、疼痛的分类

由于疼痛涉及临床各个科室，往往是同症异病或同病异症，许多疼痛既是一组典型的综合征，又是某些疾病的一组症状，况且疼痛又随着疾病的过程而千变万化，所以疼痛的分类至今尚难统一标准。近年来，国际头痛学会和头痛分类委员会编著了头、颈、面疼痛的分类和诊断标准，虽具有一定的权威性，但作为统一的分类标准尚需实践验证。

三、疼痛的治疗方法

疼痛治疗的目的主要是通过消除或减轻疼痛的感觉和反应，改善血液循环，特别是局部小血管功能和微血管循环，解除骨骼肌或平滑肌痉挛，松解局部挛缩组织，改善神经营养，恢复正常神经功能，改善全身或主要脏器的功能状态，进行精神及心理性治疗。

（一）药物治疗

1. 麻醉性镇痛药

最多用药为阿片类如吗啡及哌替啶、芬太尼等药，均有良好的镇痛作用，常用于急性剧烈疼痛，有成瘾性，因此应用受到限制。

2. 解热镇痛药

如水杨酸盐类（如阿司匹林）、吡唑酮类，有解热消炎镇痛作用，对中等度急慢性疼痛有效，如肌肉痛、关节痛、头痛及风湿性疼痛效果较好，这些药物无成瘾性，但可出现胃肠道反应等不良反应。

3. 镇静药

如地西泮（安定）、氯丙嗪等药，有抗焦虑、遗忘和镇静作用，和镇痛药同用可增强镇痛效果。

（二）神经阻滞

神经阻滞是疼痛治疗广泛应用的一种方法。通过神经阻滞可以达到治疗和诊断的目的，其治疗作用有阻断疼痛的神经传导通路，阻断由于疼痛引起的恶性循环，如解除由于疼痛刺激引起的血管收缩和肌肉痉挛而导致局部缺血、缺氧，进一步使疼痛加重的恶性循环；预防胸腹部手术后由于疼痛患者不敢咳嗽，而引起的肺部并发症；鉴别产生疼痛病变的部位，判断某些治疗措施的效果等。

1. 常用药物

（1）局部麻醉药：常用的有普鲁卡因、利多卡因和丁哌卡因等。普鲁卡因常用浓度为

1% ~2%，一次用量 10 ~30 mL，适用于浅层组织神经阻滞；利多卡因发挥作用快，组织穿透性好，弥散范围广，一般采用 0.5% ~1.0% 浓度，10 ~15 mL；丁哌卡因作用时间长达 2 ~4 小时，适用于疼痛治疗神经阻滞，用 0.25% ~0.50% 浓度，一次剂量为 10 ~20 mL。

（2）肾上腺皮质激素：具有明显抗炎及减轻炎症反应作用，一般用于慢性炎症性疼痛，常用药物有醋酸可的松、泼尼松、地塞米松等药物，常用混悬液针剂进行局部组织、关节腔内或硬脊膜外腔注射，每次剂量 0.5 ~1.0 mL，每周 1 次，2 ~3 次为一个疗程，与局部麻醉药混合注射。高血压、糖尿病、溃疡病和急性化脓性炎症忌用。

（3）维生素：适用于周围神经炎、多发性神经炎等引起的疼痛，常与局部麻醉药、肾上腺皮质激素合并应用，一般常用维生素 B_6 10 ~25 mg，维生素 B_{12} 0.5 ~1.0 mg，疗效尚需深入观察了解。

（4）神经破坏药：注射后主要使神经纤维产生变性，破坏对疼痛的传导，同时也可以引起神经感觉运动功能障碍，只应用于采用一般神经阻滞效果不佳的患者。常用的药物有浓度为 10% ~20% 的生理盐水，体积分数为 95% 以上的乙醇或浓度为 5% ~10% 的酚甘油，行周围神经阻滞、蛛网膜下腔或硬膜外腔阻滞，临床均应严格应用指征。

2. 神经阻滞方法

根据不同的病变部位，采用不同的神经阻滞。

（1）脑神经阻滞：如头面部三叉神经阻滞、面神经阻滞等。

（2）脊神经阻滞：如枕部神经阻滞、颈丛及臂丛神经阻滞、肩胛上神经阻滞、肋间神经阻滞、椎旁神经阻滞、坐骨神经阻滞、腓神经阻滞等。

（3）椎管内神经阻滞：如蛛网膜下腔阻滞、硬膜外腔阻滞、骶管神经阻滞等。

（4）交感神经阻滞：如星状神经节阻滞、腹腔神经节阻滞、胸部腰部交感神经节阻滞等。

（5）局部神经阻滞：一般在患处找出压痛点，行局部神经阻滞。还有胸膜间镇痛用于术后镇痛。

（三）物理疗法

物理疗法包括冷、热、光、电、超声、振荡等物理治疗方法。

（四）外科手术

如三叉神经切断术、经皮脊髓束切断术、经鼻垂体破坏术、丘脑切除术等神经外科手术。

（五）精神心理疗法

如催眠术、松弛术、生物反馈疗法、行为疗法等。

（戴检星）

第五节　麻醉科门诊及其他任务

一、麻醉科门诊

麻醉科门诊的主要工作内容如下。

1. 麻醉前检查与准备

为缩短住院周期，保证麻醉前充分准备，凡拟接受择期手术的患者，在入院前应由麻醉医师在门诊按麻醉要求进行必要的检查与准备，然后将检查结果、准备情况、病情估计及麻醉处理意见等填表送到麻醉科病房。这样一来，患者入院后即可安排手术，缩短住院日期，可避免因麻醉前检查不全面而延期手术，麻醉前准备比较充裕，而且在患者入院前麻醉医师已能充分了解病情及麻醉处理的难度，便于恰当地安排麻醉工作。

2. 出院患者的麻醉后随访

并发症的诊断与治疗由麻醉医师亲自诊治是十分必要的，因为某些并发症（如腰麻后头痛）由神经内科或其他科室诊治疗效往往不够理想。

3. 接受麻醉前会诊或咨询

如遇特殊病例，手术科室应提前请求会诊，负责麻醉的医师应全面了解患者的疾病诊断，拟行手术步骤及要求，患者的全身状况，包括体检和实验室检查结果、主要治疗过程、麻醉史、药物过敏史及其他特殊情况等，从而评估患者对手术和麻醉的耐受力；讨论并选定麻醉方法，制定麻醉方案；讨论麻醉中可能发生的问题及相应的处理措施，如发现术前准备不足，应向手术医师建议需补充的术前准备和商讨最佳手术时机。麻醉科也应提前讨论并做必要的术前准备。

4. 麻醉治疗

凡利用麻醉学的理论与技术（包括氧疗及各种慢性肺部疾病患者的辅助呼吸治疗）进行的各种治疗称为麻醉治疗，麻醉治疗是麻醉科门诊的重要内容。

二、麻醉恢复室

麻醉恢复室是手术结束后继续观察病情，预防麻醉后近期并发症，保障患者安全，提高医疗质量的重要场所。此外，可缩短患者在手术室停留时间，提高手术台利用率。麻醉恢复室是临床麻醉工作的一部分，在麻醉医师主持指导下由麻醉护士进行管理。

（1）凡麻醉结束后尚未清醒（含嗜睡），或虽已基本清醒但肌张力恢复不满意的患者均应进入麻醉恢复室。

（2）麻醉恢复室收治的患者应与 ICU 收治的患者各有侧重并互相衔接。

（3）麻醉恢复室应配备专业护士，协助麻醉医师负责病情监测与诊治，护士与床位的比例为（1：3）～（1：2），麻醉医师与床位的比例为（1：4）～（1：3）。

（4）待患者清醒、生命及（或）重要器官功能稳定即可由麻醉恢复室送回病房，但麻醉后访视仍应由原麻醉者负责。

（5）凡遇到患者苏醒意外延长或呼吸循环等功能不稳定者应及时送入 ICU，以免延误病情。

三、麻醉科研究室或实验室

麻醉科实验室一般可附属在麻醉科内。为了科研工作的需要可成立研究室，研究室必须具备以下条件：①要有学术水平较高、治学严谨，具有副教授以上职称的学科或学术带头人；②形成相对稳定的研究方向并有相应的研究课题或经费；③有开展研究必需的专职实验室人员编制及仪器设备；④初步形成一支结构合理的人才梯队。

（虞　琦）

第二章

麻醉前准备

第一节　麻醉前的一般准备

麻醉前准备是根据患者的病情和手术部位及手术方式有目的进行的各方面准备工作，总的目的在于提高患者的麻醉耐受力、安全性和舒适性，保证手术顺利进行，减少术后并发症，使术后恢复更迅速。对美国医师协会（ASA）Ⅰ级患者，做好常规准备即可；对ASAⅡ级患者，应维护全身情况及重要生命器官的功能，在最大程度上增强患者对麻醉的耐受力；对于Ⅲ、Ⅳ、Ⅴ级患者，除需做好一般准备外，还必须根据个体情况做好特殊准备。

一、精神状态准备

多数患者在手术前存在一定程度的思想顾虑，或恐惧或紧张或焦虑等。但过度的精神紧张、情绪激动或彻夜失眠，会导致中枢神经系统活动过度，扰乱机体内部平衡，可能造成某些并发疾病恶化。如高血压患者可因血压剧烈升高诱发心脑血管意外，严重影响患者对麻醉和手术的耐受力。为此，术前必须设法解除患者的思想顾虑和焦虑情绪，从关怀、安慰、解释和鼓励着手，酌情恰当阐明手术目的、麻醉方式、手术体位，以及麻醉或手术中可能出现的不适等情况，用亲切的语言、良好的沟通技巧向患者做具体介绍，针对患者存在的顾虑和疑问进行交谈和说明，以减少其恐惧、解除焦虑，取得患者信任，争取充分合作。对过度紧张而不能自控的患者，术前数日起即可开始服用适量神经安定类药，晚间给安眠药，手术日晨麻醉前再给适量镇静催眠药。

二、营养状况改善

营养不良导致机体蛋白质和某些维生素缺乏，可明显降低麻醉和手术耐受力。蛋白质摄入不足常导致贫血，对失血和休克的耐受能力降低。低蛋白血症常伴发组织水肿，降低组织抗感染能力，延迟创口愈合。维生素缺乏可致营养代谢异常，术中容易出现循环功能或凝血功能异常，术后抗感染能力低下，易出现肺部感染等并发症。对营养不良患者，手术前如果有较充裕的时间且能口服补充营养，应尽可能经口补充营养；如果时间不充裕，或患者不能或不愿经口饮食，应采用肠外营养，贫血患者可适当输血；低蛋白、维生素缺乏者除输血外，可给予血浆、氨基酸、白蛋白、维生素等制剂进行纠正，使营养状况得以改善，增加机体抵抗力和对手术的耐受力，减少术后感染及其他并发症，促进伤口愈合、早日康复。

三、术后适应性训练

对于术后饮食、体位、大小便、切口疼痛或其他不适，以及可能需要较长时间输液、吸氧、胃肠减压、胸腔引流、导尿及各种引流等情况，术前可酌情将其临床意义向患者讲明，让患者有充分的思想准备并积极配合。如果术前患者心理准备不充分，术后躯体不适，对预后缺乏信心，容易产生焦虑情绪，加重术后疼痛等不适。可在完善的术后镇痛前提下，从稳定情绪入手，提供有针对性、有效的心理疏导。多数患者不习惯在床上大小便，术前需进行训练。术后深呼吸、咳嗽、咳痰的重要性必须向患者讲解清楚，使患者从主观上认识这些问题的重要性，克服恐惧心理，积极配合治疗，并训练正确执行的方法。疼痛是导致患者术后不敢用力咳嗽的一个主要原因，因此镇痛治疗十分重要。

四、胃肠道准备

择期手术中，除浅表小手术采用局部浸润麻醉者外，其他不论采用何种麻醉方式，均需常规排空胃，目的在于防止术中或术后胃内容物反流、呕吐，避免误吸、肺部感染或窒息等意外。胃排空时间正常人为4~6小时。情绪激动、恐惧、焦虑或疼痛不适等可致胃排空显著减慢。有关禁饮、禁食的重要意义必须向患者及其家属交代清楚，以取得合作。糖尿病患者在禁食期间须注意有无低血糖发生，如出现心悸、出汗、全身无力等症状时，要及时补充葡萄糖和定时监测血糖。

五、膀胱准备

患者送入手术室前应嘱其排空膀胱，以防止术中尿床和术后尿潴留；对盆腔或疝手术，排空膀胱有利于手术野显露和预防膀胱损伤。危重患者或复杂大手术，均需于麻醉诱导后留置导尿管，以利观察尿量。

六、口腔卫生准备

生理条件下，口腔内寄生多种细菌，麻醉气管内插管时，上呼吸道的细菌容易被带入下呼吸道，在术后抵抗力低下的情况下，可能引起肺部感染等并发症。为此，患者住院后即应嘱其早晚刷牙、饭后漱口；对患有松动龋齿或牙周炎症者，需经口腔科诊治。进手术室前应将活动义齿摘下，以防麻醉时脱落，甚至误吸入气管或嵌顿于食管。

七、输液和输血准备

对中等以上手术，术前应向患者及其家属说明输血的目的及可能发生的输血不良反应、自体输血和异体输血的优缺点、可能经血液传播的疾病，征得患者及其家属的同意并签订输血同意书。对于不能行自体输血者，检查患者的血型，做好交叉配血试验，并为手术准备好足够的红细胞和其他血制品。凡有水、电解质或酸碱失衡者，术前均应常规输液，尽可能作补充和纠正，避免或减少术中心血管并发症的发生。

八、治疗药物的检查

病情复杂的患者，术前常已接受一系列药物治疗，麻醉前除要求全面检查药物治疗的效果外，还应重点考虑某些药物与麻醉药物之间可能存在的相互作用，有些容易导致麻醉中的不良反应。为此，对某些药物要确定是否继续使用、调整剂量再用或停止使用，例如洋地黄、胰岛素、糖皮质激素和抗癫痫药，一般都需要继续使用至术前，但应重新调整剂量。对1个月以前曾较长时间应用糖皮质激素而术前已经停服者，手术中也有可能发生急性肾上腺皮质功能不全危象，因此术前必须恢复使用外源性糖皮质激素，直至术后数日。正在施行抗凝治疗的患者，手术前应停止使用，并需设法拮抗其残余抗凝作用，以免术中出现难以控制的出血。患者长期服用某些中枢神经抑制药，如巴比妥类、阿片类、单胺氧化酶抑制药、三环类抗抑郁药等，均可影响其对麻醉药的耐受性，或于麻醉中易诱发呼吸和循环严重并发症，故均应于术前停止使用。因 β 受体阻滞剂可减少围手术期心脏并发症，长期应用者，应持续用至手术当日。神经安定类药、某些抗高血压药等，可能导致麻醉中出现低血压，甚至心肌收缩无力，故术前均应考虑是继续使用、调整剂量使用或暂停使用。如因急诊手术不能按要求停用某些治疗药物，则施行麻醉时及术中相关处理时要非常谨慎。

九、手术前晚复查

手术前晚应对全部准备工作进行复查。如临时发现患者感冒、发热、妇女月经来潮等情况时，除非急症，手术应推迟进行。手术前晚睡前宜酌情给患者服用镇静安眠药，以保证充足睡眠。

（李　琦）

第二节　麻醉诱导前即刻期的准备

麻醉诱导前即刻期一般是指诱导前 10 ~ 15 分钟，是麻醉全过程中非常重要的环节。此期间要做好全面的准备工作，包括复习麻醉方案、手术方案及麻醉器械等的准备情况，应完成的项目见表 2-1，对急症或门诊手术患者尤其重要。

表 2-1　麻醉前即刻期应考虑的项目

患者方面	健康情况、精神状态、特殊病情、患者主诉及要求
麻醉方面	麻醉实施方案、静脉输液途径、中心静脉压监测途径等
麻醉器械	氧源、N_2O 源、麻醉机、监护仪、气管内插管用具、一般器械用具
药品	麻醉药品、辅助药品、肌肉松弛药、急救药品
手术方面	手术方案、手术部位与切口、手术需时、手术对麻醉的特殊要求、手术体位、预防手术体位损伤的措施、术后止痛要求等
术中处理	预计可能的意外并发症、应急措施与处理方案、手术安危估计

一、患者方面

麻醉诱导前即刻期对患者应考虑两个核心问题：①此刻患者还存在哪些特殊问题；②还需要做好哪些安全措施。

（一）常规工作

麻醉医师于诱导前接触患者时，首先需问候致意，表现关心体贴，听取主诉和具体要求，使患者感到安全、有依靠，对麻醉和手术充满信心。诱导前患者的焦虑程度各异，对接受手术的心情也不同，应进行有针对性的处理。对紧张不能自控的患者，可经静脉补注少量镇静药。患者的义齿、助听器、人造眼球、隐形眼镜片、首饰、手表等均应摘下保管，并记录在麻醉记录单上。明确有无义齿或松动牙，做好记录。复习最近一次病程记录（或麻醉科门诊记录），包括：①体温、脉率；②术前用药的种类、剂量、用药时间及效果；③最后一次进食、进饮的时间，饮食内容和数量；④已静脉输入的液体种类、数量；⑤最近一次实验室检查结果；⑥麻醉及特殊物品、药品使用协议书的签署意见；⑦患者提出的专门要求的具体项目（如拒用库存血、要求术后刀口不痛等）；⑧如为门诊手术，落实手术后离院的计划。

（二）保证术中静脉输注通畅

需注意：①备妥口径合适的静脉穿刺针，或深静脉穿刺针；②按手术部位选定穿刺径路，如腹腔、盆腔手术应取上肢径路输注；③估计手术出血量，决定是否同时开放上肢及下肢静脉，或选定中心静脉置管并测定中心静脉压或行桡动脉穿刺测定动脉压或心功能。

二、器械方面

麻醉诱导前应对已备妥的器械、用具和药品等，再做一次全面检查与核对，重点项目如下。

（一）氧源与 N_2O 源

检查氧、N_2O 筒与麻醉机氧、N_2O 进气口的连接是否正确无误。检查气源压力是否达到使用要求。

（1）如为中心供氧，氧压表必须始终恒定在 $3.5\ kg/cm^2$；开启氧源阀后，氧浓度分析仪应显示 100%。符合上述标准方可采用。如果压力不足，或压力不稳定，或气流不畅，不宜贸然使用，应改用压缩氧筒源。

（2）压缩氧筒满筒时压力应为 $150\ kg/cm^2$（$\cong 2\ 200\ psi \cong 15\ MPa$），在标准大气压和室温情况下其容量约为 625 L。

（3）如为中心供 N_2O，气压表必须始终恒定在 $52\ kg/cm^2$，低于此值时，表示供气即将中断，不能再用，应换用压缩 N_2O 筒源。

（4）压缩 N_2O 筒满筒时压力应为 $52\ kg/cm^2$（$\cong 745\ psi \cong 5.2\ MPa$），含 N_2O 量约为 215 L，在使用中其筒压应保持不变；如果开始下降，表示筒内 N_2O 实际含量已接近耗竭，当压力降到 $25\ kg/cm^2$，提示筒内 N_2O 气量已只剩 100 L，若继续以 3 L/min 输出，仅能供气 30 分钟，因此必须更换新筒。

（5）空气源是调节氧浓度的必需气体，压力表必须始终恒定在 $3.5\ kg/cm^2$。

（二）流量表及流量控制钮

流量表及流量控制钮是麻醉机的关键部件之一，必须严格检查后再使用。①开启控制钮后，浮子的升降应灵活、恒定，表示流量表及控制钮的工作基本正常。②控制钮为易损部件，若出现浮子升降过度灵敏，且呈飘忽不能恒定状态，提示流量表的输出口已磨损，或针栓阀损坏，出现输出口关闭不全现象，则应更换后再使用。

（三）快速充气阀

压力为 45 ~ 55 psi 的纯氧从高压系统直接进入共同气体出口，其氧流量可高达 40 ~ 60 L/min。在堵住呼吸螺纹管的三叉接口的状态下，按动快速充气阀，如果贮气囊能迅速膨胀，表明快速充气能输出高流量氧，其功能良好，否则应更换。

（四）麻醉机的密闭程度与漏气检验

1. 压缩气筒与流量表之间的漏气检验

先关闭流量控制钮，再开启氧气筒阀，随即关闭，观察气筒压力表指针，如果指针保持原位不动，表示无漏气；如果指针几分钟内即降到零位，提示气筒与流量表之间存在明显的漏气，应检修好后再用。同法检验 N_2O 筒与 N_2O 流量表之间的漏气情况。

2. 麻醉机漏气检验

接上述（三）快速充气阀，再启流量表使浮子上升，待贮气囊涨大后，在挤压气囊时保持不瘪，同时流量表浮子呈轻度压低，提示机器本身无漏气；如挤压时贮气囊随即被压瘪，同时流量表浮子位保持无变化，说明机器本身存在明显的漏气，需检修好后再用。检验麻醉机漏气的另一种方法是：先关闭逸气活瓣，并堵住呼吸管三叉接口，按快速充气阀直至气道压力表值升到 30 ~ 40 cmH_2O 后停止充气，观察压力表指针，如保持原位不动，提示机器无漏气；反之，如果指针逐渐下移，提示机器有漏气，此时再快启流量控制钮使指针保持在上述压力值不变，这时的流量表所示的氧流量读数即为机器每分钟的漏气量数。

（五）吸气与呼气导向活瓣

接上述（三）快速充气阀，间断轻压贮气囊，同时观察两个活瓣的活动，正常时应呈一闭一启相反的动作。

（六）氧浓度分析仪

在麻醉机不通入氧的情况下，分析仪应显示 21%（大气氧浓度）；通入氧后应显示 30% ~ 100%（纯氧浓度）。如果不符合上述数值，提示探头失效或干电池耗竭，需更换。

（七）呼吸器的检查与参数预置

开启电源，预置潮气量为 8 ~ 10 mL/kg、呼吸频率为 10 ~ 14 次/分、吸呼比为 1 : 1.5，然后开启氧源，观察折叠囊的运行情况，同时选定报警限值，证实运行无误后方可使用。

需要注意的是，上述检查步骤通常用于既往较旧型号麻醉机的一般经验性检测。随着医学科技的迅猛发展，现代麻醉工作站已取代传统意义上的功能简单的麻醉机。现代麻醉工作站的使用前检测方法请遵循不同型号和品牌的生产厂家推荐的开机检查程序、各医疗机构自身制定的操作流程和规范进行。

（八）麻醉机、呼吸器及监测仪的电源

检查线路、电压及接地装置。

（九）CO_2 吸收装置

观察碱石灰的颜色，了解其消耗程度，一般在碱石灰 3/4 变色时即进行更换，以免造成 CO_2 蓄积。

（十）其他器械及用具

包括喉镜、气管导管、吸引装置、湿化装置、通气道、困难气道设备、神经刺激器、快

速输液装置、血液加温装置等的检查。

（十一）监测仪

各种监测仪应在平时做好全面检查和校验，于麻醉诱导前即刻期再快速检查一次，确定其功能完好无损后再使用。

三、手术方面

麻醉医师与手术医师要始终保持配合默契、意见统一，除共同对患者信息进行核对并签字外，要做到患者安全、麻醉满意和工作高效率。在麻醉诱导前即刻期，必须重点明确手术部位、切口、体位，术者对麻醉的临时特殊要求、对术中意外并发症的处理意见以及对术后镇痛的要求等。特别在手术体位的问题上，要与术者取得一致的意见。在麻醉状态下改变患者的体位，因重力作用可导致呼吸和循环等生理功能的相应改变，同时对脏器血流产生不同的影响；又因改变体位促使身体的负重点和支点发生变化，软组织承受压力和拉力的部位和强度也随之而改变，由此可能导致神经、血管、韧带和肌肉等软组织损伤。对于正常人，这些变化的程度均轻微，通过机体自身调节，一般均能自动纠正或适应；但在麻醉状态下，患者全部或部分知觉丧失，肌肉松弛无力，保护性反射作用大部分消失或减弱，患者基本失去自我调节能力。因此，改变体位所产生的各种生理功能变化可转为突出，若不注意和及时调整，最终可导致缺氧、CO_2 蓄积、低血压、心动过速以及神经损伤或麻痹等并发症，轻者增加患者痛苦，延迟康复；重者可致呼吸、循环衰竭或失能，甚至死亡。因此，手术体位是麻醉患者的重要问题，麻醉医师对其潜在的危害性要有充分认识，具备鉴别能力，做到正确安置手术体位，防止发生各种并发症或后遗症。对手术拟采用的特殊体位，麻醉医师应尽力配合，但要求以不引起呼吸、循环等功能的过分干扰，神经、血管、关节、眼球等过分牵拉和压迫为前提。

（李　琦）

第三章

复合麻醉技术

第一节　复合麻醉技术的分类

狭义的复合麻醉又称平衡麻醉，是指在同一麻醉过程中为了达到理想的麻醉状态而同时或先后使用两种或两种以上的麻醉药物。复合麻醉与联合麻醉不同，后者是指在同一麻醉过程中同时或先后采用两种或两种以上的麻醉技术。广义的复合麻醉包括狭义的复合麻醉和联合麻醉的定义，即在同一麻醉过程中，为了达到满意的麻醉效果而同时或先后使用两种或两种以上的麻醉药物或（和）麻醉技术，最常见的有吸入与静脉复合全身麻醉、局部麻醉复合全身麻醉以及不同局部麻醉的复合。

一、复合局部麻醉技术

利用不同局部麻醉技术的优点，可形成多种不同的复合方式，临床常见的不同局部麻醉技术的复合包括4种。①蛛网膜下隙联合硬脊膜外腔麻醉（CSEA）：主要用于膈肌平面以下部位的手术，其中以下腹部、下肢、盆腔、会阴部手术为主。②硬脊膜外腔复合区域神经阻滞麻醉：多用于手术引起内脏牵拉反射或硬脊膜外腔麻醉效果不佳时的辅助方法。例如硬膜外阻滞下行胆囊切除术，出现严重的胆心反射时，联合胆囊颈部的局部浸润麻醉；硬膜外麻醉下，妇科宫颈操作时出现迷走反射时，联合阴部神经阻滞等。③硬脊膜外腔复合局部浸润麻醉：多用于硬脊膜外腔阻滞麻醉不够完善或尚未完全显效时，或患者病情危重而又不宜在硬膜外腔内注入足够剂量的局部麻醉药时使用。④神经阻滞麻醉复合表面麻醉：常见于眼科麻醉。⑤神经阻滞复合区域阻滞麻醉：例如上肢手术行臂丛阻滞效果欠佳时，可联合区域阻滞。

二、局部麻醉复合全身麻醉技术

根据局部麻醉药作用的周围神经范围，局部麻醉分为表面麻醉、局部浸润麻醉、区域阻滞、椎管内阻滞，根据需要，静脉或吸入全身麻醉可以单独或联合与这些非全身麻醉方法复合，形成连续硬膜外麻醉与静吸复合麻醉复合、连续硬膜外麻醉与静脉全身麻醉复合、连续硬膜外麻醉与吸入全身麻醉复合、神经阻滞与吸入全身麻醉复合、神经阻滞与静脉全身麻醉复合等多种麻醉方法，临床上最常见的是硬膜外麻醉与全身麻醉复合。

三、静吸复合全身麻醉技术

根据诱导和维持时使用的麻醉方法，可分为静脉麻醉诱导、吸入麻醉维持，吸入麻醉诱导、静脉麻醉维持，静脉麻醉诱导、静吸复合麻醉维持、静吸复合诱导、静吸复合维持等多种方法，临床上常用静脉麻醉诱导、静吸复合麻醉或吸入麻醉维持。随着吸入麻醉药物的进步，吸入麻醉诱导或复合麻醉诱导的使用也在日益增多。

（薄丰山）

第二节 复合麻醉的特点

一、复合麻醉的优缺点

复合麻醉不仅可避免单一麻醉方法所致的用药量大、麻醉效果不满意、不良反应多、肌肉松弛作用难以达到满意暴露术野等问题，使麻醉过程达到镇痛、遗忘、肌肉松弛、自主反射抑制、生理功能稳定的满意水平，还能充分利用各种麻醉药物和技术的优点，避免或减轻各自的缺点和不足，从而大大提高围手术期的安全性。

（一）复合麻醉的优点

复合麻醉的主要目的在于充分利用不同麻醉方法和药物的优点，避免各自的缺点，以维持手术过程中患者生理功能的稳定，因此具体不同麻醉方法或药物的复合又各自具有其优点，但总的说来复合麻醉具有以下优势。

（1）镇痛、镇静、催眠、遗忘等麻醉效果更完善。

（2）更有效地控制疾病、手术、心理等因素造成的应激反应，维持术中稳定的生理功能，以提高患者围手术期的安全性。

（3）麻醉诱导过程更加平稳、安全、可控。

（4）减少各种麻醉药物的用量，从而减少其不良反应。

（5）更好地满足不同手术的要求。

（6）术后苏醒更加平稳、迅速、完全。

（7）其他麻醉与硬膜外麻醉复合，可术后保留硬膜外导管进行术后镇痛。

（8）减少一定的麻醉费用。

（二）复合麻醉的缺点

虽然复合麻醉有以上众多优点，临床应用也十分广泛，但在临床应用中也存在不足与局限，使用不当时同样会导致严重后果。

（1）不同麻醉药物复合时，一些无益的药理效应也可能出现协同作用，例如阿片类与苯二氮䓬类、阿片类与丙泊酚复合应用，呼吸和循环抑制更加明显。

（2）不同麻醉方法可能引起的并发症在复合应用时都可能出现，例如所有静脉麻醉和吸入麻醉可能出现的并发症，都可能出现于静吸复合麻醉中。

（3）由于复合用药，复合麻醉的深度判断缺乏肯定性标志，掌握不当可能导致患者术中知晓或延迟苏醒。局部麻醉与全身麻醉复合时，早期局部麻醉药中毒不易被发现。

（4）虽然全身麻醉的复合能使大多数患者的苏醒过程更加平稳和安全，但药物的相互复杂作用可能使苏醒期的临床表现也更趋复杂，例如静脉复合麻醉、静吸复合麻醉时，多种药物阈下剂量的残留作用相互叠加而出现"再抑制"现象。

（5）复合麻醉由于涉及多种麻醉药物、麻醉方法的复合，而不同麻醉药物、麻醉技术和方法对机体内环境有不同的扰乱，因此在选用复合麻醉药物和剂量、麻醉管理等方面对麻醉医师有较高的要求。

（6）基于上述原因，复合麻醉时要求麻醉医师更全面监控患者的生命体征和麻醉深度，因此对麻醉硬件设施要求较一般麻醉方法高。

二、复合麻醉的应用原则

复合麻醉的优点突出，其发展是现代麻醉向理想麻醉迈进的重要方式。但如前所述，各种麻醉药物、麻醉方法的复合也使麻醉本身更趋复杂化，应用不当会导致严重后果，因此，在实施过程中应遵循一定的原则。

（一）优化复合麻醉方法

不同的麻醉方法具有各自的优缺点，不同麻醉方法复合的目的就是使之相互补充，弥补各自的不足，从而使麻醉效果更加完善。手术部位、手术创伤大小、患者全身情况、外科方面的要求、患者的要求等是不同麻醉方法以何种方法为主进行复合的选择依据。

（二）合理选用麻醉药物和剂量

复合麻醉常涉及多种麻醉药物，而各种药物具有不同的药代动力学和药效动力学，药物之间又存在比较复杂的相互作用关系。在选用复合麻醉药物时，首先要深刻了解每一种药物的药理学特点，并充分考虑到药物间的协同、相加、拮抗作用以及配伍禁忌，根据患者的病理生理情况和手术的要求选择麻醉药物的种类和剂量。

（三）优化复合用药

复合药物的种数越多，药物之间的相互作用越复杂，对机体的影响就越难以预料，发生不良反应的可能性也越高，并且在这种情况下，临床表现不典型，将增加判断和处理的困难，影响复合麻醉的安全性和可控性，相对增加患者围手术期间的危险性。在满足手术需要的前提下，原则上应尽量减少用药的种类，避免用药没有规则。

（四）准确判断麻醉深度

麻醉深度的分期由于复合用药而缺乏肯定的标志，特别是在复合全身麻醉需要肌肉松弛药物作用的情况下更难以判断。因此应根据药物的药动学、药物之间的影响规律，以及循环、脑电的变化情况判断麻醉深度，合理使用麻醉药物，尽可能避免麻醉过深或过浅和由此对患者造成的不利影响。有条件的可以进行药物浓度监测。

（五）加强麻醉管理

复合麻醉可充分利用不同麻醉方法和麻醉药物的优点，减少药物用量，减少不良反应，但复合麻醉时，不同的麻醉方法会引起不同的生理改变，多种麻醉药物的使用更增加了药物代谢的复杂性，药物间的相互作用和影响，可能使药物代谢规律发生改变，甚至出现意外的药物不良反应或累加不良反应。因此应做好麻醉前准备，注重麻醉期间的监护和管理，及时发现问题并予以适当处理，否则可能导致严重后果。

（六）坚持个体化原则

复合麻醉用药复杂，同时可能使用多种麻醉方法，而每位患者的具体情况又不同，所以在实际应用中必须坚持个体化原则，应根据手术部位、创伤大小、患者精神状况、全身一般情况、外科方面的要求等合理选用复合麻醉方式。

（薄丰山）

第三节　局部麻醉复合全身麻醉

局部麻醉复合全身麻醉是近年来开展的一类新的麻醉方法，其充分保留了局部麻醉和全身麻醉各自的优点，可以在较浅的全身麻醉状态下保持较好的麻醉效果。

一、硬膜外麻醉复合全身麻醉

1. 优点

（1）硬膜外阻滞可有效地阻断手术伤害性刺激和减缓应急反应，但又是一种不完善的麻醉，常发生迷走神经反射或手术牵拉反射，平面过高可抑制呼吸，肌肉松弛效果不理想。静脉或静吸复合全身麻醉可使患者意识消失、顺行性遗忘，能保证有效通气和肌肉松弛效果，全身麻醉达到一定的深度还能有效阻断伤害性刺激引起的不良躯体反应。两种麻醉方法复合可减少应激反应，提高麻醉质量。

（2）明显减少硬膜外和全身麻醉用药量，减少不良反应。

（3）苏醒快、拔管早，术后躁动发生率低。

（4）方便术后镇痛，避免剧痛对康复的不利影响。

（5）有利于术后呼吸功能的维护。

（6）术中维持心肌氧供需平衡，对冠心病患者有利。

2. 缺点

（1）操作较复杂费时。

（2）增加创伤和发生硬膜外阻滞并发症的可能。

（3）麻醉深度掌握不好反而易造成生命体征波动，出现低血压等心血管抑制作用，尤其在全身麻醉诱导前硬膜外局部麻醉药用量掌握不好时。

（4）过度追求"浅麻醉"，有可能造成术中知晓。

（5）麻醉期间体液用量增加，可能造成水钠潴留。

3. 适应证

凡是在单纯硬膜外麻醉下能够完成的手术，即颈以下部位的手术均为其适应证，尤其是胸腰段的手术，不仅能保证患者的安全、满足手术的需要，而且能取得良好的临床效果。

4. 禁忌证

绝对禁忌证同硬膜外阻滞。相对禁忌证则包括各种短小手术，不必采用复杂的硬膜外麻醉复合全身麻醉。

5. 操作方法

一般根据手术部位选择相应的脊髓节段进行硬膜外间隙穿刺置管，待穿刺成功或硬膜外间隙注药出现阻滞平面后，再进行全身麻醉的诱导。具体操作方法与单纯硬膜外穿刺、全身麻醉诱导过程相同。

6. 药物的使用

（1）局部麻醉药的使用：硬膜外局部麻醉药种类和浓度应根据手术的部位、患者情况、手术对麻醉的要求以及硬膜外麻醉在麻醉维持中的作用而进行选择。如胸外科的肺叶切除、纵隔手术和食管手术等，硬膜外麻醉居次要地位，复合麻醉的主要目的是减少全身麻醉药可能给机体带来的不利影响，同时也有利于术后镇痛，因此可选用肌肉松弛作用相对较弱而时间维持相对较长的局部麻醉药，如较低浓度丁哌卡因（0.25% ~ 0.375%）、罗哌卡因单独或与低浓度利多卡因混合使用。而在硬膜外麻醉起主导作用的中上腹手术，如胃、肝、胆、脾、胰等手术，复合麻醉的主要目的是利用全身麻醉来消除心理精神因素对患者和手术的影响，可按单纯硬膜外麻醉来选用局部麻醉药的种类及浓度。而全身麻醉则只需要满足镇静和耐受气管插管的麻醉深度。

（2）全身麻醉药的使用。

1）硬膜外麻醉与静吸全身麻醉复合：按照全身麻醉的要求给予足量的术前抗胆碱药及镇静药。诱导一般采用静脉麻醉药、麻醉性镇痛药和肌肉松弛药，其中麻醉性镇痛药可酌情减少。气管插管后，维持阶段可用吸入复合静脉麻醉药，其吸入麻醉药的浓度和静脉麻醉药的用量可根据心率、血压的情况进行调节。可采用间断吸入或连续低流量吸入方式，复合持续输注、靶控输注或间断输注静脉麻醉药。由于硬膜外麻醉已具有较好的镇痛和肌肉松弛作用，在麻醉维持过程中，镇痛药和肌肉松弛药用量要减少一半以上。对创伤不大的手术，甚至不需追加麻醉性镇痛药。在主要手术步骤完成后，就可以考虑停用全身麻醉药，一般手术结束患者可及时苏醒，此时可安全拔管。

2）硬膜外麻醉与静脉全身麻醉复合：其基本使用范围与上述方法相同。这种复合麻醉方法可分为气管插管和非气管插管两种情况。气管插管的方法是在麻醉诱导和维持阶段全部使用静脉麻醉药，而不使用吸入麻醉药。非气管插管的方法包括硬膜外麻醉复合神经安定镇痛药和基础麻醉复合硬膜外麻醉。前者一般用于中、下腹部手术，如阑尾切除术、肠梗阻肠端切除术或下肢手术等。后者适用于不能配合手术和麻醉的小儿患者，一般先行氯胺酮基础麻醉，再进行硬膜外麻醉，主要用于婴幼儿手术，但目前应用此方法有减少趋势，大多在此基础上置入喉罩。

7. 注意事项

（1）避免全身麻醉诱导与硬膜外麻醉峰效应重叠，以减少对循环功能的抑制，但有时也利用这一点来减轻插管时的心血管反应。在时间较充裕的情况下，应先给予硬膜外试验量，确定有麻醉平面后再实施全身麻醉为佳。

（2）应避免同时追加全身和硬膜外麻醉药，从而避免由此引起的生命体征的波动。

（3）手术过程中应根据病情变化、手术需要等相应调节全身麻醉和硬膜外麻醉在麻醉过程中的地位。

（4）全身麻醉和硬膜外麻醉用药量均相应减少，避免麻醉过深引起苏醒延迟，但同时也要避免麻醉过浅、术中知晓的发生。有研究表明，椎管内神经阻滞也显示有直接镇静效应，能够显著降低同等镇静所需的药量，在保证足够的麻醉深度下，利多卡因椎管内麻醉可降低七氟醚用量的30%左右；行硬膜外阻滞抑制伤害性刺激所引起的运动反应时所用的利多卡因的量可使七氟醚的 MAC 减少约 50%。有条件的可运用脑电双频指数（BIS）、脑电非线性指数（ENI）等手段进行麻醉深度监测，从而在保证麻醉需要的前提下减少麻醉药用量。

（5）麻醉诱导和维持方法以及用药不应千篇一律，应根据手术的需要、患者的病理生理特点及变化等灵活使用。

二、其他局部麻醉复合全身麻醉

如臂丛和颈丛神经阻滞等与吸入或静脉全身麻醉复合，常用于局部麻醉效果不佳、患者过度紧张、小儿等患者不能配合时。当给予足够量的静脉或吸入麻醉药后，应注意保持呼吸道通畅，必要时仍应进行气管插管或置入喉罩，以策安全。

（薄丰山）

第四节　吸入与静脉复合全身麻醉

吸入与静脉复合全身麻醉又称静吸复合麻醉，如前所述，具体方法有多种。由于静脉麻醉起效快、维持时间短、对呼吸道无刺激性、患者舒适易接受，而吸入麻醉的深度易于控制和管理，故临床上常采用静脉麻醉诱导，吸入麻醉或静吸复合麻醉维持，术前准备与一般的全身麻醉相同。随着七氟醚等新型吸入麻醉药的出现，吸入麻醉诱导或静吸复合诱导在临床上的应用也逐渐增多。

一、麻醉诱导

1. 静脉诱导

一般采用静脉全身麻醉药、麻醉性镇痛药和肌肉松弛药复合，静脉全身麻醉药多用丙泊酚 1.5 ~ 2.5 mg/kg 或咪达唑仑 0.02 ~ 0.05 mg/kg。麻醉性镇痛药以芬太尼为主，诱导剂量一般为 2 ~ 4 μg/kg，也可用舒芬太尼、瑞芬太尼、阿芬太尼以及依诺伐等。肌肉松弛药除经典的琥珀胆碱外，维库溴铵、泮库溴铵、罗库溴铵、阿曲库铵等用于静脉麻醉诱导也逐渐增多。这些新型的非去极化肌肉松弛药不仅起效快、效果好，没有去极化肌肉松弛药引起的一系列不良反应，还具有中时效的肌肉松弛效果，因此在临床应用逐渐广泛。

2. 吸入、静吸复合诱导

由于经济费用、操作复杂、患者不易接受等原因，这两种方法在临床应用相对有限，前者主要用于小儿麻醉，后者用于气管插管困难的患者。有研究者观测意识消失时间、诱导期间呼吸暂停发生率、诱导并发症、第一次喉罩插入成功率、患者满意度等指标七氟醚和丙泊酚的诱导效果进行比较，Meta 分析表明，七氟醚和丙泊酚具有相似的诱导效应，但由于七氟醚术后恶心、呕吐发生较频繁，患者不满意倾向稍多，丙泊酚作为理想的麻醉诱导药仍然更具优势。

二、麻醉维持

1. 吸入麻醉维持

气管插管后，用吸入麻醉药维持麻醉。一般吸入 1 ~ 2MAC 的挥发性麻醉药，常用恩氟烷和异氟烷，吸入浓度为 2%～3%，可同时吸入 50%～66% 的氧化亚氮，麻醉效果更好。目前已有麻醉效能更强、不良反应更小的挥发性麻醉药七氟烷和地氟烷用于临床。

2. 静脉麻醉维持

在麻醉诱导成功后主要依靠静脉麻醉药、麻醉性镇痛药、肌肉松弛药维持麻醉。如吗啡或芬太尼复合麻醉、氯胺酮静脉复合麻醉以及神经安定镇痛麻醉等。目前临床上常用的丙泊酚复合瑞芬太尼进行靶控输注是较为理想的静脉麻醉维持方式。

3. 静吸复合麻醉维持

为目前国内常用的方法之一。此法或以吸入麻醉为主，辅以静脉麻醉或静脉复合麻醉；或以静脉麻醉或静脉复合麻醉为主，辅以吸入麻醉。例如，临床上常用的异氟醚丙泊酚（或咪达唑仑）—芬太尼（或瑞芬太尼）—维库溴铵复合模式中，异氟醚 1%～2% 吸入，丙泊酚 2～4 mg/（kg·h）或咪达唑仑，维库溴铵间断静脉注射以维持麻醉。其中异氟醚和丙泊酚使患者意识消失，芬太尼镇痛，咪达唑仑可保证患者术中无记忆，维库溴铵使手术区域及呼吸肌松弛，从而便于手术和人工呼吸，同时还可通过调节吸入麻醉药的浓度维持适宜的麻醉深度。

三、注意事项

（1）实施静脉复合麻醉，应掌握各种麻醉药的药动学、药效学及不良反应，同时还应掌握药物之间的相互作用，根据需要有时避免药物的协同效应，有时利用药物间的拮抗作用。根据患者的病情及手术要求合理选用不同静吸麻醉的复合方式，尽可能以最少的麻醉药用量达到最完善的麻醉效果，并将各种麻醉药的不良反应控制在最小范围，不能盲目扩大药物的适应证，做到合理、安全用药。

（2）为了确保患者安全，除短小手术、不用肌肉松弛药的手术外，实施静吸复合麻醉时均应进行气管内插管。

（3）静吸复合麻醉时，经典的乙醚麻醉分期已不适用，必须结合多种征象进行综合判断，有条件可应用麻醉深度监测仪，如 BIS、ENI 等。必须确保一定的麻醉深度下使用肌肉松弛药，以避免术中知晓的发生。

（4）所有静脉和吸入麻醉可能出现的并发症都可能出现于静吸复合麻醉。因此，应高度警惕各种相关并发症的发生。

（5）静吸复合麻醉时药物的相互作用可能使苏醒期的临床表现更为复杂，应严格把握气管内导管的拔管指征，警惕多种药物残留作用叠加而致"再抑制"现象。

（6）为了使麻醉维持和苏醒衔接紧密，应根据各种药物的药效学特点及时停用长效的药物，而改用七氟烷、地氟烷、氧化亚氮、丙泊酚、瑞芬太尼等苏醒迅速的麻醉药，手术结束时再停用这些短效药物，使患者迅速而平稳地苏醒。

（薄丰山）

第四章

神经外科手术麻醉

第一节　颅脑创伤手术的麻醉

颅脑创伤（TBI）是指头部遭受撞击或贯穿伤，引起脑功能障碍。在所有创伤中，颅脑创伤往往是最严重和危及生命的，是导致儿童和青壮年残疾和死亡的首要原因。TBI 围手术期正确的麻醉管理对改善患者的转归至关重要。

一、颅脑创伤的分类和病理生理

按照创伤发生时间，TBI 可分为原发性颅脑创伤和继发性颅脑创伤。原发性颅脑创伤在创伤即刻发生，是对颅骨和脑组织的机械撞击和加速挤压引起的颅骨骨折和颅内损伤，主要有脑震荡、弥漫性轴索损伤、脑挫裂伤和原发性脑干损伤等。目前还没有应对原发性颅脑创伤的有效办法。继发性颅脑创伤发生于伤后数分钟、数小时或数日，表现为源于原发性损伤的一系列复杂病理生理过程，主要有脑水肿和颅内血肿，后者按血肿的来源和部位又分为硬脑膜外血肿（通常是由于颅骨骨折和硬脑膜动脉或静脉窦破裂所致）、硬脑膜下血肿（通常是由于大脑皮质和脑膜之间的静脉撕裂所致）和脑内血肿等。最常见加重损伤的因素包括缺氧、高碳酸血症、低血压、贫血和高血糖，这些因素都是可以预防的。伤后数小时或数日若出现癫痫、感染和败血症会进一步加重脑损伤，必须及时防治。继发的神经损害和全身性并发症是可以预防和治疗的。颅脑创伤管理的目标是采取及时有效的措施预防继发性脑损伤。

TBI 后典型表现为颅内血肿形成、脑血管自主调节功能障碍、颅内压（ICP）升高和脑血流（CBF）降低。创伤局部 CBF 降低导致脑细胞缺血缺氧，引起细胞毒性脑水肿，而 TBI 又常伴发不同程度的血脑屏障（BBB）破坏，并发血管源性脑水肿。由于颅腔是一个几乎封闭的结构，颅内血肿和脑水肿的形成都会导致 ICP 升高，这时机体会启动代偿机制抑制 ICP 的增加，初期以减少颅内脑脊液容量为主，后期全脑 CBF 进一步降低，形成缺血—水肿恶性循环，最终导致脑疝。

TBI 后还会引起全身其他器官系统并发症，在呼吸系统可表现为呼吸节律异常、舌后坠、反流误吸、支气管痉挛和肺不张等，TBI 后剧烈的应激反应可引起急性神经源性肺水肿。由于出血、呕吐和脱水利尿治疗等因素，绝大多数 TBI 患者伴有不同程度的低血容量，但临床上机体为了维持 CBF 的代偿性反应以及应激状态，多表现为高血压，高血压反应又

— 26 —

会引起反射性地心动过缓。当创伤累及心血管运动中枢时会出现各种心律失常，当心电图出现高 P 波、P-R 和 Q-T 间期延长，以及深 U 波、ST 段和 T 波改变、严重的室性期前收缩或传导阻滞时提示预后不良。TBI 患者还常伴发高热、应激性溃疡和弥散性血管内凝血等。

二、颅脑创伤的麻醉管理

TBI 患者围手术期管理的重点是内环境，避免引起继发性损伤的全身和颅内损害。继发性脑损伤加重病情，严重影响预后。麻醉管理目标是迅速恢复心肺功能、维持脑灌注压（CPP）和脑供血供氧，降低颅内压，减轻脑水肿，避免继发性脑创伤。

1. TBI 患者的麻醉前评估

对 TBI 患者的诊治要争分夺秒，应在最短的时间内对患者的脑创伤程度、呼吸和循环状态进行快速评估，包括既往病史、受伤过程和时间、最后进食水时间、意识障碍的程度和持续时间、ICP 情况以及是否并发颈椎、颌面部和肋骨骨折以及内脏器官出血等。通过已有的辅助检查如头颅 CT、MRI、胸部 X 线片、血常规、出凝血时间、血生化、电解质和血气分析等迅速了解患者的一般状态并制定麻醉方案。

TBI 患者的预后与入院时格拉斯哥昏迷评分（GCS，见表 4-1）、年龄、循环呼吸状态、继发性颅脑创伤的救治等因素相关。重度 TBI（GCS≤8）患者死亡率可达 33%，轻度（GCS 为 13~15）和中度（GCS 为 9~12）TBI 患者约 50% 可能后遗致残和认知功能障碍。

表 4-1　格拉斯哥昏迷评分

项目	得分
睁眼	
不睁眼	1
刺激睁眼	2
呼唤睁眼	3
自动睁眼	4
言语反应	
无发音	1
只能发音	2
只能说出（不适当）单词	3
言语错乱	4
正常交谈	5
运动反应	
无反应	1
异常伸展（去脑状态）	2
异常屈曲（去皮层状态）	3
对疼痛刺激屈曲反应	4
对疼痛刺激定位反应	5
按指令动作	6

2. 颅脑创伤（TBI）患者的呼吸管理

TBI 患者多为饱胃，且常并发颅底骨折、胸部创伤和通气不足等。大多数轻、中度 TBI 患者的呼吸功能仍可维持稳定，无须紧急气管插管，但应尽早实施面罩吸氧，密切观察，可待麻醉诱导后进行气管插管。GCS≤8 的 TBI 患者应尽早行气管插管以保护呼吸道，并进行有效呼吸支持。

2%～3% 的 TBI 患者并发有颈椎骨折，而 GCS≤8 的重型 TBI 患者颈椎骨折可高达 8%～10%。颈椎骨折患者进行气管插管操作有导致进一步脊髓损伤的风险，因此除非已经有影像学指标明确排除颈椎损伤，在插管过程中所有患者都应进行颈椎保护。插管时由助手用双手固定患者头部于中立位，保持枕部不离开床面可以维持头颈部不过度后仰，颈部下方放置颈托也有助于保护颈椎。颈椎固定后增加了喉镜暴露和气管插管的难度，而 TBI 患者对缺氧的耐受性很差，必须事先准备好应对插管困难的措施，如训练有素的助手和各种插管设备等，紧急时应迅速行气管切开。颅底骨折患者经鼻插管和置入鼻咽通气道有可能损伤脑组织，属相对禁忌证。

麻醉中应保证 PaO_2 在 100 mmHg 以上。并发肺挫伤、误吸或神经源性肺水肿的患者需要呼气末正压通气（PEEP）来维持充分的氧合，同时应尽量避免过高的 PEEP 导致 ICP 显著升高。

过度通气可引起脑血管收缩、减少脑血容量而达到降低 ICP 的目的，但近年来其应用价值受到了广泛质疑。在 TBI 的早期 CBF 通常是降低的，过度通气会进一步降低 CBF，加重脑缺血。在 TBI 后 5 日内，尤其是 24 小时内要避免预防性的过度通气治疗。过度通气的缩血管效应时效较短，研究发现其降低 CBF 的效应仅能维持 6～18 小时，所以不应长时间应用，尤其不能将 $PaCO_2$ 降至 25 mmHg 以下。对 TBI 患者是否采用过度通气应综合考虑 ICP 和脑松弛等方面因素，尽量短时间使用。过度通气后将 $PaCO_2$ 恢复正常范围时也应逐步进行，快速升高 $PaCO_2$ 也同样会干扰脑的生理活动。

3. TBI 患者的循环管理

TBI 患者往往伴有中枢神经反射，在循环方面表现为高血压和心动过缓，这些是机体为了提高脑灌注的重要保护性反射，所以此时不可盲目地将血压降至正常水平。ICP 升高的患者若伴有低血压会严重影响脑灌注，应进行积极纠正。心率若不低于 45 次/分，一般无须处理，若用抗胆碱药宜首选格隆溴铵，阿托品可通过血脑屏障，可能引起中枢抗胆碱综合征，表现为烦躁、精神错乱和幻觉，甚至可出现惊厥和昏迷，应避免用于 TBI 患者。TBI 患者出现心动过速常提示可能有其他部位的出血。

TBI 早期 CBF 大多先明显降低，然后在 24～48 小时内逐步升高，TBI 后脑组织对低血压和缺氧十分敏感，多项研究证实轻度低血压状态会对转归产生明显不利影响，所以目前认为对 TBI 患者应给以积极的血压支持。

正常人 MAP 在 50～150 mmHg 范围内波动时，通过脑血管自动调节功能可使 CBF 保持恒定，而 TBI 患者这一调节机制受到不同程度破坏，有研究表明，约 1/3 TBI 患者的 CBF 被动地随 CPP 同步改变，所以此时维持 CPP 至少在 60 mmHg 以上对改善 CBF 十分重要（儿童推荐维持 CPP 在 45 mmHg 以上）。

对于无高血压病史的 TBI 患者，为保证 CPP > 60 mmHg，在骨瓣打开前应将 MAP 至少维持在 80～90 mmHg。血压过高也会增加心肌负担和出血风险，应进行降压治疗，但一定小剂量分次进行，谨防低血压的发生。手术减压后（打开骨瓣或剪开硬膜）ICP 降为零，此时 CPP = MAP，同时脑干的压迫缓解，库欣反应消失，很多患者会表现为血压突然降低和心率增快，在此期应维持 MAP 高于 60 ~ 70 mmHg，可通过使用血管收缩药和加快输液提升血压。由于骨瓣打开后血压降低的程度很难预料，所以不提倡预防性给予升压药，但应预先进行血容量的准确估计，在开颅前补充有效循环血量。

4. TBI 患者的液体治疗

TBI 患者多伴有不同程度的低血容量，但往往被反射性的高血压状态所掩盖，此时液体治疗不要仅以血压为指导，还要监测尿量和中心静脉压（CVP）等的变化，尤其复合伤伴有其他部位出血时。在围手术期应避免血浆渗透压降低以防加重脑水肿，0.9% 生理盐水属轻度高渗液（308 mOsm/L），适用于神经外科手术中，但大量使用时可引起高氯性酸中毒，乳酸钠林格液可避免此情况，但它属于低渗液（273 mOsm/L），大量使用时会引起血浆渗透压降低，所以在需要大量输液的情况下，可以混合使用上述两种液体并在术中定期监测血浆渗透压和电解质作为指导。

TBI 手术中晶体液和胶体液的选择一直存在争议，目前认为对于出血量不大者无须输入胶体液，但需要大量输液时应考虑加入胶体液。胶体液可选择白蛋白、明胶和羟乙基淀粉等，前两种有引起变态反应的风险，而后者大量使用时会影响凝血功能，要注意 TBI 本身即可引发凝血异常。

甘露醇和呋塞米都可以用来降低脑组织细胞外液容量，甘露醇起效快且效果强，对于 BBB 破坏严重的患者使用甘露醇有加重脑水肿的顾虑，但目前临床上仍将其作为脱水治疗的首选。甘露醇的常用剂量为 0.25 ~ 1.0 g/kg，使用后产生有效降低 ICP 或脑松弛效果时可考虑继续应用，而无效或血浆渗透压已经超过 320 mOsm/L 时则不推荐继续使用。近年来高渗盐水（3% 或 7.5%）用于 TBI 患者的效果引起了广泛的兴趣，尤其在多发创伤患者的急救方面，但已有研究未能证实高渗盐水较甘露醇具有明显优势，使用不当反而可导致严重的高钠血症，以及中枢系统脱髓鞘改变。

高血糖状态与神经系统不良预后密切相关，所以应尽量避免单纯使用含糖溶液。

围手术期应将血细胞比容维持在 30% 以上，不足时应输入浓缩红细胞，闭合性脑创伤可进行术野自体血回收利用。小儿本身血容量就很小，单纯的帽状腱膜下血肿和头皮撕裂即可引起相对大量的失血，应注意及时补充。

三、麻醉实施

(一) 麻醉诱导

麻醉诱导的原则是快速建立气道，维持循环稳定，避免呛咳。临床上常用快速序贯诱导插管法。给药前先吸入 100% 氧气数分钟，静脉注射丙泊酚、硫喷妥钠、依托咪酯或咪达唑仑后立即给予插管剂量的肌肉松弛药。饱食患者不可加压通气，待自主呼吸停止即进行气管插管。除非明确排除颈椎损伤，插管过程中应保持头部中立位，助手持续环状软骨压迫直到确认导管位置正确、套囊充气。

低血容量患者使用丙泊酚会引起明显的低血压，可选用依托咪酯或咪达唑仑。循环衰竭患者可不使用任何镇静药。在置入喉镜前 90 秒静脉注射利多卡因 1.5 mg/kg 可减轻气管插管引起的 ICP 升高反应。

虽然琥珀胆碱可引起 ICP 升高，但程度较轻且持续时间短暂，在需要提供快速肌肉松弛时仍不失为一个较好的选择。传统观点认为琥珀胆碱引起的肌颤可升高胃内压，增加反流的概率，但实际上其增加食管下段括约肌张力的作用更强，并不会增加误吸的发生率。

苄异喹啉类非去极化肌肉松弛药如阿曲库铵等可引起组胺释放，导致脑血管扩张，引起 CBF 和 ICP 升高，而全身血管扩张又会导致 MAP 降低，进一步降低 CPP，所以不主张用于 TBI 患者。甾类非去极化肌肉松弛药对 CBF 和 ICP 无直接影响，适用于 TBI 患者，但泮库溴铵的解迷走作用可使血压和心率升高，用于脑血流自动调节机制已损害的患者则可明显增加 CBF 和 ICP，应慎用。维库溴铵和罗库溴铵几乎不引起组胺释放，对血流动力学、CBF、$CMRO_2$ 和 ICP 均无直接影响，尤其罗库溴铵是目前临床上起效最快的非去极化肌肉松弛药，静脉注射 1.0 mg/kg 后约 60 秒即可达到满意的插管条件，尤其适用于琥珀胆碱禁忌时的快速气管插管。

（二）麻醉维持

麻醉维持的原则是不增加 ICP、脑氧代谢率（$CMRO_2$）和 CBF，维持合理的血压和 CPP，提供脑松弛。静脉麻醉药除氯胺酮外都可减少 CBF，而所有的吸入麻醉药都可引起不同程度脑血管扩张和 ICP 升高，因此当 ICP 明显升高和脑松弛不良时，宜采用全凭静脉麻醉方法，若使用吸入麻醉药应小于 1MAC。气颅和气胸患者应避免使用氧化亚氮。

临床剂量的阿片类药物对 ICP、CBF 和 $CMRO_2$ 影响较小，可提供满意的镇痛效果并降低吸入麻醉药的用量，对于术后需保留气管插管的患者，阿片类药物的剂量可适当加大。头皮神经阻滞或手术切口使用局部麻醉药有助于减轻手术刺激引起的血压和 ICP 的突然增高，避免不必要的深麻醉。

血糖宜维持在 4.4~8.3 mmol/L，高于 11.1 mmol/L 时应积极处理。应定期监测血浆渗透压并控制在 320 mOsm/L 以内。常规使用抗酸药预防应激性溃疡。TBI 患者术后有可能出现惊厥，如果没有禁忌证，可考虑在术中预防性应用抗惊厥药如丙戊酸钠。糖皮质激素可减轻肿瘤引起的脑水肿，之前也大量应用于 TBI 患者，以期减轻脑水肿，但被证实对 TBI 患者反而产生不利影响，现在的共识是在 TBI 患者不再使用糖皮质激素。

（三）麻醉恢复期

术前意识清楚、手术顺利的患者术后可考虑早期拔管，拔管期应避免剧烈的呛咳和循环波动。重型 TBI 患者宜保留气管导管，待呼吸循环状态良好、意识恢复时再考虑拔管，为了抑制气管导管引起的呛咳反射，在手术结束后可在监测下追加小剂量的镇静药和阿片类药物。创伤程度重，预计需要长时间呼吸支持者应及时行气管切开术。

四、颅脑创伤患者的脑保护

药物脑保护主要是通过降低 $CMRO_2$，尽管大量的动物实验支持钙通道阻滞剂、自由基清除剂和甘氨酸抑制剂等具有明确的脑保护作用，但无一能在临床上得到有效验证。巴比妥类药是目前临床上唯一证实具有脑保护作用的药物，但二级证据并不支持使用预防性巴比妥达到脑电图爆发抑制。推荐使用大剂量巴比妥类药处理难治性 ICP 升高，但必须在患者血流动力学稳定的前提下。

TBI 后创伤核心区发生严重脑缺血，极短时间内即出现脑细胞坏死，治疗时间窗极其有限，而核心区周围的缺血半影区脑缺血程度相对较轻，如果局部 CBF 得到恢复，脑细胞坏死的程度和速度会明显改善，所以及时恢复缺血半影区的脑血流是临床上进行脑保护的关键，在此过程中，血压、PaCO₂、血糖和体温管理等对 TBI 患者的转归起到重要影响。

脑缺血时氧供减少，低温可降低氧耗。体温降低到 33 ~ 35℃ 可能起到脑保护的作用。尽管一些临床实验得出了令人鼓舞的结果，但都没能表现出统计学上的显著改善。一项 TBI 后亚低温治疗的多中心研究在收入 392 名患者后被中止，正常体温组和亚低温组的死亡率没有差异，而且亚低温组还出现了更多的并发症。目前还不清楚是否存在创伤后亚低温保护作用的治疗时间窗，当实施低温时，必须注意避免不良反应，如低血压、心律失常、凝血功能障碍和感染等。复温应缓慢进行，复温不当时反而会加重脑损害，所以目前不推荐将低温作为一种常规治疗方案。围手术期体温升高会严重影响预后，必须积极处理。

为维持足够的 CBF，应保证 TBI 患者的 CPP 至少在 60 mmHg 以上，也有很多学者认为将 CPP 保持在 70 mmHg 以上更为合适。为了达到这一目标，临床上常使用血管收缩药将血压提升基础值的 20% 左右，但应注意升压过快过高也会增加颅内出血的发生率。TBI 后低血压状态是导致预后不良的重要因素，必须积极纠正，α 受体激动剂苯肾上腺素提升血压的同时不引起 CBF 降低，是较为合适的选择。

葡萄糖在缺氧状态下会引起乳酸性酸中毒，加速脑细胞坏死，所以必须积极防治 TBI 患者的高血糖状态，可以通过输入含胰岛素的葡萄糖液调控血糖。对于将血糖控制到何种程度尚无定论，目前一般认为应将其维持 5.6 ~ 10.0 mmol/L 的范围内。治疗期间应加强血糖监测，随时调整胰岛素用量，避免血糖过低。

应积极地采取防治措施预防 TBI 后惊厥。苯二氮䓬类、巴比妥类、依托咪酯和丙泊酚等都可快速处理惊厥，需长期抗惊厥治疗时考虑苯妥英钠等。

目前认为 TBI 后药物的脑保护作用是十分有限的，更应该将治疗的重点放在维持足够的 CPP、合理使用过度通气、积极控制血糖、避免体温升高和惊厥等方面。

（谢 雨）

第二节 脑血管病的麻醉

脑血管病是一类病死率高、后遗症多、严重危害人民健康的常见病，是造成人类死亡的三大疾病之一，在美国占人口死亡原因的第三位，日本居第二位，中国占人口死亡的第一位。发病年龄多为中年之后，通常分为出血性和缺血性两大类，前者主要是高血压性脑出血、颅内动脉瘤和脑动脉畸形，后者则主要指脑血栓形成和脑栓塞。

脑血管病外科治疗的原则是：凡因出血形成血肿引起脑受压者，应紧急清除血肿进行止血；如因动脉瘤及动脉畸形破裂出血，则应切除畸形血管或夹闭动脉瘤，以免再次出血危及生命。缺血性疾患可根据具体情况行颈动脉内膜切除术、颅外—颅内动脉吻合术。

一、动脉粥样硬化性脑出血

（一）临床特点

1. 发病概况

高血压动脉硬化是脑出血最常见的病因，男性发病率稍高，多见于 50 ~ 60 岁的患者。

但年轻的高血压患者也可发病。出血好发于壳核、丘脑、脑桥和小脑等部位，其中以壳核最多，占40％左右。若出血多，可积聚成较大血肿或破入脑室或侵入脑干，后果严重，病死率很高。

2. 临床表现

剧烈活动或情绪激动常为发病的诱因，起病急剧，突然剧烈头痛、呕吐，偶有癫痫发作。常有不同程度的意识障碍，如破入脑室的大量出血或侵入脑干的出血，患者很快进入深昏迷，四肢瘫痪，眼球固定，针尖样瞳孔，高热，病情迅速恶化，几小时内死亡。临床诊断除上述症状外，脑CT可很快定位。

（二）手术与麻醉

1. 手术适应证

手术的目的在于清除血肿、降低颅内压和止血，因此适应证的选择很严格。凡出血不多、病情不重者则不需手术。起病急剧，深昏迷者，手术无价值。只有起病时意识障碍不重，经内科治疗后有加重的趋势，年纪较轻，无严重心、肺、肾病变者才应力争尽快手术。

2. 麻醉管理

如意识障碍不严重，患者尚能合作，可考虑局部麻醉加神经安定镇痛麻醉，这对正在出血的病情有所帮助，不至于由于全身麻醉诱导及术中呛咳屏气而加重出血。但是多数患者入院后不能合作，于CT造影过程中即需给予一定的镇静药，故全身麻醉仍为常用的麻醉方法。麻醉过程中必须注意以下4个问题。

（1）急诊入院手术，麻醉前准备不充分，对既往史往往不能全面了解。应着重了解主要脏器的功能及服药史，如时间及病情允许，应立即查心、肺功能。对45岁以上的患者要急查心电图。

（2）多数患者有高血压病史，并长期服用α、β受体阻滞药。麻醉诱导应慎重用药，以减少药物对心血管功能的抑制，减少喉镜刺激引起的颅内压（ICP）升高和心血管反应。宜选用快速静脉诱导。术前如血压过高可先适当降压后再行气管插管。麻醉药应以芬太尼、冬眠合剂、硫喷妥钠及肌肉松弛药为主，对术前已昏迷且饱食的患者，以保留自主呼吸状态下行气管内插管，静脉复合麻醉为首选。

（3）术中尽量避免血压波动过剧，特别对有高血压的病例，更应竭力避免，以免加重心脏负担。对既往曾有过中枢性损害的患者，在颅内压较高的情况下，应防止血压下降过剧，使颅内灌注压降低，影响脑的自身调节功能。

（4）对病情较重的患者，术中应做有创血压、体温及呼吸监测。控制血压下降不应低于麻醉前水平的30％。过去多用氯丙嗪等药物配合体位调整，一般可达到所要求的水平。另外，氯丙嗪对控制中枢性高热，减少机体的应激反应，降低脑水肿也有一定的作用。原则上不采用神经节阻滞药及血管平滑肌扩张药，尤其是对高血压动脉硬化的患者。对高热的患者除应用冬眠合剂外，还需要同时配合应用物理降温。如麻醉前已有高热，宜采用快速气管内插管，肌肉松弛药宜选用非去极化类，以免因肌颤而加重高热。降温应在维持较深全身麻醉下进行，以免出现寒战反应。平均体温每下降1℃，ICP一般可下降20 mmHg。目前，亚低温要求体温下降至34℃（鼻温）以下，特别是头部降温，同时术后配合冬眠药物效果较满意。

二、颅内动脉瘤

（一）病理特点和临床特征

1. 病理特点

颅内动脉瘤是由于脑血管异常改变产生的脑血管瘤样突起，其主要症状多由出血引起，部分因瘤体压迫及动脉痉挛造成。动脉瘤破裂出血常使患者致残或死亡，幸存者仍可再次出血。

2. 发病概况

主要见于中年人（30~60岁），青年人较少，临床患者最小年龄仅为5岁，最大70岁。临床上瘤体大小归纳为4类：①直径<0.5 cm为小动脉瘤；②0.5 cm≤直径<1.5 cm为一般动脉瘤；③1.5 cm≤直径<2.5 cm为大型动脉瘤；④直径≥2.5 cm为巨型动脉瘤。15.5%的颅内动脉瘤为<0.5 cm的小动脉瘤，而巨型动脉瘤仅占7.8%。

3. 好发部位

好发于脑底动脉及其邻近动脉的主干上，常在动脉分叉处呈囊状突起。过去的统计数字表明85%~90%的动脉瘤发生在脑底动脉环的前半部。发生在椎—基底动脉系者占3%~15%。颅内动脉瘤多为单发，仅10%~19%为多发，分布顺序一般为颈内动脉与后交通动脉交接处：前交通动脉：大脑中动脉主干分叉处：其他动脉=4：3：2：1。

（二）病情分级

Botterell等（1958）将患者的临床状态分为5级，以此来评价手术的危险性和患者的预后。Hunt及Hess将颅内动脉瘤患者按照手术的危险性分成5级。

Ⅰ级：无症状，或轻微头痛及轻度颈强直。

Ⅱ级：中度及重度头痛，颈强直，除有神经麻痹外，无其他神经功能缺失。

Ⅲ级：嗜睡，意识模糊，或轻微的灶性神经功能缺失。

Ⅳ级：神志不清，中度至重度偏瘫，可能有早期的去皮质强直及自主神经系统功能障碍。

Ⅴ级：深昏迷，去皮质强直，濒死状态。

若有严重的全身疾病如高血压、糖尿病、严重动脉硬化、慢性肺部疾病及动脉造影上有严重血管痉挛者，要降一级。

临床表现归纳起来可分为局灶症状和破裂出血两大类。小的动脉瘤在破裂前常无症状。

（三）手术与麻醉

1. 手术时机的选择

关于颅内动脉瘤破裂后最佳手术时机选择的客观指标一直有争议，其焦点是在蛛网膜下隙出血（SAH）后"早期（出血后48小时至8日内）"和"延期（从出血后8日至3周后）"的手术问题。延期手术的理由是在再次出血之前处理动脉瘤（再出血高峰时间为SAH后7~10日）；早期手术的理由是在脑血管痉挛发生之前（SAH后第4日前）。不论基于哪种理由，以下方法可以做参考。

（1）脑脊液压力监测，Nornes认为颅内压降至400 mmH$_2$O时为手术最佳时期，继续下降易发生再破裂出血。

（2）循环时间由 SAH 后减慢到恢复正常。

（3）脑血管造影已无明显脑血管痉挛。

（4）脑血流量（CBF）测定，SAH 后 CBF 降低，Ishil 认为当 CBF >30 mL/（100 g·min），脑血管对 CO_2 及 MAP 反应（自动调节功能）已恢复正常，为最佳手术时机。

（5）CT 检查脑水肿和蛛网膜下隙大量积血，预示将发生严重的血管痉挛，应推迟手术。

（6）Drake 认为，如能使动脉瘤破裂的患者安全生存 1 周以上，则动脉瘤的手术问题已接近于解决；Sundt 认为如能将手术安全地推迟 12 日，则脑血管痉挛将得以缓解。

2. 手术方式

虽然很多，但是至今仍常用下列几种方法。

（1）动脉瘤颈夹闭或结扎术：为首选手术方式，临床应用最多。

（2）载瘤动脉夹闭及动脉瘤孤立术：由于载瘤动脉很可能是颈内动脉或其分支，也可能是椎—基底动脉，因此手术危险性大，有可能造成瘫痪，偶尔可致命。所以，必须慎重行事，最好先行颅内—外动脉吻合后再夹闭。

（3）动脉瘤包裹术：适用于瘤颈过于宽大，梭形动脉瘤或瘤颈内有钙化斑不宜上夹或结扎者，目的是采用不同的材料加固动脉瘤壁。目前有人推荐用乌拉坦聚合物效果较好。

（4）经血管内栓塞动脉瘤：用于开颅手术失败或全身情况及局部条件不适宜开颅手术者。

3. 麻醉管理

颅内动脉瘤患者手术治疗时，麻醉管理的首要问题是麻醉诱导及手术过程中动脉瘤有破裂的可能，其次为脑血管痉挛和颅内压增高。

维持适当低值的 MAP 或收缩压，收缩压与动脉流速呈正比，流速快时可以形成湍流损害瘤壁，如与动脉瘤发生共振则损害更大，故适当降压可以防止动脉瘤破裂。但要考虑脑血管自身调节的范围，MAP 低限应维持在 50 mmHg 以上，否则将使 CBF 降低，如 CBF 长期低于正常值的 5%，则脑电图会出现脑功能障碍的迹象。对于已存在脑血管痉挛和颅高压的患者，MAP 的低限应再提高，以扩大"安全"范围。

脑血管痉挛：颅内动脉瘤破裂发生 SAH 后，30% ~ 50% 患者出现脑血管痉挛，术后发生率可更高，脑血管造影可证实有颅内血管狭窄。

4. 麻醉管理的注意事项

（1）术前准备必须充分：一般原则与脑出血患者相同，根据神经外科病情分级标准，颅内动脉瘤 55% 的患者属Ⅰ~Ⅱ级，Ⅲ级占 30%，Ⅳ级占 10%，Ⅴ级占 5%。对于手术前情绪紧张者应加用镇静剂，剂量相对较大。如术前已处于中等程度意识障碍、偏瘫，并有早期去皮质强直和神经障碍者，必须积极进行内科治疗，以降低颅内压和解除脑血管痉挛，并卧床休息，防止呛咳、便秘，控制血压在接近正常范围。

（2）术前心电图（ECG）异常的患者应力求弄清病因：SAH 患者中 60% 可能出现 ECG 异常。以出血后 48 小时内为多见。原因为 SAH 刺激自主神经中枢，引起交感神经兴奋。常见的 ECG 异常为 T 波倒置或低平，ST 降低或抬高，u 波及 Q-T 间期延长，66% 的患者出现窦性心动过缓，22% 出现偶发或频发室性期前收缩或室性阵发性心动过速，大多在出血后 10 日内恢复，也有少数可持续至术前。因此，必须进行详细的术前检查，以了解心律失常的病因。

（3）麻醉诱导必须力求平稳：如血压过高，应先将其控制在合理的水平后再开始诱导，禁止清醒插管及呛咳、屏气、呼吸道梗阻，并尽可能减少气管插管所引起的心血管反应。

麻醉和术中血压易出现较大波动的时期是诱导和插管，摆体位，切皮和开颅，检查并游离动脉瘤，缝皮和苏醒期。因此，为维持血压的平稳，可采取下列措施：①使用镇静药；②使用 β 受体阻滞药；③追加小剂量硫喷妥钠；④插管前给予利多卡因 1.5 mg/kg；⑤切口加用局部麻醉药浸润阻滞；⑥吸入麻醉药；⑦使用异丙酚；⑧使用镇痛药或神经安定药。

（4）在分离、钳夹动脉瘤前，必须维持动脉瘤及母动脉透壁压力的稳定，浸润头皮的局部麻醉药中禁忌加入肾上腺素，否则该药吸收后在 30 分钟内可能会引起高血压。

（5）麻醉维持应相对较深：特别在开颅过程中应维持相当于三期 Ⅱ 级左右的麻醉深度，同时采用过度通气，血气分析动态监测 PaO_2 及 $PaCO_2$，使其 $PaCO_2$ 维持在 30 mmHg 左右。

（6）为了便于剥离动脉瘤，在接近母动脉前即开始实施控制性低血压：过去常用的降压药物为三磷腺苷（ATP）及硝普钠或樟磺咪芬。ATP 用量可以控制在 $300 \sim 500 \ \mu g/ \ (kg \cdot min)$ 的速率较为安全可靠。硝普钠药量因个体差异较大，常不易控制。有研究曾对 150 例颅内动脉瘤夹闭术患者分别采用硝普钠、异氟烷、恩氟烷、硝酸甘油、维拉帕米（异搏定）、ATP、尼莫地平 7 种药物，对比观察降压效果、血流动力学变化和术后恢复情况，初步认为硝普钠具有直接扩张动脉平滑肌、降低心脏后负荷作用，大剂量使用时具有扩张静脉，使回心血量减少，左右心室充盈压降低，且心率明显增快，心肌耗氧量增加作用，而停用降压药后血压回升，周围血管阻力会反跳性明显增高，对动脉瘤和心功能不全的患者不利；而异氟烷全身麻醉控制性降压可以使血压逐渐回升，无反跳性高血压和周围血管阻力升高，SI、CI、HI 波动较小，为目前常用的降压方法。经动脉、颈内静脉血氧含量测定，异氟烷降压过程中 $CMRO_2$ 反而减少，更有利于颅内动脉瘤手术过程中的降压。颅内动脉超声检查也证实异氟烷降压确系周围阻力降低所致，对 SAH 后的脑血管痉挛有缓解作用。钙通道阻滞剂及 PGE_1 目前也用于颅动脉瘤术中降压。

（7）低温麻醉：对高热及需要较长时间阻断脑主要供应血管或应用体外循环时，可采用低温麻醉，但需注意，低温可使麻醉时间及术后苏醒延迟，复温过程易出现寒战，增加肌体耗氧量等。

（8）液体的管理：过去认为，如无特殊脱水及低血容量，应以 $3 \sim 4 \ mL/ \ (kg \cdot h)$ 的速率静脉滴注乳酸林格液补充禁食及排尿的缺失量。如需甘露醇利尿脱水时，再补入相当于 1/2 尿量的乳酸林格液，防止过度扩容。由于颅内手术不存在胸腹腔手术的所谓第三间隙体液的丢失，因此输液量不宜过多。但是近年来有人认为，脑动脉瘤手术的患者，为防止脑血管痉挛，倾向于大量输血和输入晶体溶液，这有助于脑灌注及逆转神经功能的损伤。也有人认为，颅内动脉瘤患者术前血容量低于正常 17%，其原因是：①仰卧多尿；②卧床休息使红细胞生成抑制；③氮的负平衡。因此主张在颅内动脉瘤夹闭后，立即输入 $200 \sim 400 \ mL$ 血液，如手术失血量 $> 500 \ mL$ 时，应再补充 200 mL（使 $CVP > 5 \ cmH_2O$，HCT 30% $\sim$ 35% 即可）。

（9）防止脑缺血，加强监测：避免引起脑缺血的方法如下。①直接皮质反应（DCR）观察，正常两半球间差（IHD3）为 (0.2 ± 0.2) ms，> 0.6 ms 为异常。②体感诱发电位（SSEP）监测，主要观察中枢传导时间（CCT），CCT 为 $N_{14} \sim N_{20}$ 的峰间潜伏期，当 CBF $<$

30 mL/（100 g·min）时，CCT 延长。

三、颅内血管畸形

（一）病理特点和临床特征

1. 病理特点

颅内血管畸形是指脑血管发育障碍引起的脑局部血管数量和结构异常，并对正常的脑血流产生影响。Russell 等将颅内血管畸形分为 4 类。

（1）动静脉畸形。

（2）海绵状血管瘤。

（3）毛细血管扩张。

（4）静脉畸形。

2. 发病部位

幕上颅内血管畸形，远比幕下为多，二者比例约为 9 ∶ 1。按脑的解剖部位分，顶叶、额叶最多；颞叶及枕叶次之；丘脑、脑干及脑室系统均可发生。其供应动脉以大脑中动脉分布区为最多，约占 50%，其次为大脑前动脉分布区。

3. 发病年龄与性别

好发年龄为 20～30 岁，绝大部分在 40 岁以前发病，男∶女比例约为 2 ∶ 1。

4. 术前情况

动静脉畸形可与袋形脑动脉瘤同时存在，主要危险是出血，是病变中的小血管破裂所致，其他症状有抽搐、癫痫，脑实质出血伴脑萎缩、头痛、智力减退、面瘫、共济失调等，婴儿的巨大脑血管畸形可引起心脏扩大及心力衰竭。手术治疗不仅能杜绝往后的再出血，还能阻止脑盗血，从而改善脑组织血供。重要功能中枢的动静脉畸形不宜手术者，可用血管内栓塞术，超选择导管及 IBC 塑胶注入治疗。

（二）手术与麻醉

1. 手术方法

手术种类甚多，如结扎表浅供应动脉：局部去骨瓣减压 + 深部放射 + 颈动脉结扎术，结扎主要供应动脉；人工栓塞法及血管畸形切除法。目前最为理想的方法是血管畸形切除术。近年来，由于手术显微镜在神经外科领域的应用，使手术能尽可能少地损伤正常脑组织和脑血管，大大提高了手术的治愈率。

2. 麻醉

麻醉方法及术中注意事项如下。

（1）麻醉方法及一般原则均同于颅内动脉瘤手术。但是，其需要比较广泛的手术剥离操作和较长时间的中度控制性降压。因此，严密监测血流动力学、血气、酸碱平衡等至关重要。术中如遇突然大出血，应慎重地应用硝普钠或静脉滴注 ATP（0.1%），在心电图监测下使患者尽可能在短时间内处于较低血压状态，以利术者进行止血。同时应及时补充血容量。目前较多使用吸入异氟烷降压。对年老、体弱、心功能差的患者可以用硝酸甘油降压，速率为 0.02～0.04 mg/（kg·h）。尼莫地平对脑血管有选择性扩张作用，对心肌抑制轻，用药后心排血量反而增加，停药后无反跳现象，对预防手术后心脑血管痉挛尤其有效，在脑血管手术中已被列为首选。

（2）因动静脉瘘血流短路而形成的静脉动脉化和动脉静脉化改变，心脏为了将血液输送到外周器官，必须通过阻力增加的小血管，同时在血管瘤和瘘的部位潴留了很多动脉血，不能很好地加以利用，因此会引起心脏肥大、脉率增加、循环时间缩短、血液量增多，并使血管畸形处的脑组织缺氧。14%～30%的患者会出现智力障碍。所以，术中必须注意充分给氧，维持脑组织较好的灌注压，降低颅内压，以减少颅内盗血现象。

四、缺血性脑血管病

缺血性脑血管病是造成人口死亡的主要原因，特别是对 50 岁以上的人危害更大。有人统计在脑卒中患者中缺血性脑卒中占 75%～90%，出血性脑卒中占 10%～15%。引起脑血管狭窄和闭塞的原因有脑动脉硬化、先天畸形、外伤、炎症、肿瘤、动脉瘤和手术损伤等。

（一）烟雾病

烟雾病是颈内动脉末端狭窄、闭塞及脑底出现异常血管扩张网所致的脑出血性或缺血性疾病。此病首先由日本学者提出，因脑底的异常血管网在脑血管造影像上似烟雾状或朦胧状而得名。

1. 病理

基本病理变化为双侧对称性颈内动脉末端、大脑前动脉和大脑中动脉的主干狭窄、闭塞，病变呈进行性发展。由于长期缺血的刺激，使 Willis 动脉环及其周围主干动脉与周围大脑皮质、基底核、丘脑和硬脑膜有广泛的侧支代偿血管形成，从而构成脑底广泛的异常血管网。同时 Willis 动脉环的前部血管也有狭窄或闭塞。病变的血管腔内结缔组织增生、内膜增厚、内弹力板重叠和破坏，平滑肌细胞有变性、坏死；脑内其他部位血管（如眼动脉、大脑后动脉、基底动脉及脑底血管网的血管）、颈外动脉系统（如颞浅动脉和脑膜中动脉）等处也有上述病理变化，但程度较轻。

上述两种病理改变——病变血管进行性狭窄、闭塞和代偿性侧支循环血管的形成，分别是烟雾病引起脑缺血和脑出血的病因。颈内动脉末端、大脑前动脉、大脑中动脉和 Willis 动脉环前部主干血管的进行性狭窄和闭塞，使相应供血区脑组织发生缺血性改变。代偿性形成的侧支循环新血管不能耐受长期病变而导致的异常血流动力学压力，可形成微小动脉瘤、假性动脉瘤和真性动脉瘤，这些动脉瘤的破裂可引起脑出血。微小动脉瘤和假性动脉瘤多位于脑实质内，常引起基底核和丘脑、室管膜下和脑室内及皮质下出血；真性动脉瘤常引起蛛网膜下隙出血。

2. 临床表现

儿童患者主要为脑缺血症状，如短暂性脑缺血发作（TIA）、缺血性脑卒中和脑血管性痴呆等，成人患者多表现为脑出血症状，常为脑内出血、脑室内出血和蛛网膜下隙出血 3 种类型。可有头痛、昏迷、偏瘫及感觉障碍。

3. 诊断

本病的诊断主要依靠影像学检查，特别是脑血管造影所见。

（1）脑血管造影：主要表现为双侧颈内动脉末端（虹吸段）、大脑前动脉和大脑中动脉起始段狭窄、闭塞，脑底部位有异常扩张的血管网。有时可见假性或真性动脉瘤以及广泛的颅内、外动脉血管吻合。

（2）CT 扫描：对表现为脑缺血症状的患者，CT 显示脑内多处点片状低密度灶。有不同程度脑萎缩影像，如脑室扩大，脑沟、脑回增宽。表现为脑出血症状的患者，早期 CT 显示脑内、脑室内或蛛网膜下隙高密度灶。

（3）MRI 检查：主要有 Willis 动脉环模糊不清，基底核有多个低信号区，灰质和白质的对比不清晰 3 个特征性改变。出血病灶在 MRI 上的表现较复杂。

4. 治疗

手术方法主要有颞浅动脉—大脑中动脉吻合术、脑—颞肌血管连通术和脑—硬膜—动脉血管连通术。对有脑出血的患者，如出血灶较小可采取内科治疗；如出血灶较大有脑压迫者，或有脑室内出血者，应采取手术血肿清除或脑室内引流术。如有动脉瘤夹闭。术中应特别注意尽量不要损伤脑底已形成的侧支循环血管，以免加重这些部位脑组织的缺血性损害。

5. 麻醉处理

该类手术出血量一般不多，输血较少用。因为其常涉及血管吻合和颅内外同时手术，故麻醉处理中可能有以下问题需要注意：显微外科手术操作精细复杂，患者需要长时间制动，要求麻醉浅而平稳，镇痛完善，确保术野绝对安静；周围循环要保持高水平，不仅术中需要，而且有利于术后维持血管通畅；苏醒期要平稳，无寒战和躁动，以免损害手术效果。此类手术的麻醉特点如下。

（1）麻醉前镇静药和镇痛药均应减少或不用。吗啡和哌替啶能抑制呼吸，应慎重使用，以免减少通气量，加重脑组织缺氧。

（2）选用麻醉者最熟悉的麻醉方法，尽可能减少对呼吸道的刺激，要求手术后快速清醒，无恶心、呕吐，反应小。

（3）维持适当的麻醉深度，确保患者安静，提供良好的术野。

（4）选用不增加颅内压的麻醉药物，如硫喷妥钠、芬太尼、丙泊酚、γ-羟丁酸钠、依托咪酯、地西泮、异氟烷、恩氟烷等，既能维持麻醉平稳，又具有脑组织保护作用。术中可采用机械通气，并应加强监测和严密观察，防止缺氧和二氧化碳蓄积。

（5）加强呼吸管理，术中可采用机械通气，并应加强监测和严密观察，防止缺氧和二氧化碳蓄积。一般可维持正常 $PaCO_2$ 或使其轻度升高，以扩张组织的微血管，有利于血管吻合以及吻合后的血流通畅。

（6）维持循环稳定，保证脑灌注压，此对伴有脑供血不足及循环功能障碍的患者尤为重要，特别要注意防止麻醉过深引起血压剧烈波动。麻醉时要保持患者头部处于略高位，以保证适当的脑静脉回流，并防止颅内压增高。

（7）长时间手术，应注意术中有效循环血量的维持，以保证移植处组织有足够的血流灌注。术中输注平衡盐液和低分子右旋糖酐，可减少血液黏度，防止吻合后血管栓塞。滥用血管收缩药可引起血管痉挛，影响移植组织的血液供应，故应尽量避免。

（8）术中需用抗凝药，以局部加用肝素常用。尽量避免全身应用。

（9）术中应用利尿药、脱水药减轻脑水肿。避免脑"搏动性膨出"，其方法有头高位，并通过控制心率和血压来减少脑随心跳搏动；减少通气压和潮气量，必要时可采用高频喷射通气来减少脑随呼吸的搏动。

（10）全身麻醉后拔管不宜过晚，过浅麻醉下拔管患者会因无法耐受气管导管而引起剧烈呛咳，因此会加重吻合血管的痉挛。术后可在患者通气量、咳嗽和吞咽反射恢复正常后即进行拔管。不必等待完全清醒。

（11）术后给予适量镇痛、镇静和镇吐药物，使患者尽可能平稳度过苏醒期。

（12）术后要保证血供畅通和注意移植组织的保暖，根据需要可给血管扩张药，如罂粟碱和山莨菪碱。

（二）颈动脉内膜剥脱术

实施颈动脉内膜剥脱术对麻醉医师来说是一项特殊挑战，这些患者不仅有脑缺血的危险，而且常并发有多系统疾病，麻醉中有许多棘手问题，其正确处理对患者预后甚为重要。

1. 颈动脉内膜剥脱术患者危险性的术前评估

（1）脑血管疾病：颈动脉疾病患者实施颈动脉内膜剥脱术时，围手术期病残率和病死率与脑血管疾病的严重程度具有明显关系，术前状况为无症状颈动脉狭窄、短暂性脑缺血发作（TIA）、轻微脑卒中、严重脑卒中和渐进性脑卒中的患者，围手术期致残率和卒中发生率分别为 5.3%、6.4%、7.7%、9.8% 和 21.1%。有明显神经损害的急性颈动脉阻塞患者，进行急诊颈动脉内膜剥脱术时的病残率和致残率相当高。一般认为，由颈动脉疾病引起的急性脑卒中患者，如果有手术指征，颈动脉内膜剥脱术应在 2~6 周后实施。并发高血压的急性脑卒中患者，手术更应延迟进行。

（2）年龄：患者年龄越高，实施颈动脉内膜剥脱术时围手术期的致残率越高，50~60 岁、60~70 岁、70~80 岁、80~90 岁和 >90 岁的患者，颈动脉内膜剥脱术的致残率分别为 0.81%、1.3%、1.93%、2.97% 和 4.17%。

（3）冠心病：冠心病对颈动脉内膜剥脱术患者的预后影响很大。心肌梗死 3~6 个月内，患者实施颈动脉内膜剥脱术的病死率极高。如无特殊情况，手术应延期，并对患者进行合理治疗。Ennix 等将 1 546 例颈动脉内膜剥脱术患者分为 3 组：Ⅰ组患者无冠心病病史或症状；Ⅱ组患者有症状性冠心病，如心绞痛、心力衰竭或严重室性心律失常；Ⅲ组患者虽有症状性冠心病，但在颈动脉内膜剥脱术前或与颈动脉内膜剥脱术同期实施冠状动脉搭桥术（CABG）。颈动脉内膜剥脱术后，Ⅱ组患者的心肌梗死、TIA 和脑卒中发生率及手术致残率明显高于Ⅰ组和Ⅲ组患者。

（4）高血压：术前有高血压（血压 >180/110 mmHg）或颈动脉内膜剥脱术后有神经损害的患者，术后更易出现高血压，颈动脉内膜剥脱术术后高血压发生率约为 20%，其中 10%~20% 的术后高血压患者有神经损害。而术后血压正常患者仅 3%~6% 有神经损害。高血压患者围手术期出血性脑梗死的危险性增加。

（5）同期实施 CABG 和颈动脉内膜剥脱术：同期实施 CABG 和颈动脉内膜剥脱术是试图预防实施 CABG 时出现脑血管意外或实施颈动脉内膜剥脱术时发生心肌梗死。但临床结果表明，同期手术患者的病残率和致残率类似于两个手术分期实施时，同期手术时病死率为 4.6%~5.7%，围手术期脑卒中发生率为 3.8%。目前认为，同期手术仅适用于高危脑血管病患者和高危心脏病患者。

（6）糖尿病：据报道，50% 以上的颈动脉内膜剥脱术患者并发有糖尿病，糖尿病患者围手术期卒中发生率为 2.6%，非糖尿病患者为 0。长期随访发现，糖尿病患者的病死率明显高于非糖尿病患者。

2. 手术指征

实施颈动脉内膜剥脱术的目的是减轻临床症状，预防脑卒中，增进生活能力和延长寿命，最主要的作用是预防脑卒中。手术指征包括：TIA、无症状性颈动脉杂音和既往脑卒中出现新症状的患者。手术禁忌证：包括急性严重脑卒中、迅速进展的脑卒中或很快恢复的脑卒中及近期有心肌梗死或心力衰竭的患者。

3. 麻醉前准备

除常规麻醉前准备外，对实施颈动脉内膜剥脱术患者需进行一些特殊考虑，最重要的是仔细评估心血管状态，多次测定患者在不同体位时两上臂的血压以及患者于清醒静息状态时的血压，以确定患者通常情况下的血压范围。此对确定术中和术后可耐受的血压范围非常重要。术中和术后应尽力维持循环指标在可耐受范围。若术前两上臂血压存在差别，术中和术后应使用有较高血压值的上臂测定血压，能更好反映脑灌注压。

术前必须检查心电图，选用最可能发生心肌缺血的导联。长期应用抗高血压药物的患者，术前不应停用。如果病情不允许术前缓慢地控制高血压，术中就不能快速降低和控制高血压，否则可诱发脑缺血发作，但可在术后进行合理治疗。术前怀疑或证实有肺疾病的患者，应做血气分析，确定患者正常静息状态下的 $PaCO_2$，以建立麻醉中应维持的 $PaCO_2$ 范围。

一般不主张术前大剂量用药，尤其是阿片类药物。如果需要可应用小剂量镇静催眠药，如氟硝西泮 10～30 mg 或地西泮 5～10 mg。格隆溴铵可在麻醉前即刻使用。麻醉前 12 小时分次口服普萘洛尔 1～2 mg/kg 能使麻醉诱导和气管插管时心血管系统更稳定。

4. 麻醉处理

（1）麻醉选择：局部或区域阻滞的有利条件是患者能在清醒状态下接受手术，术中能反复评估神经功能，如意识水平、说话和对侧手握力，而且术后恢复快。但是局部麻醉需要患者合作、完善的阻滞以及习惯于在局部麻醉下手术的外科医师。局部麻醉的不利条件包括：患者可因不舒适或神经损害而不合作；置入或移去分流时均需快速操作；颈动脉阻断时，由于压力感受器活动，常见高血压；局部麻醉时无法应用可能具有脑保护作用的药物如硫喷妥钠等。

一般认为，全身麻醉更适用于实施颈动脉内膜剥脱术，其能更好控制影响脑血流（CBF）和脑氧代谢率（$CMRO_2$）的因素。全身麻醉药的选择应有以下 3 个特殊目的：术中和术后能维持满意的脑灌注压；颈动脉阻断中能降低脑缺血区的代谢率；术后患者能即刻对神经功能的全面评估做出反应。全身麻醉药需要联合应用才能达到这些特殊目的，目前尚无一种药物能全部满足上述目的。

（2）麻醉诱导：用硫喷妥钠诱导麻醉能快速降低 $CMRO_2$ 至正常的 40%～50%，同时也降低 CBF 和 ICP，对脑缺血具有保护作用。麻醉诱导时首先静注硫喷妥钠 1～2 mg/kg，然后以 25～50 mg/（min·70 kg）的速率静脉滴注，同时用面罩吸入异氟烷或氟烷。当收缩压降低 20%～30% 时，应用氯琥珀胆碱、阿曲库铵或维库溴铵进行气管内插管。如果患者有神经性肌肉功能不全，应避免使用氯琥珀胆碱。

（3）麻醉维持：在对阻塞性脑血管疾病患者实施颈动脉内膜剥脱术时，麻醉维持药的选择仍有争论。从维持 CBF 出发，尚无确切资料说明维持麻醉时选用脑血管扩张性药物，还是脑血管收缩性药物。主观上讲，似应选择具有脑血管扩张作用的麻醉药。但研究发现此类药物可能具有类似高 CO_2 的作用，仅扩张正常脑区的血管，而对脑缺血区已达最大扩张的脑血管无影响。因此，使 CBF 从缺血区向正常脑区转移，即从缺血区"窃血"。相反具有脑血管收缩作用的麻醉药可能具有类似低 CO_2 的作用，增加缺血区血流。

从脑代谢观点出发，是选用以异氟烷还是以硫喷妥钠为主的麻醉仍有争论。虽然两药均呈剂量相关性抑制脑代谢的作用，但是硫喷妥钠抑制脑代谢时伴 CBF 降低，而异氟烷则无。硫喷妥钠的脑血管收缩作用不仅能成比例地减少颈动脉内膜剥脱术中栓子进入脑循环的概率，而且还能使 CBF 向缺血区再分布，从而达到预防或减轻脑缺血的目的。但硫喷妥钠保护脑缺血所需剂量高于通常麻醉，往往有明显的血流动力学抑制，而且术后清醒较晚，影响对神经功能的早期评估。在异氟烷麻醉下施行颈动脉内膜剥脱术的患者，脑电图（EEG）出现缺血性改变时的临界 CBF 和术中 EEG 缺血改变发生率均明显低于氟烷和恩氟烷麻醉患者。

目前多数人认为颈动脉内膜剥脱术患者应采用平衡麻醉法，维持较浅麻醉，以保证血流动力学稳定和监测的灵敏度，如可以联用低浓度异氟烷、麻醉性镇痛药和中效非去极化肌肉松弛药。颈动脉阻断过程中，若监测证实脑灌注不满意或置入分流存在困难，或置入分流也不能纠正时，可用足量硫喷妥钠维持整个颈动脉阻断中 EEG 处于抑制状态。在硫喷妥钠治疗中，必要时可用正性肌力药及血管收缩药进行心血管功能支持。

5. 术中处理

（1）通气控制：使用呼吸机控制通气。调节潮气量和呼吸频率，维持 $PaCO_2$ 正常或稍低。因为高 $PaCO_2$ 不仅有致脑内窃血的可能，而且还能增强交感神经活性，增加心肌需氧量和诱发心律失常。虽然低 $PaCO_2$ 具有改善脑缺血区 CBF 的可能，但是在实施颈动脉内膜剥脱术时，CBF 对 $PaCO_2$ 改变的反应不易预测。如果颈动脉修复后发生明显反应性充血，CBF 超过 $80 \sim 100$ mL/（min·100 g），可使用低 $PaCO_2$ 和中度低血压降低 CBF。

（2）血压控制：控制和维持血压对实施颈动脉内膜剥脱术极为重要。因缺血区脑血管的自身调节作用已丧失，其血流仅与脑灌注压有关。虽然术中用药维持血压比通常血压最高值高 15%～25%，看似是增加缺血区 CBF 的合理方法，但是如果侧支循环差，诱发高血压却不能改善脑灌注，而且有加重心肌负荷和引起脑出血及脑水肿的危险。因此不能作为颈动脉内膜剥脱术术中脑保护的常规措施，而预防和正确治疗低血压则是必要的。

在暴露颈动脉后，应常规使用局部麻醉药在颈动脉窦附近进行浸润阻滞，可有效预防手术刺激所致的突发性低血压和心动过缓。发生低血压时，如果给予减浅麻醉、停止刺激、补充液体等无效时，可用 α 受体激动药支持血压，因为此类药的致心律失常作用最轻。对麻醉满意患者，如果手术中出现高血压，用微量泵泵注硝普钠降压优于樟磺咪芬或硝酸甘油。

（3）液体治疗：充足的液体量是必要的，但通常不应输血，除非出血量过大。术中输液主要以晶体液为主，一定程度的血液稀释对脑缺血具有有益作用。必须限制含葡萄糖液体的输入，高血糖对脑缺血可能有不良作用。为维持满意的循环血容量和尿量，可根据需要输入一定量的 6% 羟乙基淀粉或血液代用品。

（4）抗凝处理：准备阻断颈动脉前，静脉注射肝素 10 mg，在完成颈动脉内膜剥脱术后和伤口缝合前，10 分钟内缓慢滴入鱼精蛋白 50 mg，以部分逆转肝素的作用，不需完全拮抗，因为术后部分抗凝可减少手术部位形成血栓的机会。

（5）分流：颈动脉内膜剥脱术中是否使用分流保护措施意见不一，但更多医师倾向于有选择性或常规使用分流，以下情况可以考虑分流：①术前对侧颈动脉已闭塞、颈内动脉颅内段严重狭窄、术前已有神经损害症状、有明显椎—基底动脉缺血表现；②术中颈内动脉远端回血差，或手术估计较困难，需较长时间阻断颈内动脉血流；③在麻醉状态下颈内动脉残端压（ICASP）低于 50 mmHg；④颈动脉阻断后，脑监测示脑缺血或 CBF 监测发现 rCBF < 18 mL/（min·100 g）。

6. 监测

（1）一般监测：常规应用的监测包括心电图、食管听诊器、体温、SpO_2、$P_{ET}CO_2$ 及监测有创血压，以及时发现和治疗突发性剧烈血压波动和进行血气分析。如果采取半坐位进行手术，传感器应放置在头部水平，而不是心脏水平，因手术中主要关心的是脑灌注压。中心静脉置管可提供监测液体治疗的满意程度及快速安全应用血管活性药物。如果需要穿刺对侧颈内静脉，应尽可能避免误穿颈动脉。

（2）脑监测：虽然对实施颈动脉内膜剥脱术患者监测脑灌注压甚为重要，但是至今仍无法在全部患者中绝对准确发现脑缺血和预测术后神经并发症。再者，许多术中或术后神经并发症不是由于颈动脉阻断后的缺血，而是由于术中或术后血栓的形成。目前仍没有可以灵敏发现小栓子的监测系统。脑氧饱和度仪具有无创、连续监测脑组织氧饱和度的功能，并能测定脑血流量，而且操作方便，适于床旁监测。在颈动脉内膜剥脱术中，需要钳夹一侧颈动脉或做暂时分流，监测脑氧饱和度的改变，可以了解脑基底动脉环侧支循环的供氧水平。据报道，一侧颈动脉钳夹后，脑氧饱和度因缺血明显下降，可出现一平台，下降速度减缓，提示侧支循环可以代偿患侧脑的氧供需求，但不完全，脑组织仍有缺血缺氧的危险。当暂时分流建立后，脑氧饱和度迅速恢复到钳夹前水平。

7. 术后并发症及其处理

术后最常见的问题是血流动力学不稳定，呼吸功能不全和脑卒中。术后低血压的机制不清，与许多因素有关，如低血容量、残余麻醉药对循环的抑制、心律失常和心肌梗死等，应及时寻找原因并进行纠正。高血压的常见原因是手术损伤了正常颈动脉压力感受机制。术后高血压可导致手术部位出血、心力衰竭、颅内出血和脑水肿等并发症。可将硝普钠、肼肽嗪与普萘洛尔合用，也可用拉贝洛尔。

呼吸功能不全的 3 个常见原因是喉返神经损伤导致声带麻痹、局部血肿和颈动脉体的功能损伤。此外，空气经伤口进入纵隔和胸膜腔导致的张力性气胸，也可引起呼吸功能不全。如果呼吸功能不全由伤口血肿压迫气道所致，应尽快找出原因予以处理。颈动脉内膜剥脱术所致的颈动脉体功能损害在 10 个月内不能恢复。实施双侧颈动脉内膜剥脱术后，患者将完全丧失对缺氧的通气和循环反应，术后患者静息 $PaCO_2$ 比术前值约高 6 mmHg，应尽可能消除导致缺氧的因素，因患者无代偿机制。必要时可吸入高浓度的氧。应避免使用具有通气抑制作用的药物或在严密监测下使用。

五、大脑半球手术的麻醉

（一）临床特点

手术麻醉时应考虑的问题有：颅内压升高、病变部位顺应性下降；长期卧床营养状况的下降；若长期应用脱水药会有电解质失衡等。对这些患者施行手术及麻醉前，除要全面考虑麻醉药物本身的药理及生理效应外，还应熟知手术的刺激及各种药物对颅内压、脑灌注压、脑血流、脑代谢率、血脑屏障、脑苏醒的影响以及药物对脑缺氧、脑水肿的相关影响。术中应满意控制血压，进行神经生理监测，这对确保患者的安全起着重要作用。

大脑半球占位病变，特别是右侧占位时，患者可能有患病数年而不出现临床症状的情况，肿瘤以神经胶质瘤、脑膜瘤多见，其余为转移癌、结核瘤等。随着占位病变的增长，可逐渐出现颅内压升高症状，伴视力、嗅觉障碍以及偏瘫、失语等。由于卧床活动量少，体弱、厌食加上反复使用脱水药常伴有电解质紊乱。特别是脑深部肿瘤患者，术前多有颅内压升高，需要在术前使用脱水药，以利手术的进行。如为额叶接近眶面的手术，牵拉额叶暴露术野时，若伤及额叶视丘索，可影响自主神经系统功能，血压、脉搏、呼吸可能有改变。如颞叶部位的手术，颅内压增加时会发生海马沟回疝，中脑功能受影响可出现高热和呼吸紊乱。当涉及颅中窝底部，牵拉脑膜中动脉与棘孔神经的脑膜，可出现血压上升、呼吸增快，甚至出现心律失常。这些对麻醉的实施有一定的影响，麻醉者必须对上述临床表现进行正确判断，并作出应对以保证患者安全。

（二）麻醉

1. 麻醉要求

麻醉应以镇痛镇静为主，并监测生命体征，注意患者体位的合理与舒适，同时要依据病情及手术需要进行输血补液。

（1）呼吸管理。颅脑手术过程中，保持呼吸道通畅极为重要，呼吸道阻塞和通气不足所致 CO_2 蓄积和缺氧是产生脑水肿和颅内压升高的常见原因。呼吸道阻塞也可引起呼吸用力和胸腹内压增加。因此，麻醉时必须保证呼吸道通畅及通气充足，切忌发生呛咳、屏气、呕吐等干扰呼吸和增加胸腹内压的因素。全身麻醉时一般须行气管插管。对昏迷患者，采用气管插管有利于清除呼吸道分泌物，还可以充分供氧和防止呕吐物误入气管，一旦出现呼吸抑制便于进行辅助呼吸。

（2）体位安置。不同部位的颅脑病变需要不同的手术体位，无论采用何种体位，都要注意避免影响呼吸和循环功能，头部均应稍抬高，防止颈部受压或扭曲，以利于静脉血回流，减轻脑水肿和手术出血。俯卧位时应避免因胸腹受压影响通气量，导致脑部充血及水肿。坐位手术时，双下肢应缠弹性绷带，以免血液淤滞于下肢，减少回心血量，造成体位性低血压。

（3）输血输液。颅脑手术患者术前大多使用脱水利尿药，再加上术中失血、失液，极易导致有效循环血容量不足，较大手术时应常规开放两条静脉，并连续监测 MAP、CVP 及尿量，以指导维持循环稳定。对体质较好的患者，可采用欠量输血补液，尿量保持在 30 mL/h 即可。颅脑手术时应以乳酸林格液配胶体液为宜，忌用葡萄糖注射液，以免葡萄糖透过血脑屏障增高颅内压，特别当脑缺血后，高血糖会使患者预后更差，即使血糖轻度增加也是有害的。故围手术期不用含糖溶液，使血糖维持在正常水平。

（4）控制性低温与降压。严格掌握低温麻醉和控制性降压的适应证，对某些颅脑手术确有其特殊优点，如低温下脑血流量减少，脑耗氧量下降，脑体积缩小，为手术创造有利条件。但如实施不当可发生寒战反应，反而使耗氧量和颅内压增高。降温过低又可造成严重循环障碍，故仅适用于需暂时阻断血流的手术。目前提出，体温 >32℃ 亚低温有脑功能保护作用，但其确切的临床效果仍需进一步观察。对于颅内压升高患者，单纯为了降低 ICP 和减少手术出血而不适宜选用控制性降压麻醉，故仅适用于血管丰富的肿瘤（脑膜瘤）和脑动静脉畸形的切除术及颅内动脉瘤的直接手术。

2. 麻醉方法及实施

（1）局部麻醉。术前 30 分钟肌内注射苯巴比妥钠 0.1 ~ 0.2 g，阿托品 0.3 ~ 0.5 mg。常用局部麻醉药是 0.5% 普鲁卡因。为了减少头皮出血，延长麻醉作用时间，防止药物吸收过快产生中毒反应，每 150 ~ 250 mL 药液内可加用 0.1% 肾上腺素 0.5 mL。先在皮瓣四角做皮丘，再用长针头由皮丘刺入，对做切口的皮内、皮下神经末梢进行逐层浸润。为了减少出血和便于分离，再沿帽状腱膜下浸润，至整个皮瓣呈隆起状。

注意事项：①麻醉前认真核对药名、浓度，注药前应回抽，以防错用药及误入血管引起中毒；②肾上腺素有兴奋心肌作用，对心脏病、高血压患者应减量或不用；③小儿宜先行基础麻醉再行局部麻醉；④昏迷患者做局部麻醉前宜确保呼吸通畅后再进行，为防止分泌物和呕吐物误吸及便于呼吸管理，最好行气管内插管。

（2）局部麻醉加神经安定镇痛术。氟哌利多和芬太尼按 50 : 1 配成合剂，为神经安定镇痛合剂（NLA），主要对皮质下中枢、边缘系统、锥体系统及下丘脑有抑制作用，具有很强的镇静作用，对外界刺激只表现出淡漠，但意识存在，处于觉醒状态。能降低脑血流量及脑耗氧量。配伍局部麻醉药适用于大脑半球颅内血肿的钻孔引流术、成人凹陷骨折复位术或头皮清创术等短小手术。

（3）全身麻醉。大脑半球各部位的肿瘤切除术，不论采取何种切口入路，均应选择气管内插管，全身麻醉。

1）麻醉前用药：一般于麻醉前 30 分钟肌内注射苯巴比妥钠 0.1 ~ 0.2 g，阿托品 0.3 ~ 0.5 mg。

2）麻醉实施：早期的方法是在冬眠药或依诺伐及地西泮静脉诱导下，以硫喷妥钠、氯琥珀胆碱快速诱导丁卡因喷雾咽喉部，完成气管内插管。维持麻醉可用：①1% 普鲁卡因持续静脉滴注；②γ - 羟丁酸钠、丙泊酚等间断静脉应用，而后以肌肉松弛药维持机械控制呼吸。

目前可采用对心血管抑制较轻的依诺伐和依托咪酯或咪达唑仑加肌肉松弛药诱导插管，然后吸入低浓度异氟烷或七氟烷，并经微量泵持续输注丙泊酚维持麻醉。

3）注意事项：①气管导管性能要好，固定要牢，防止导管扭曲及术中滑脱；②麻醉深度维持适当，三期Ⅰ级，无呛咳屏气等不良反应；③加强呼吸道管理，无论是辅助呼吸或控制呼吸，均应注意避免增加呼吸阻力，以免影响 CO_2 排出和增加胸内压，从而导致颅内压升高；④有颅内压升高者，在切开硬脑膜前应采取滴注脱水药、脑室穿刺引流脑脊液等降颅压措施；⑤术毕如自主呼吸、吞咽、咳嗽反射恢复正常，其他生命体征平稳，可考虑拔除导管，否则应带气管导管回 ICU 病房。估计昏迷时间较长者应考虑气管切开术。

3. 术中麻醉的主要问题

（1）颅内压升高。大脑深部肿瘤，如颅前窝底第三脑室后部肿瘤，解剖位置深，周围结构为重要传导系统及生命中枢，手术又不易于完整切除，处理不妥死亡率增高，颅内压升高症状在早期出现，晚期可出现嗜睡和昏迷，故麻醉诱导后应立即静脉注射 20% 甘露醇 1 g/kg，以利于手术进行。术中一旦出现血压下降、呼吸不均匀或暂停时，应提醒术者及早停止操作，否则会出现严重的下丘脑功能紊乱，导致高热、昏迷或死亡。术中应监测体温，以及早发现体温改变，必要时予以降温，应用激素、冬眠灵等药物，对中枢的保护比较理想。

（2）出血多的手术。脑膜瘤多沿大静脉窦发展，血运丰富，极易术中出血。一般可在分离肿瘤前行控制性降压，麻醉力求平稳，无缺氧及 CO_2 潴留。降压程度以手术区血管张力已有降低和出血速度减慢为准。若降压不当或持续将动脉压降至 60 mmHg 以下，脑血流量低于 20 mL/（min·100 g）时，脑灌注量下降，以致不能满足脑代谢需要，尤其当伴有 CO_2 潴留和酸中毒时，脑毛细血管通透性明显增加，可出现脑血管扩张、颅内压升高及脑水肿。术中如出现低血压、心动过速、对降压药或吸入麻醉药异常敏感，或停用降压药后血压不能回升，往往提示血容量不足，应及时纠正。

（3）急性脑膨出。术中脑组织的连续挤压或患者体位不当、气道不畅、缺氧及 CO_2 潴留，输液过多，麻醉药物（含肌肉松弛药）的不良反应或瘤内出血等均可造成脑水肿、脑肿胀、ICP 突然增加而出现急性脑膨出，使手术困难，麻醉也不易加深，此时应针对具体变化查明原因，果断处理，血气分析及 CO_2 监测仪对查明原因有重要意义。控制急性脑膨出的措施包括：①调整体位，以利静脉回流；②监测 $PaCO_2$、PaO_2，纠正缺氧或 CO_2 潴留；③改变麻醉药物，可将 N_2O、恩氟烷、异氟烷改为阿片类静脉麻醉；④使用硫喷妥钠；⑤使用非去极化肌肉松弛药；⑥适量应用利尿药；⑦使用类固醇药物；⑧采取有效措施恢复脑顺应性，维持好血脑屏障功能；⑨必要时行脑脊液引流。

（谢 雨）

第三节 重症肌无力患者的麻醉

一、重症肌无力的病理生理及分型

重症肌无力（MG）是神经肌肉接头处乙酰胆碱（ACh）传导障碍引起的一种慢性、自身免疫性疾病。主要表现为某些横纹肌异常容易疲劳。多侵犯眼肌、咀嚼肌、咽肌、呼吸肌和骨骼肌等。运动时无力加重，经休息或用抗胆碱酯酶类药物后减轻或恢复。具有缓解、复发、恶化的临床特征。本病可发生于任何年龄，但多见于儿童和青少年。发病率为（2～10）/10 万，迄今尚无理想的根治方法。

根据分布部位及种类肌无力分成以下几型。

1. 眼型

较多见，儿童为多，主要表现为一侧或两侧眼睑下垂，眼外肌麻痹。此型常可缓解，预后较好。

2. 延髓型

以延髓所支配的肌群受损为主，表现为吞咽困难、咀嚼无力、发音不清等。此型病情较重。

3. 全身型

全身肌肉包括肢体及躯干肌肉均可波及。此型较为严重，常因呼吸肌麻痹以致死亡。

4. 几种特殊类型

（1）新生儿一过性重症肌无力：患重症肌无力的母亲所生的新生儿中，有 10%～20% 出现一过性重症肌无力，新生儿肌无力症状的轻重与其母亲病程长短、严重程度以及在妊娠期的治疗情况无关系。一般出生时或出生后几小时内即出现肌无力症状，主要表现为哭声低弱，全身肌无力，四肢主动运动少，而眼外肌麻痹及眼睑下垂少见，约占15%。

诊断本病可应用依酚氯铵0.5～1 mg或新斯的明0.1～0.2 mg皮下或肌内注射，肌无力症状立即好转，可确定诊断。

（2）新生儿持续性重症肌无力（称先天性重症肌无力）：本病患儿的母亲并无重症肌无力，但有家族性发病倾向，患儿的兄弟姊妹可同样患病，在出生后稍晚即发病。主要表现为眼外肌不完全性永久性麻痹，面肌无力及上眼睑下垂也可明显。有的在出生后1周内哭声低弱、吸吮困难等，全身性肌无力轻微。此型患儿有时由于症状较轻而延误了诊断。本病病程较长。抗胆碱酯酶药物疗效差，特别是对眼肌麻痹未见有完全缓解者。

（3）重症肌无力危象：重症肌无力危象是延髓所支配的肌肉和呼吸肌无力突然加重，出现呼吸麻痹，不能维持正常换氧功能，如不及时抢救，即可危及患者生命。危象是重症肌无力死亡的常见原因，根据Blaugrund等报道625例重症肌无力患者中发生一次或多次危象者有99例（占15.8%）。但也有极少数患者起病急骤，在数日至数周内即呈现危象状态。发生危象的因素有：①未经抗胆碱酯酶药物治疗或用药不足，或对药物产生耐药性；②感染（特别是肺部感染）、外伤、手术、疲劳、月经来潮、精神紧张或突然停药；③抗胆碱酯酶药物过量，致使乙酰胆碱蓄积过多，发生持久性去极化发作，终板不能再接受刺激（称去极化型阻滞）。

二、重症肌无力病情评估

（一）临床表现

重症肌无力起病隐匿，主要症状是某些横纹肌在活动后异常疲劳。在疾病初期，经休息后肌力可有不同程度的恢复，因此患者通常在晨间起时情况较好，至下午及傍晚则趋明显。部分患者在日光照射后肌无力也可加重。受累肌肉的分布在各个患者并不相同，即使在同一患者也常随病程而有变异。眼外肌无力见于90%以上，占首位，以下依次为延髓支配肌、颈肌、肩胛带及躯干骨骼肌，严重时呼吸肌受累。

（二）辅助检查

血清免疫球蛋白测定可有2/3患者IgG增高；少数可有抗核抗体阳性；多数患者血清中抗AChR抗体阳性；C3补体增高；抗nAChR抗体增高，其效价基本与病情严重程度一致；重症肌无力并发胸腺瘤的患者血清中骨骼肌柠檬酸提取物抗体（CAE-ab）增高，横纹肌抗体（ASA）阳性。肌电图检查的特征性改变为运动神经诱发的肌肉动作电位幅度很快降低。单纤维肌电图可见兴奋传递延缓或阻断。

（三）诊断

根据受累肌群的极易疲劳性；病情波动，朝轻夕重，神经系统检查无异常发现者，诊断并不困难。有可疑患者可做以下试验和检查。

1. 疲劳试验

让患者作受累肌肉的重复或持续收缩（如重复闭眼、睁眼、咀嚼、举臂、握拳或双眼瞪视医师手指，两臂平举等）数十次或数十秒后即可出现暂时性所检肌肉的瘫痪。

2. 药物试验

肌内注射新斯的明0.5～1 mg后观察30～60分钟内受累肌肉的肌力变化，有明显进步者可明确诊断。为减轻新斯的明的毒蕈碱样作用，可同时肌内注射阿托品 0.5 mg。

3. 电刺激试验

用感应电流反复刺激受累肌群。如见肌肉收缩反应逐渐减弱以至消失，即为肌无力反应（JOLLY 反应）。

4. 肌电图检查

若仍不能确定者可做肌电图重复刺激和单纤维肌电图进行明确。

三、麻醉处理要点

（一）麻醉前准备

充分的术前准备是降低 MG 患者术后并发症和死亡率的重要环节。

1. 了解肌无力的程度及其对药物治疗的反应

合理调整抗胆碱酯酶药物的剂量，其原则为以最小有效量的抗胆碱酯酶药维持足够的通气量和咳嗽、吞咽能力。如果停药 1 ~ 3 日而症状不明显加重则更好。如果停药后病情加重，应迅速给予抗胆碱酯酶药，观察对药物的反应性，这对判断术中和术后用药有很大的价值。

2. 完善术前检查

胸部 CT 或 MRI、纵隔气体造影能明确有无胸腺肿瘤及其范围和性质；ECG 及 MCG 能了解心脏功能及肌力情况；免疫球蛋白 IgA、IgG、IgM 检查能确定抗体蛋白的类型；血清 AChR-Ab 效价测定及血清磷酸激酶（CPK）测定能明确病源及肌肉代谢情况；测定肺通气及 X 线胸片等有助于了解肺功能。肺功能明显低下，咳嗽、吞咽能力不良者宜延缓手术。

3. 支持治疗

MG 患者术前应有足够的休息及适当的营养，以增强体质，加强抗病菌能力；对吞咽困难或发呛者宜鼻饲，防止发生吸入性肺炎。

4. 麻醉前用药

用药以小剂量、能镇静而又不抑制呼吸为原则。病情较轻者可运用苯巴比妥或安定类药物；病情重者镇静药宜减量或不用。吗啡和抗胆碱酯酶药物间有协同作用，不宜使用。为抑制呼吸道分泌及预防抗胆碱酯酶药不良反应应常规用阿托品或东莨菪碱，但剂量宜小，以免过量造成呼吸道分泌物黏稠或掩盖胆碱能危象的表现。

（二）麻醉选择与管理

对于麻醉医师来说，重要的问题是肌肉松弛药的使用和拮抗。因为对于多数重症肌无力患者，在治疗过程中需要调整抗胆碱酯酶药物的剂量以最大限度恢复肌力，而手术期间因改变了治疗进程，需要重新制定药物剂量。为此，一些研究者指出，术前 6 小时暂停使用所有抗胆碱酯酶药物，并在术后非常小心地恢复药物治疗，因为此时患者对此类药物的敏感性可能已经改变。此外，对行肠吻合术的患者应用抗胆碱酯酶药物可能增加吻合口瘘的发生率。可采用小剂量氯琥珀胆碱行气管内插管；小剂量非去极化肌肉松弛药可用于达到术中局部麻醉药和挥发性麻醉药不能达到的肌肉松弛。通常术后至少要求 24 ~ 48 小时的控制呼吸。特别是对于重症肌无力病史长于 6 年，有慢性阻塞性肺疾病，每日溴吡斯的明用量 750 mg 并伴有显著的肌无力，以及肺活量小于 40 mL/kg 的患者，术后控制通气尤其重要。

此类患者对去极化和非去极化肌肉松弛药物的反应不可预测，主要决定于病程的长短。

对于去极化肌肉松弛药物初呈抵抗性，随后又是双相阻滞，通常见于使用较大剂量（1 mg/kg）的氯琥珀酰胆碱。对此药的反应性还与使用抗胆碱酯酶药物治疗有关，它使肌肉松弛的作用时间延长。而患者对非去极化肌肉松弛药物十分敏感，有报道仅 2 mg 筒箭毒就可达到临床肌肉松弛。由于此类患者对肌肉松弛药的反应性变异很大，在用肌肉松弛药时须持续进行肌肉松弛监测，也有的患者在术前漏诊，术后会发生肌肉松弛作用延迟恢复，对于发生肌肉松弛延迟恢复者，要警惕此病。小剂量的阿曲库铵和维库溴铵可控性较好，同时无须较深的吸入麻醉。

麻醉选择以尽可能不影响神经肌肉传导及呼吸功能为原则。对于非开胸手术，可采用局部麻醉或椎管内麻醉。胸腺手术一般取胸骨正中切口，有损伤胸膜的可能，为确保安全以选用气管插管、全身麻醉为妥。尽量采用保留呼吸气管内插管，可在小剂量镇痛、镇静药配合表面麻醉下完成；对过度紧张、手术时间较长的患者可采用静脉硫喷妥钠或丙泊酚 + 肌肉松弛药快速诱导插管，但肌肉松弛药在 NMJ 功能监测下使用较好。

MG 患者的血浆及肝脏胆碱酯酶量仍属正常，故普鲁卡因静脉麻醉并无禁忌，但可能因分解变慢有发生蓄积中毒的倾向，应避免高浓度、大剂量使用。氧化亚氮、硫喷妥钠、丙泊酚、氯胺酮对神经肌肉传导的影响很轻，可酌情复合应用。MG 患者通常对非去极化肌肉松弛药敏感，有报道是正常人的 20 倍，只需要通用剂量的 1/5～1/4 即满足肌肉松弛要求，并以短效药物为安全。MG 对去极化肌肉松弛药表现为耐药或早期 II 相阻滞。若选用氯琥珀胆碱，应注意脱敏感阻滞而引起的延迟性呼吸抑制。所以，对 MG 患者最好不用肌肉松弛药。吸入麻醉药的神经肌肉接头阻滞强度依次为异氟烷 > 七氟烷 > 恩氟烷 > 地氟烷 > 氟烷 > 氧化亚氮，高浓度吸入可加重肌无力的程度，若与静脉麻醉复合应用，浓度可明显降低。麻醉性镇痛药都有呼吸抑制作用，应慎用。一些抗生素（如链霉素、新霉素、庆大霉素、肠黏菌素等）可阻碍乙酰胆碱释放，有神经肌接头阻滞作用，可加重肌无力，应注意。有些抗心律失常药物（如奎尼丁、普鲁卡因胺等）可抑制肌纤维的兴奋传导，减少节后神经末梢释放乙酰胆碱，如果再用肌肉松弛药，肌无力症状可趋恶化。降压药胍乙啶、六羟季胺和单胺氧化酶抑制药均可增强非去极化肌肉松弛药的作用，故慎用。利尿药呋塞米促使血钾降低，可加重肌无力。此外，低钠血症、低钙血症和高镁血症也可干扰乙酰胆碱的释放。

胸腺切除术中，呼吸管理至关重要，必须常规施行辅助呼吸或控制呼吸以保证足够的通气量，但要避免过度通气；术中有可能损伤胸膜，应提高警惕。胸腺摘除术后并发症包括呼吸功能异常、出血和气胸。术毕后在 NMJ 功能监测下给新斯的明和阿托品拮抗肌肉松弛作用。拔除气管导管必须具备下列指征：自主呼吸频率及潮气量的恢复正常，神志完全清醒，咳嗽、吞咽反射活跃。鉴于术后需继续使用抗胆碱酯酶药物治疗，有可能呼吸道分泌物增多，对于 MG 病史长、术前即有呼吸功能不全、服用抗胆碱酯酶药物剂量较大的患者，术后宜保留气管导管，以便于随时清理气管内分泌物、充分供氧和呼吸机辅助通气，但应严格无菌操作，以防肺部继发感染。当出现导管耐受有困难时，可使用镇静药，但剂量应视通气量及是否需要施行机械通气而定。

硬膜外阻滞会加重重症肌无力的症状，是因为局部麻醉药抑制乙酰胆碱的突触前释放，或是由于局部麻醉药对病变肌肉具有毒性，因此须减小局部麻醉药的剂量。

重症产妇的新生儿会发生产后数日的呼吸抑制，须呼吸机支持，直到母亲在其机体内的抗体消失为止。

使用 D-青霉胺治疗类风湿关节炎的患者，常发生重症肌无力，因此药可刺激产生数种自身抗体，包括抗乙酰胆碱受体抗体，对此类患者用肌肉松弛药须谨慎。

四、术后处理

术后处理的重点在排痰及呼吸支持，应持续监测呼吸功能，间断行血气分析。呼吸功能异常时应首先查明原因，针对不同变化妥善处理，防止肌无力或胆碱能危象。术后机械通气支持对于病程大于 6 年，或伴有肺疾病、肺活量 < 2.9L 或日服溴吡斯的明 > 750 mg 者是必要的。

（谢　雨）

第四节　垂体腺瘤手术的麻醉

垂体腺瘤是常见的颅内肿瘤之一，约占颅内肿瘤的 8% ~ 15%，发病率仅次于胶质瘤和脑膜瘤，占颅内肿瘤的第三位。男女之比约为 1 : 2，成年人多发，青春期前发病罕见。垂体腺瘤按照分泌激素类型可分为高功能腺瘤和无功能腺瘤，高功能腺瘤又包括生长素腺瘤、泌乳素腺瘤、皮质激素腺瘤、生殖腺瘤、甲状腺素腺瘤。有相当部分的垂体腺瘤分泌两种或两种以上的激素，有报道 68% 的生长素腺瘤同时分泌生长激素和泌乳素，仅 32% 只分泌生长激素；而 97% 的泌乳素型垂体腺瘤只单纯分泌泌乳素，不分泌其他激素。通常认为垂体腺瘤是良性颅内占位性病变，易复发，但也有恶性，如垂体后叶细胞瘤，非常少见。

一、垂体腺瘤的发病机制

垂体腺瘤的发病机制有下丘脑假说和垂体假说。前者认为，垂体腺瘤是控制垂体前叶功能的下丘脑功能紊乱或正常生理调节机制缺失所致；后者则是垂体自身细胞发生改变的结果。

目前认为，垂体腺瘤发展可以分为两个阶段：首先垂体细胞发生突变，然后在内外因素作用下突变的细胞异常增殖，发展成垂体腺瘤。可以用单克隆细胞异常增殖来解释。目前还未找到垂体腺瘤真正的发病机制。

二、垂体腺瘤的临床表现（表 4-2）

表 4-2　垂体腺瘤分型及临床表现

垂体腺瘤分型	分泌激素	临床表现
生长素腺瘤	GH 和 PRL	巨人症，肢端肥大症
泌乳素腺瘤	PRL	男：阳痿，性腺功能下降
		女：溢乳—闭经—不孕
皮质激素腺瘤	ACTH	库欣（Cushing）综合征
	αMSH	尼尔森（Nelson）综合征
生殖腺瘤	FSH/LH	性腺功能减退
甲状腺素腺瘤	TSH	（中枢性）甲状腺功能亢进

在垂体腺瘤早期，往往因为肿瘤较小，临床上没有任何颅内占位症状，仅出现内分泌改变症状，常被患者忽视。随着瘤体的增大，内分泌改变症状凸显，主要表现：①垂体本身受压，造成其他垂体促激素的减少和相应周围靶腺体的萎缩，表现为生殖功能低下，伴或不伴继发性甲状腺功能低下、继发性肾上腺皮质功能低下等；②垂体周围组织受压，主要压迫视交叉，此类患者可能存在颅内压升高。表现为视力减退、视野缺损和眼底改变等，还可因肿瘤生长到鞍外，压迫颈内动脉、Willis 动脉环等组织产生血管神经性头痛；③垂体前叶功能亢进综合征，以高泌乳素血症、肢端肥大症和皮质醇增多症多见。

在垂体腺瘤的大小诊断标准中，Hardy 提出直径 10 mm 以下者为微腺瘤，10 mm 以上者为大腺瘤。Grote 提出肿瘤直径超过 40 mm 者为巨大腺瘤。相当比例的垂体腺瘤都表现为一种或几种激素分泌异常增多。

三、垂体腺瘤常见类型的麻醉管理

垂体腺瘤患者的临床症状表现多样，尽管内分泌紊乱所致的独一无二的表现很容易被发现，如库欣病和肢端肥大症，但理想的麻醉管理需要充分理解每位患者的内分泌及复杂的病理生理。所有患者都需要慎重的术前评估，有很多种可行的麻醉方案供选择，但麻醉药物的最终选择应该是个体化的。

1. 泌乳素型垂体腺瘤

此型腺瘤是最常见的垂体腺瘤，占所有垂体腺瘤的 50% 以上。高泌乳素血症是最常见的下丘脑—垂体紊乱表现。泌乳素型垂体腺瘤的 65% 为小泌乳素瘤，发生于女性，其余 35% 腺瘤男女均可发生。除鞍区神经占位压迫症状外，男性表现为性功能减退，女性表现为"溢乳—闭经—不孕"三联征。

高泌乳素功能腺瘤，相关激素合成或分泌不足，导致不同程度的代谢失常及有关脏器功能障碍，应激水平相对低下，对手术和麻醉的耐受性差，术前应补充糖皮质激素，以提高机体对药物的反应性。麻醉诱导、麻醉维持可适当减低镇静、镇痛药物剂量，术中也可追加糖皮质类激素。此型腺瘤的麻醉苏醒期也较其他类型为长。

2. 生长素型垂体腺瘤

此型腺瘤起病隐匿，逐渐出现手足增大、鼻唇增大增厚、皮肤粗厚、皮质骨增厚、下颌骨增长等特有面容，从症状出现到最终确诊，平均为 6 ~ 7 年，初次就诊原因通常为腕管综合征或出现视野缺损。随着病程的延长，此型患者均伴有不同程度的血压增高、心律失常，出现左心室肥厚、瓣膜关闭不全等心脏器质性改变的患者，手术后激素水平可逐步恢复正常，但心脏器质性改变已不可逆转。

麻醉前访视应充分评估气道，准备困难气道的应对措施。由于舌体肥厚、会厌宽垂，还有下颚骨过度增长，导致咬合不正、颅骨变形，即使应用最大号喉镜片也不能充分推开舌体，全部置入喉镜片也感提升会厌吃力，声门常暴露困难。国外一项回顾研究显示，746 例经蝶入路垂体腺瘤患者有 28 例遇到困难气道问题，占 3.8%，发生率并不比普通外科困难气道发生率高，但在垂体腺瘤患者当中，生长素型患者困难气道的发生率是其他类型垂体腺瘤患者的 3 倍。生长素型垂体腺瘤患者困难气道的发生与性别、肿瘤大小无关。

应激反应主要由交感—肾上腺髓质系统和下丘脑—垂体—肾上腺皮质系统参与，可见垂体是应激反应的重要环节。此型腺瘤患者麻醉诱导、麻醉维持阶段的镇静镇痛要求较高，可能与高生长激素血症、高代谢有关，也可能与骨质增厚导致外科有创操作困难、耗时长久有关。

垂体依赖性血糖升高，是因垂体占位病变造成中枢性内分泌激素分泌异常，可出现糖尿病的临床表现，也有人认为垂体瘤性高血糖是由抗激素因子存在引起的。糖代谢的紊乱是影响神经功能恢复的重要风险因素，高血糖可以加重乳酸酸中毒，造成脑继发损害。术中动态监测血糖水平，必要时给予胰岛素进行干预，有利于术中脑保护及术后脑功能的恢复，对缺血性脑损伤有明显的保护作用。

3. 皮质激素腺瘤

典型的皮质激素腺瘤患者表现为库欣综合征，是由于腺垂体的促皮质激素腺瘤引起的皮质醇增多症的一种表现形式，男女之比约为 1 ∶ 5，女性主要集中在孕产期年龄阶段，7 岁以上儿童若并发库欣综合征者多患有垂体瘤，7 岁以下儿童有库欣综合征多提示肾上腺肿瘤。1912 年 Haevey Cushing 首次报道并定义，并且揭示了库欣综合征患者中，接近 80% 的患者是由于垂体 ACTH 分泌增多引起的，其余 20% 是由于异位存在 ACTH 分泌功能的肿瘤，如燕麦细胞癌、支气管肿瘤、胰岛细胞瘤、嗜铬细胞瘤。

与生长素腺瘤基本一致，皮质激素腺瘤应激反应更剧烈，增加麻醉深度，并辅以尼莫地平、艾司洛尔等维护循环稳定，将应激反应控制在一定程度内，保证内环境稳定，减少内分泌并发症，避免过强过久的应激反应造成机体损伤，应选择深麻醉。

术中应动态监测血糖水平，将血糖控制在 12 mmol/L 以内，加深麻醉以削弱外科操作引起的强烈应激反应，可降低交感神经—下丘脑—肾上腺轴的反应性，使糖异生减少，抑制无氧酵解增多导致的乳酸生成；逆转应激状态下机体胰岛素受体敏感性的下降，减弱血糖升高的趋势，稳定糖代谢，有利于术后脑功能恢复。

（王林林）

第五节　幕上肿瘤手术的麻醉

幕上肿瘤主要是指小脑幕以上包含的所有脑组织中所生长的肿瘤。其包含范围广泛，肿瘤性质繁杂，更因累及多个功能区而具有独特的病理生理特性。其不同的病种和病变位置，临床症状多样，麻醉的特点与要求也有所不同。

一、幕上肿瘤的特点概述

1. 幕上肿瘤的定位及特性

幕上肿瘤以胶质瘤最多，脑膜瘤次之，再次为神经纤维瘤、脑血管畸形、脑转移瘤等。幕上肿瘤包括位于额叶、颞叶、顶叶、枕叶、中央区、丘脑、脑室内和鞍区的广泛部位的肿瘤。其位置不同，临床表现各异。额叶肿瘤发生率居幕上肿瘤的首位，临床表现有精神症状、无先兆的癫痫大发作、运动性失语、强握反射和摸索运动、尿失禁等。颞叶肿瘤临床上表现为视野改变、有先兆（如幻嗅、幻视、恐惧）、精神运动型癫痫发作、命名性失语等。顶叶肿瘤主要表现为对侧半身的感觉障碍，失用症、失读症，局限性癫痫发作。枕叶肿瘤常可累及顶叶和颞叶后部，主要表现为视觉障碍（视野缺损、弱视）、幻视及失认症。中央区肿瘤指中央前回、中央后回区的肿瘤，临床表现运动障碍，病变对侧上、下肢不同程度的瘫痪、温、痛、触觉障碍，局灶性癫痫。丘脑部肿瘤临床表现颅内压增高、精神障碍、"三偏"症（偏瘫、偏身感觉减退、同向性偏盲）。脑室内肿瘤可无症状，影响脑脊液循环可产生 ICP 升高。

2. 幕上肿瘤的病理生理

幕上肿瘤能引起颅腔内动力学的改变。在最初病变较小、生长缓慢的时候，颅腔内容积的增加可以通过脑脊液（CSF）的回流和邻近的脑内静脉收缩所代偿，从而阻止 ICP 升高。当病变继续扩张，代偿机制耗竭，肿瘤大小的增加将导致 ICP 的急剧升高，脑组织中线结构移位。ICP 的增加可进而导致脑缺血和脑疝。

幕上肿瘤临床表现主要包括局灶性症状和 ICP 升高症状两大类。麻醉医师要掌握麻醉及药物对 ICP、脑灌注压、脑代谢的影响，避免发生继发性脑损伤的因素（表 4-3）。同时，关注可能出现的一些特殊问题，如颅内出血、癫痫、空气栓塞等。麻醉中还要综合考虑伴随的其他疾病，如心、肺、肝、肾疾病，副肿瘤综合征伴转移癌，放化疗等对手术和麻醉可能造成的影响。

表 4-3 引起继发性脑损伤的因素

颅内因素	全身因素
ICP 增加	高碳酸血症/低氧血症
癫痫	低血压/高血压
脑血管痉挛	低血糖/高血糖
脑疝：大脑镰疝、小脑幕切迹疝、枕骨大孔疝、手术切口疝	心排血量过低
中线移位：脑血管的撕裂伤	低渗透压
	寒战/发热

3. 麻醉对 ICP、脑灌注压、脑代谢的影响

麻醉（药物与非药物因素）易导致颅内外生理状态的改变（如颅内顺应性，颅内疾病，颅内血容量），而麻醉操作、麻醉药物和通气方式等都对 ICP、CPP、脑代谢产生影响，并直接影响疾病的转归。

（1）麻醉操作：气管内插管、气管内吸引均可致 ICP 急剧升高。

（2）静脉麻醉药：多数静脉麻醉药能降低 $CMRO_2$、CBF 及 ICP，维持脑血管对 CO_2 的反应。巴比妥类、丙泊酚、依托咪酯呈剂量依赖性降低 $CMRO_2$，可引起 EEG 的爆发性抑制。静脉麻醉药降低 ICP 的程度依次为丙泊酚 > 硫喷妥钠 > 依托咪酯 > 咪达唑仑。颅内压升高患者应用丙泊酚或硫喷妥钠后，对体循环的影响较大，但可使脑灌注压下降，致 CBF/$CMRO_2$ 比例下降，影响脑氧供需平衡，应用依托咪酯则无此顾忌。咪达唑仑对脑血流的影响相对较小。氯胺酮对脑血管具有直接扩张作用，迅速增加 CBF，升高 ICP，禁忌单独用于幕上肿瘤手术的麻醉。利多卡因抑制咽喉反射，降低 $CMRO_2$，防止 ICP 升高。

（3）吸入麻醉药：吸入麻醉药都可增加 CBF、降低 $CMRO_2$。常用吸入麻醉药均引起脑血管扩张、CBF 增加，从而继发 ICP 升高，其 ICP 升高的程度依次为氟烷 > 恩氟烷 > 氧化亚氮 > 地氟烷 > 异氟烷 > 七氟烷。脑血流—代谢偶联功能正常时，当吸入浓度 < （1 ~ 1.5）MAC 时，与清醒时比较脑血流降低，但 CBF 自动调节功能保存完整；当吸入浓度 > （1 ~

1.5）MAC 时，CBF 呈剂量依赖性降低，CBF 自我调节功能减弱或丧失，但仍保留脑血管对 CO_2 的反应性。吸入麻醉药对 ICP 的影响取决于两个因素：①基础 ICP 水平，在基础 ICP 较低时吸入麻醉药不致引起 ICP 升高或升高较少；②$PaCO_2$ 水平，过度通气造成低碳酸血症时，吸入麻醉药 ICP 升高作用不显著；而在正常 $PaCO_2$ 水平下，等浓度吸入麻醉药可使 ICP 明显升高。

（4）阿片类药：阿片类药可引起 $CBF/CMRO_2$ 下降。不影响脑血流—代谢偶联、CBF 的自动调节功能，不影响脑血管对 $PaCO_2$ 的反应性。

（5）肌肉松弛药：肌肉松弛药虽不能直接进入血脑屏障，但通过作用于外周肌肉、神经节或组胺释放而间接引起 ICP 改变。筒箭毒碱、阿曲库铵和米库氯铵有较弱的组胺释放作用，均可引起 ICP 升高。罗库溴铵、维库溴铵都不引起明显的 CBF、$CMRO_2$ 和 ICP 增加，故适合于长时间神经外科手术。去极化肌肉松弛药琥珀酰胆碱一过性的肌颤可增加 ICP，但困难气道或脑外伤快速序贯诱导时，选用琥珀酰胆碱是有效的经典方法。罗库溴铵起效快，也可作为快速序贯诱导的选择用药。

4. 控制颅内压升高，减轻脑水肿

脱水治疗是降低 ICP，治疗脑水肿的主要方法。脱水治疗可减轻脑水肿，缩小脑体积，改善脑供血和供氧情况，防止和阻断 ICP 恶性循环的形成和发展，尤其是在脑疝前驱期或已发生脑疝时，正确应用脱水药物常是抢救成败的关键。常用脱水药物有渗透性脱水药和利尿药两大类，低温、激素等也用于围手术期脑水肿的防治。

（1）渗透性脱水药物：高渗性药物进入机体后一般不被机体代谢，又不易从毛细血管进入组织，可使血浆渗透压迅速提高。由于血脑屏障作用，药物在血液与脑组织内形成渗透压梯度，使脑组织的水分移向血浆，再经肾脏排出体外而产生脱水作用。另外，因血浆渗透压增高还能增加血容量，同时增加肾血流量，导致肾小球滤过率增加。因药物在肾小管中几乎不被重吸收，因而增加肾小管内渗透压，从而抑制水分及部分电解质的回收而产生利尿作用，可减轻脑水肿，降低 ICP。常用药物有 20% 的甘露醇、山梨醇、甘油、高渗葡萄糖等。20% 甘露醇 0.5~1.0 g/kg，于 30 分钟内滴完，每 4~6 小时可重复给药。

（2）利尿脱水药：此类药物通过抑制肾小管对氯和钠离子的再吸收产生利尿作用，导致血液浓缩，渗透压增高，从而间接地使脑组织脱水，ICP 降低。此类药物利尿作用较强，但脱水作用不及甘露醇，降 ICP 作用较弱，且易引起电解质紊乱，一般与渗透性脱水药同时使用，可增加脱水作用并减少渗透性脱水药的用量。常用药物有呋喃苯胺酸等。

（3）过度通气：过度通气造成呼吸性碱中毒，使脑血管收缩、脑血容量减少而降低 ICP。ICP 平稳后，应在 6~12 小时内缓慢停止过度换气，突然终止可引起血管扩张和 ICP 反跳性增高。过度通气的靶目标是使 $PaCO_2$ 在 30~35 mmHg 间波动。

（4）糖皮质激素：糖皮质激素也有降低 ICP 的作用，对血管源性脑水肿疗效较好，但不应作为颅内压升高治疗的常规用药。糖皮质激素降低 ICP 主要是通过减少血脑屏障的通透性、减少脑脊液生成、稳定溶酶体膜、抗氧自由基及钙通道阻滞等作用来实现。

二、幕上肿瘤手术的麻醉

1. 麻醉前评估

幕上肿瘤患者的麻醉前评估与其他患者相类似，需要特别注意进行神经系统的评估。根据患者的全身一般情况、神经系统功能状态、手术方式制定麻醉计划。

（1）术前神经功能评估：神经功能评估包括 ICP 的升高程度、颅内顺应性和自动调节能力的损害程度、在脑缺血和神经性损害发生之前 ICP 和 CBF 的稳态的自动调节能力，评估已经存在的永久性和可恢复的神经损害。术前详细了解患者病史、体格检查及相关的影像学检查，了解采用的手术体位、手术入路和手术计划，进行术前讨论。

病史：头痛、恶心、呕吐、视物模糊等颅内压升高表现；癫痫发作及意识障碍、偏瘫、感觉障碍等神经功能缺失表现等；脱水利尿药、类固醇类药、抗癫痫类药用药史。

体格检查：包括意识水平、瞳孔、Glasgow 昏迷评分、脑水肿、库欣（Cushing）反应（高血压、心动过缓）等；脱水状态评估。

影像学检查：肿瘤的大小和部位，如肿瘤位于功能区还是非功能区，是否靠近大血管？与重要神经的毗邻关系；颅内占位效应，如中线是否移位，脑室受压，小脑幕切迹疝，脑干周围有脑脊液的浸润，脑水肿等。

（2）制定麻醉方案应考虑：①维持血流动力学的稳定，维持 CPP；②避免增加 ICP 的技术和药物；③建立足够的血管通路，用于监测和必要时输入血管活性药物等；④必要的监测，颅外监测（心血管系统的监测）；颅内监测（局部和整体脑内环境的监测）；⑤创造清晰的手术视野，配合术中诱发电位等神经功能监测；⑥决定麻醉方式，根据肿瘤部位特点和手术要求，决定麻醉方法；语言功能区肿瘤必要时采用术中唤醒方法。

2. 麻醉前用药

垂体肾上腺轴或垂体甲状腺轴抑制的患者继续激素治疗，术前服用抗癫痫药、抗高血压药或其他心血管系统药应持续至术前。麻醉前用药包括镇静药咪达唑仑，抗胆碱能药物如阿托品或长托宁；H_2 受体阻滞剂或质子泵抑制剂。

3. 开放血管通路

开放两条或两条以上外周血管通路，必要时进行中心静脉穿刺。中心静脉穿刺可选用股静脉或颈内静脉。注意体位对中心静脉回流的影响，保持静脉通路的通畅，避免脑静脉血液回流受阻继而升高 ICP。

4. 麻醉诱导

麻醉诱导方案的选择以不增加 ICP、保持血流动力学的稳定为前提（表4-4）。

表4-4 推荐的麻醉诱导方案

（1）充分镇静，开放动静脉通路；

（2）心电图、脉搏氧饱和度、无创血压监测、直接动脉压、呼气末 CO_2 监测；

（3）预先充氧，随后给芬太尼 1～2 μg/kg（或阿芬太尼、芬太尼、瑞芬太尼）；2% 利多卡因 1.0～1.5 mg/kg；丙泊酚 1.25～2.5 mg/kg，或依托咪酯 0.4～0.6 mg/kg；非去极化肌肉弛药；

（4）根据患者状态，适度追加 β 受体阻滞剂或降压药；

（5）控制通气（$PaCO_2$ 维持于 35 mmHg 左右）；

（6）气管内插管；

（7）上头架前，0.5% 罗哌卡因局部浸润麻醉，或追加镇痛药（单次静脉注射芬太尼 1～3 μg/kg 或苏芬太尼 0.1～0.2 μg/kg，瑞芬太尼 0.25～0.5 μg/kg）；

（8）采用适当的头位，避免颈静脉受到压迫上头架时疼痛刺激最强。充分镇痛、加深麻醉和局部麻醉浸润可有效抑制血流动力学的波动。固定好气管导管，以防意外脱管或因导管活动引起气道损伤。保护双眼以防角膜损伤。轻度头高位以利于静脉回流；膝部屈曲以减轻对背部的牵拉。避免头颈侧过度的屈曲/牵拉（确保下颌与最近的骨性标志间距大于 2 横指）。过度牵拉头部易诱发四肢轻瘫、面部和口咽部严重水肿，导致术后拔管延迟。

5. 麻醉维持

麻醉维持的基本原则在于维持血流动力学稳定，维持 CPP，避免升高 ICP；通过降低 CMRO$_2$、CBF 来降低脑部张力；在麻醉方案能确保患者安全的条件下，可进行神经功能监测（表4-5）。

表4-5 推荐的麻醉维持方案

无电生理功能监测	电生理功能监测
丙泊酚或七氟醚 1.5% ~ 2.5%，或异氟醚 1% ~ 2%	丙泊酚
镇痛药：芬太尼，或阿芬太尼、苏芬太尼、瑞芬太尼	镇痛药：瑞芬太尼 0.2 ~ 0.3 μg/（kg·min）
间断给非去极化肌肉松弛药	不给肌肉松弛药
体位：头高位，颈静脉回流通畅	
维持足够的血容量	

（1）吸入全身麻醉：适用于不伴有脑缺血，颅内顺应性下降或脑水肿患者；早期轻度过度通气；吸入麻醉药浓度 <1.5MAC；避免与 N$_2$O 合用。在术中进行电生理功能监测时，吸入麻醉药的浓度应 <0.5MAC 时，对皮层体感诱发电位影响小。

（2）全凭静脉麻醉：全凭静脉麻醉可控性强，维护 CBF-CMRO$_2$ 偶联，降低 CBF、ICP，减轻脑水肿，适用于颅内顺应性下降、ICP 升高、脑水肿以及术中进行电生理监测患者。常用药物选择以丙泊酚、瑞芬太尼、苏芬太尼为主。

6. 液体治疗和血液保护

液体治疗目标在于维持正常的血容量、血管张力、血糖，维持血细胞比容水平（约 30%），轻度高渗（术毕 <320 mOsm/L）。避免输注含糖的溶液，可选择乳酸林格液（低渗）或 6% 羟乙基淀粉。预计大量出血的患者进行血液回收，对切除肿瘤为良性的患者可以将回收的血液清洗回输给患者。根据出血量、速度及血红蛋白水平及凝血功能决定异体红细胞和异体血浆的输注，维持凝血功能和血细胞比容。

7. 麻醉苏醒

麻醉苏醒期维持颅内或颅外稳态，避免诱发脑出血和影响 ICP、CBF 的因素，如咳嗽、气管内吸引、呼吸机对抗、高血压等。苏醒期患者应表现安静，合作，能服从指令。有回顾性研究证实，影响术后并发症的主要因素包括：肿瘤严重程度评分（肿瘤位置、大小、中线移位程度），术中失血量及输液量，手术时间大于 7 小时和术后呼吸机机械通气。因此，呼吸恢复和术中维持情况对麻醉苏醒期尤为重要。

术前意识状态良好，心血管系统功能稳定，体温正常，氧合良好，手术范围不大，无重要脑组织的损伤，不涉及后组脑神经（Ⅸ ~ Ⅻ）的后颅窝手术，无大的动静脉畸形未切除（避免术后恶性水肿）的情况下，可以早期苏醒。

在持续使用超短效镇痛药（如瑞芬太尼）或吸入麻醉药时，停药前注意镇痛药的衔接。

在术毕前追加长效镇痛药，如芬太尼或苏芬太尼，或者曲马多，待患者呼吸及反射恢复后拔出气管导管。

神经外科手术的术后镇痛对于避免患者躁动、减轻痛苦有着重要的意义，可以选择多模式镇痛的方式。在头皮神经阻滞及局部切口浸润麻醉的基础上，以阿片类药物为主，根据患者一般状态和不同手术入路可采用不同的配方。应注意药物用量，以避免影响患者的意识水平和神经功能评估。

（王林林）

第五章

心脏及大血管手术麻醉

第一节 麻醉对循环系统的影响

麻醉和手术可以通过多种途径影响循环系统的功能，循环系统的变化直接影响到患者的生命安全和术后的恢复。近年来，随着人口老龄化和外科技术的发展，围手术期麻醉医师经常面临患者的心血管功能变化更加复杂化、多样化。在了解麻醉对心血管功能的影响时，有必要对下述概念予以阐明。①循环功能：指循环系统的功能，包括心脏、血管功能，血容量和微循环等方面的影响。其中任何一项功能衰竭均可导致显著的循环障碍。如低血容量可导致循环衰竭或休克，而心脏功能却可能是正常的。②心脏功能：包括心肌、心脏瓣膜、传导组织和支架结构的功能。其中任何一项功能障碍即可导致心脏和循环衰竭。如瓣膜失去完整性，即使心肌功能正常也可造成心力衰竭。③心肌功能：心肌功能取决于心肌本身和心肌血液供应，其功能障碍包括心肌病变、损伤，心肌缺血和心肌功能不良，但均可造成心力衰竭，其结局必然导致心脏功能障碍和循环异常。

一、吸入麻醉药对循环系统的作用

吸入麻醉药是常用的全身麻醉药（简称全身麻醉药），主要依靠肺泡摄取和排除。吸入麻醉药经肺泡进入血流到达脑组织，当脑组织内吸入麻醉药的分压达到一定水平时，即产生临床上的全身麻醉状态。吸入麻醉药有挥发性液体和气体两类。常用的挥发性液体有氟烷、恩氟烷、异氟烷、七氟烷和地氟烷，气体有氧化亚氮。

在一定的浓度范围，所有吸入麻醉药均可降低动脉压和抑制心肌收缩力，都与麻醉药浓度相关。其中异氟烷、七氟烷和地氟烷通过增加交感活性对血压维持有一定帮助。氟烷和恩氟烷使心排血量减少，与其降低平均动脉压平行。异氟烷对心排血量的影响很小，而地氟烷则具有稳定的心血管作用。恩氟烷、异氟烷和地氟烷使外周血管阻力（SVR）减低，异氟烷使 SVR 减低的效果更显著。

吸入麻醉药也可引起心率的变化，改变心率的机制包括：改变窦房结去极化速率；改变心肌传导时间或改变自主神经系统的活动，如吸入氟烷后可见心率减慢。吸入麻醉药对心率的影响应在麻醉前评估中予以考虑。麻醉可消除因术前兴奋和激动而导致的心动过速、血压升高及心排血量增加。如果麻醉前副交感神经活动增强，麻醉可能使心率和血压升高。氟烷和恩氟烷麻醉有助于减少全身动脉血压和心率的增加，使之转变为临床上可以接受的低血压和心率减慢。吸入麻醉药还通过减少心肌氧耗而降低心肌需氧量。

有人提出,异氟烷的冠状动脉(简称冠脉)扩张作用可引起冠脉窃血,而导致心肌局部缺血,所以曾有一段时间,冠状动脉粥样硬化性心脏病(简称冠心病)患者的麻醉中很少应用异氟烷。然而近来有研究发现,如果冠脉灌注压能充分维持,异氟烷麻醉与其他吸入麻醉一样,并没有窃血现象发生。

研究证实异氟烷对人体心肌有保护作用,与动物实验一样,异氟烷的保护作用在它撤离后持续至少15分钟。异氟烷是通过什么途径来保护心肌的?是否与缺血预处理的心肌保护作用相似呢?为了测定异氟烷是否对钾通道产生直接作用,将异氟烷用于人体心房细胞,在3%的浓度时,对格列本脲敏感的钾通道电流没有受到正或负的影响。这些发现提示异氟烷并不直接影响钾通道活性,而是降低钾通道对ATP的敏感性。另一个可能性是异氟烷的保护作用发生在其他部位,如腺苷受体。腺苷A_1受体阻断剂8-环戊基-1,3-二丙基黄嘌呤(DPCPX)能抑制异氟烷的心肌保护作用支持后一理论。Kerstan等的研究发现,在动物实验中,DPCPX部分地抑制异氟烷的心脏保护活性。

二、静脉麻醉药对心血管的影响

静脉麻醉药本身能产生心血管效应,且在麻醉诱导时通过影响自主神经系统、血管运动中枢、外周血管张力和心肌的机械性能引起血流动力学改变。

1. 硫喷妥钠

对心肌的影响主要是通过减少肌原纤维的钙内流而降低心肌收缩力,同时加快心率,心排血指数没有变化或稍有下降,平均动脉压不变或稍下降。早期血流动力学研究证实硫喷妥钠(100~400 mg)明显降低心排血量(24%)和收缩压(10%),因为增加了静脉容量而减少静脉回流。给硫喷妥钠后气管插管有明显的高血压和心率增快,同时应用芬太尼可减少心率的增快。硫喷妥钠减低心排血量的机制有:①直接的负性肌力作用;②因增加静脉容量而减少心室充盈;③暂时降低中枢神经系统输出的交感活性。应用硫喷妥钠引起的心率增快可能是由于刺激心脏的交感神经引起。硫喷妥钠引起的负性肌力作用是由于钙内流减少而致。

2. 咪达唑仑

对循环系统干扰较轻,如对外周阻力及心室收缩功能影响较少,使心肌耗氧量减少等,适用于心功能较差或心脏手术的麻醉。随着苯二氮䓬类药的拮抗剂氟吗泽尼的应用,临床使用中也比较安全。

3. 氯胺酮

通过中枢介导的交感反应兴奋心血管系统。单独给药时,使心率、血压、全身血管阻力、全身和肺动脉压及心肌耗氧量均增加,导致心肌氧供需不平衡。心脏做功增加,尤其是右心室,因为肺血管阻力比全身血管阻力升高明显,因此禁用于右心室储备差的成年患者。氯胺酮产生心血管效应的程度在治疗剂量范围内与剂量无关,无交感性刺激作用,但有负性肌力效应;氯胺酮可维持血压,通常用于急性休克患者,也可给狭窄性心包炎或心脏压塞患者作麻醉诱导。

4. 依托咪酯

对心肌收缩力影响较小,仅使外周血管稍有扩张;不引起组胺释放;在目前常用的静脉麻醉药中依托咪酯对心血管系统影响最小。与其他麻醉药相比，其产生的心肌氧供需平衡最佳。事实上，依托咪酯对冠状循环可能有弱的硝酸甘油样效应。用依托咪酯诱导后，血流动力学不变或变化小，诱导后前负荷和后负荷均未改变，dp/dt_{max} 不变提示心功能未受损害。二尖瓣或主动脉瓣病变患者用依托咪酯诱导麻醉后，全身和肺动脉血压显著降低。血容量过低和心脏压塞或低心排血量患者用依托咪酯比用其他静脉麻醉药对心血管的影响轻。

5. 丙泊酚

许多研究比较了丙泊酚与常用的诱导药物如硫喷妥钠和依托咪酯的血流动力学作用，然而因为麻醉技术不同、麻醉药物剂量不同和监测技术不同，而结果的相互比较较为困难。用丙泊酚静脉诱导（2 mg/kg）和静脉维持 [100 μg/（kg·min）]，动脉收缩压下降 15% ~ 40%，动脉舒张压和平均压也有相同的改变。丙泊酚对心率的影响是可变的。如联合氧化亚氮麻醉使交感神经系统活性增加，心率可能增快。丙泊酚并不破坏控制心率的靶受体反射，而是重新调整反射的平衡，导致在低水平的血压时心率没有改变，可解释尽管平均压下降而心率未下降的现象。有证据表明应用丙泊酚出现剂量依赖性的心肌收缩性下降。Coetzee 等测量动物的局部心肌收缩性，证实丙泊酚血浆浓度和心肌收缩性下降有明显的相关性。许多研究发现，应用丙泊酚后 SVR、心排血指数、每搏输出量和左心室收缩做功有明显下降。与硝普钠相比，丙泊酚输注入清醒患者的肱动脉，尽管前臂血管的丙泊酚浓度达到了治疗浓度，但并没有引起明显血管舒张反应。丙泊酚麻醉对前臂血管阻力和前臂静脉顺应性的作用与阻滞颈胸神经节引起的去交感神经效果一样，所以丙泊酚对外周血管的作用表现为抑制以交感神经兴奋为主的血管收缩。有学者研究丙泊酚对兔肠系膜动脉平滑肌的影响，发现丙泊酚主要是通过抑制钙离子释放和钙离子通过钙通道的流入，从而抑制去甲肾上腺素引起的动脉平滑肌收缩，这些结果也可解释丙泊酚对其他血管平滑肌的作用。

三、阿片类麻醉药对心血管的影响

阿片类药物的血流动力学作用可能与它们对中枢神经系统发出的自主神经的影响有关，特别是迷走神经的作用。吗啡和哌替啶有组胺释放作用，芬太尼类药物不引起组胺释放。阿片类对靶受体反射的抑制引起全身血流动力学反应。芬太尼破坏颈动脉化学感受器反射，这一反射不但能控制呼吸，还是有力的心血管功能调节反射。

所有阿片类药物，除哌替啶外，都引起心动过缓。哌替啶常使心率增快，可能与它和阿托品在结构上相似有关。阿片类诱发心动过缓的机制是刺激迷走神经的作用，用阿托品预处理会减弱这一作用，但不可能全部消除阿片类诱发的心动过缓，特别是用 β 受体阻滞剂的患者。应用阿片类可减少心动过缓的发生率。

1. 吗啡

由于抑制交感神经活性，增强迷走神经张力，常引起低血压。即使小剂量静脉使用也可发生低血压。静脉用麻醉剂量（1 ~ 4 mg/kg）可发生深度的低血压。吗啡的许多血流动力学效应是由于吗啡对血管平滑肌的直接作用和释放组胺的间接作用引起的，用吗啡后发生的低血压并不引起显著的心肌抑制。在心血管手术时，用吗啡麻醉的患者可能发生高血压。麻醉期间的高血压可因轻度或不充分的麻醉、反射机制、兴奋肾素—血管紧张素机制和交感肾上腺的激活等所致。

2. 哌替啶

应用哌替啶后可发生低血压。哌替啶引起血浆组胺显著升高。大多数研究表明哌替啶降低心肌收缩力，甚至在低剂量也可引起动脉血压、外周阻力和心排血量的显著下降。哌替啶常有心动过速，很少造成心动过缓，这可能和其结构与阿托品相似有关。由于其显著的心血管作用，哌替啶不是理想的麻醉用药。

3. 芬太尼类

很少引起血压降低，即使左心室功能较差者也很少出现低血压，与此种阿片类药物不引起血浆组胺变化有关。芬太尼也不引起或很少引起心肌收缩力的变化。在芬太尼家族中，芬太尼对循环功能的影响最小，使用芬太尼后的低血压多与心动过缓有关。芬太尼麻醉时也有突然血压升高的情况，尤其在气管插管或强的手术刺激时发生较多，常与浅麻醉或剂量低出现觉醒有关。芬太尼类药物用于心脏手术的最大优点是对心血管的抑制小。这在麻醉诱导中特别重要，在劈开胸骨和游离主动脉根部时，可有明显的高血压和心率增快，这时就需要应用辅助药物以保持心血管的稳定性。在劈胸骨时，动脉血压升高，外周阻力升高，心排血量反而下降。有关芬太尼麻醉时血流动力学对手术刺激的反应强度报道差异较大，即使相同剂量的芬太尼，不同的学者有不同的结论。有一个重要的影响因素是 β 受体阻滞剂，在行冠状动脉旁路移植术（CABG）的患者，用芬太尼 122 μg/kg，未用 β 受体阻滞剂的患者有86% 发生高血压，而在用 β 受体阻滞剂的患者只有33% 发生高血压。芬太尼和苏芬太尼在诱导期间提供相同的心血管稳定性，而阿芬太尼会引起血流动力学欠稳定和心肌局部缺血。阿芬太尼对刺激引起的交感神经反射和血流动力学反应的抑制效果比芬太尼和苏芬太尼弱。对于心脏瓣膜置换患者，3 种芬太尼类药物均能提供满意的麻醉。但争论仍存在，尤其是用哪一药物麻醉为 CABG 最好选择，但一般认为麻醉技术的选择对 CABG 术后结果并无明显影响。

有学者考虑到静脉应用芬太尼对心血管影响较大，比较了在大手术中硬膜外和静脉应用芬太尼的效果，结果除了硬膜外应用芬太尼的患者心率减慢的发生率较低外，两者血流动力学差异不明显，同样，血糖、皮质醇、尿肾上腺素和去甲肾上腺素也没有差异。

四、肌肉松弛药对心血管的影响

肌肉松弛药可能干扰自主神经功能而产生多种心血管效应。实验证明各种肌肉松弛药如果给予足够大的剂量均可与胆碱能受体相互作用。然而在临床实践中，不良反应一般并不严重，因为肌肉松弛药的 N_1 和 M 性质的剂量—反应曲线与其神经肌肉阻断效应的曲线相隔很远。真正的自主神经反应不因注射速度较慢而减弱，如果分剂量给予，反应则叠加。肌肉松弛药的后续剂量如果与原剂量相同，将产生相似的反应。

许多肌肉松弛药产生心血管效应的另一种机制可能是组胺释放。经静脉途径快速注射大剂量肌肉松弛药时，头颈和上部躯干可出现红斑，并有动脉压短暂下降和心率加快。支气管痉挛极为少见。这些不良反应一般是短期的，可因注射速度较慢而显著减弱。也可采取将 H_1 和 H_2 受体阻断药联合应用的预防疗法。

1. 琥珀胆碱

由于其在神经肌肉接头处的去极化作用，可导致一系列不良反应，如胃内压、眼压和颅内压增高，高钾血症，麻醉后肌痛和恶性高热等。琥珀胆碱可能是唯一直接参与导致心律失常的肌肉松弛药。由于其结构与乙酰胆碱相似，可刺激全部胆碱能受体包括交感或副交感神经节的 M_1 受体和心脏窦房结 M_2 受体，引起窦性心动过缓、交界性心律和从室性期前收缩到心室颤动（简称室颤）的各种室性心律失常。

2. 潘库溴铵

一般无神经节阻滞和组胺释放作用，但有阻滞心脏 M_2 受体作用，可使心率增快和血压升高。在心血管麻醉中，潘库溴铵与大剂量芬太尼合用，可拮抗芬太尼引起的心率减慢，对那些依赖心率维持心排血量的患者是一种较为理想的药物。潘库溴铵和丙米嗪合用时引起心动过速。0.08 mg/kg 的潘库溴铵会产生室性期前收缩和心动过速，如给丙米嗪则有可能发展为室颤。有研究发现接受长期丙米嗪治疗的患者应用潘库溴铵和氟烷麻醉可发生严重的室性心律失常。

3. 哌库溴铵

是长效肌肉松弛药，临床使用剂量能保持心血管功能的稳定。可偶发心率减慢，是由麻醉和手术刺激引起迷走反射间接导致的作用。

4. 阿曲库铵

因其特殊的灭活方式——霍夫曼降解，已成为肝肾疾病和老年患者的首选肌肉松弛药。临床上给阿曲库铵 0.2～0.4 mg/kg 时，一般心率、血压、心排血量和中心静脉压无明显变化，而给 0.6 mg/kg 时可出现剂量相关的组胺释放引起的低血压和心率增快，一般能自行恢复。用组胺 H_1 和 H_2 受体阻断药可预防这一反应。

5. 维库溴铵

是潘库溴铵的衍生物，心血管系统安全系数高，即使应用剂量高达 0.4 mg/kg，也无心血管不良反应，不产生神经节和迷走神经阻滞，不引起组胺释放，适合心脏病患者的手术。但与大剂量芬太尼合用时可发生心动过缓，可用阿托品预防。维库溴铵可抑制缺氧时颈动脉化学感受器的调节功能，因而抑制自发呼吸的恢复。

6. 罗库溴铵

是维库溴铵的衍生物。肌肉松弛作用约为维库溴铵的 1/8～1/5，但起效较快。用罗库溴铵 1.2 mg/kg 和琥珀胆碱 2 mg/kg 可在 45 秒内使 95% 患者达到 90% 的神经肌肉阻滞，有资料表明用罗库溴铵 1.2 mg/kg，可用于快速起效诱导插管。同维库溴铵一样，罗库溴铵不产生心血管不良反应，大剂量时可引起心率增快，可能是迷走神经被阻滞的原因。

7. 顺阿曲库胺

是阿曲库铵的 10 种异构体混合物中的一种，灭活方式也为霍夫曼降解。其神经肌肉阻滞作用与阿曲库铵相同，不产生心血管效果或增加血浆组胺浓度，适合用于危重患者的肌肉松弛。顺阿曲库胺在老年人起效较慢，比年轻人长约 1 分钟。延迟的原因可能是老年人达到生物相平衡较缓慢，但这一不同并不影响恢复时间。

8. 米库氯胺

是短效肌肉松弛药。应用米库氯胺后不拮抗，在成年人残余肌肉松弛作用有发生，而在小儿较少发生，一般 10 分钟就可恢复。大剂量或快速注射可引起组胺释放，导致血压下降、心率增快，多发生在给药后 1～3 分钟，可自行消退。临床上为了达到肌肉松弛药的快速恢复，在长效肌肉松弛药后应用短效肌肉松弛药。可是有学者发现在使用潘库溴铵后，再使用米库氯胺，并不表现为短效肌肉松弛作用。

五、肌肉松弛药拮抗药的心血管作用

有报道称,患者在使用新斯的明和阿托品后可发生心律失常和心搏骤停,所以常使用各种技术来改善安全性,包括过度通气产生轻微的呼吸性碱血症,同时缓慢应用新斯的明和阿托品,维持充足的氧供应等。

应用新斯的明时,同时使用不充分的阿托品和格隆溴铵,可刺激心脏的胆碱能受体(M_2受体)产生心搏骤停。阿托品、新斯的明或两者联合使用与心律失常的关系较为复杂,如倒转的 P 波、文氏现象、房性期前收缩、室性期前收缩和二联律。这些情况也常在改变麻醉浓度、手术刺激、从麻醉中恢复时发生。

接受格隆溴铵和新斯的明的患者比接受阿托品和新斯的明的患者心率改变较小。格隆溴铵和新斯的明、吡斯的明或依酚氯铵合用时可降低心律失常的发生率。用阿托品可能有较高的心律失常发生率,而格隆溴铵阻滞抗胆碱酯酶药的心律失常作用比阿托品有效。

依酚氯铵有两个优点:①起效时间比新斯的明或溴吡斯的明短;②仅需要和新斯的明合用时阿托品的一半剂量来防止依酚氯铵不利的心脏 M_2 受体作用。为了减少心率的改变,起效快的依酚氯铵和阿托品应一起使用,起效慢的新斯的明和格隆溴铵应一起使用。依酚氯铵与新斯的明相比有较少的 M_2 受体作用,它主要的作用机制是突触前。

长期三环类抗抑郁药治疗后使用肌肉松弛药拮抗药可导致心电图异常。长期应用阿米替林的猫,用新斯的明或新斯的明和阿托品联合用于拮抗筒箭毒碱时,可观察到 ST-T 改变和心肌传导改变明显增强,这可能归因于新斯的明对心脏的作用结合三环类抗抑郁药的奎尼丁样作用和对心肌的直接作用。

六、局部麻醉药对心血管的影响

局部麻醉药对心血管的效应,系局部麻醉期间对自主神经通路阻滞的间接作用(例如高位脊髓或硬膜外阻滞),或对心脏或血管平滑肌或心肌传导系统的直接抑制作用。

在心肌细胞 4 相舒张期自动去极化期间,正常时存在着钾渗透力的逐渐下降。这种效应,尤其在心室肌缺血时,可被抗心律失常剂量的利多卡因所减弱或阻断而造成 4 相延长或去极化消失。更高剂量的利多卡因使 0 相去极化减慢,这种效应是由于钠传导的抑制。

正常心电图很少受一般抗心律失常剂量利多卡因的影响,中毒剂量的利多卡因可减慢心内传导,心电图表现为 P-R 间期和 QRS 持续时间延长和窦性心动过缓,所有这些均反映出心肌自律性降低。其他局部麻醉药也已证实具有抗心律失常的效应。

相对的心血管毒性与各种药物固有的麻醉效能一般成比例。此外,心血管系统对局部麻醉药可能的毒性效应抗拒力更强。普鲁卡因引起心血管毒性的剂量比中枢神经系统毒性剂量大 3.7 ~ 4.4 倍。已有若干普鲁卡因引起快速而深度心血管虚脱病例的报道。

1. 利多卡因

临床应用证明它对各种室性心律失常均有迅速而显著的疗效,能改善梗死区心肌的局部供血,故用于心肌梗死急性期防止发生室颤的疗效更好,是室性心律失常的首选药物。

利多卡因直接抑制希—浦系统的钠离子内流和促进钾离子外流,对其他心肌组织及自主神经无影响。利多卡因能降低浦肯野纤维的自律性和提高心室肌的致颤阈。在治疗浓度,它对希—浦系统的传导速度无影响,但在心肌缺血部位,因细胞外钾离子浓度升高而血液偏酸性，使利多卡因减慢传导作用明显增强。在高浓度时，可抑制钠离子内流，降低动作电位 0 相上升速率而减慢传导。

2. 丁哌卡因

一般局部麻醉药中枢神经系统毒性表现多先于心脏毒性，而丁哌卡因则相反。①产生不可逆性心血管毒性与中枢神经系统毒性（惊厥）间局部麻醉药剂量之比（CC/CNS），丁哌卡因要比利多卡因低。动物实验表明利多卡因 CC/CNS 为 7.1 ± 1.1，即相当于 7 倍的惊厥剂量才引起不可逆的心血管毒性，丁哌卡因则为 3.7 ± 0.55。②血管内误入过量的丁哌卡因能引起室性心律失常与致死性室颤，利多卡因则不会。③妊娠患者对丁哌卡因的心脏毒性更为敏感。④丁哌卡因引起的心血管意外，复苏困难。⑤酸中毒和缺氧可显著强化丁哌卡因的心脏毒性。

3. 罗哌卡因

其化学结构与丁哌卡因相似，但脂溶性小于丁哌卡因，神经阻滞效能小于丁哌卡因。对心脏兴奋和传导抑制均弱于丁哌卡因。

此外，麻醉药物、麻醉深度、通气方式、手术刺激、PCO_2 的变化、麻醉药物对神经调节功能的干扰和麻醉状态下血管张力的改变都直接或间接影响心血管系统功能，所以应对麻醉期间循环功能变化有足够的认识，注意病情的转化，以保证针对性治疗。

七、心肌缺血预适应的研究

心肌缺血预适应（IPC）是指心肌在受到短暂缺血缺氧、热休克或给特定药物后产生的对随后的致死性的缺血缺氧损害的抵抗力。IPC 的效应主要表现为：减少持续的缺血再灌注时的心肌梗死面积，显著改善再灌注后心室尤其是左心室功能的恢复，并减少缺血急性期的心律失常；降低心肌能量代谢率，或者在再灌注期增加已耗竭的 Krebs 循环的糖的供应，以使心肌获得能量维持收缩功能。

1. IPC 的触发物质

从 IPC 的触发到产生效应的整个信号传导过程大致分以下 3 个环节：受刺激后机体产生内源性的触发物质；触发物质通过膜受体将信号转导到蛋白激酶；蛋白激酶作用于效应器，产生对抗缺血缺氧的保护作用。IPC 内源性触发物质主要有以下 8 种。

（1）腺苷：是心肌代谢产物，内源性扩血管剂，作用机制是与膜腺苷受体（主要是 A_1 受体）结合，通过 G 蛋白偶联激活磷脂酶 C，后者经过一系列顺序激活蛋白激酶 C（PKC）和胞膜钙通道，信号最终传递至效应器——线粒体的 K^+-ATP 通道。腺苷受体拮抗剂可阻断 IPC 的形成。

（2）类阿片肽：近年来阿片肽在介导 IPC 中的作用逐渐得到重视。主要激活 G 蛋白，后者激活 PKC，PKC 又可激活线粒体的 ATP 敏感的钾通道。IPC 的保护作用如缓解心绞痛、减小梗死面积等在给予阿片类药物后即刻出现，并且在 24 小时后再现。其缓解心绞痛作用不依赖于其镇痛效应。非特异性拮抗剂纳洛酮以及 δ 受体拮抗剂可抑制 IPC。

（3）一氧化氮（NO）：IPC 的延迟效应与 NO 水平中度升高有关。NO 激活鸟苷酸环化酶使 cGMP 增多，后者激活磷酸二酯酶（PDE）使 cAMP 水平下降而产生一系列效应。单磷脂 A（MLA）诱发的心肌延迟性保护作用依赖于诱生型一氧化氮合成酶（iNOS），给拮抗剂 S-methylisothiourea（3 mg/kg）可消除 MLA 的作用，在 iNOS 基因敲除的动物，MLA 根本不能发挥心肌保护作用，因此 NO 被认为在 MLA 药物预适应中起到了枢纽作用。如果 NO 产生过多，导致氧自由基大量产生则可能介导细胞损伤。

（4）肾上腺素：一般认为在 IPC 的细胞外信号转导中肾上腺素的 A_1 和 A_3 受体与抑制性的 G 蛋白偶联，通过作用于腺苷酸环化酶（AC）产生心肌保护作用（A_1 和 A_3 受体在心室肌和血管平滑肌呈优势分布）。A_2 受体则与 G 蛋白偶联而产生扩血管作用（A_2 受体在血管平滑肌呈优势分布）。肾上腺素受体激动药诱导 IPC 的研究已经开始，但目前还处于初期阶段。

（5）血管紧张素转化酶（ACE）：ACE 抑制药通过减少缓激肽的降解可以增加其在局部的水平，从而增强缓激肽诱导的 IPC，这种作用出现在缺血 24 小时后，表现为心肌梗死面积显著减小。

（6）降钙素基因相关肽（CGRP）：长时间的缺血再灌注后心肌可产生大量的肌酸激酶和肿瘤坏死因子 α（TNF-α），预给 CGRP 诱导 IPC 后心肌组织中的肌酸激酶和 TNF-α 的含量显著减少，心功能显著改善。另有报道 CGRP 在 IPC 时的升高与年龄相关，老龄患者相应的保护作用减弱。

（7）激肽：心脏有独立的激肽系统，在缺血期间释放激肽，具有保护心肌的作用。外源性激肽可模拟 IPC。其具体的信号转导途径可能通过 NO 通路介导心肌保护，其最重要的通路可能是通过 PKC 途径：激肽受体偶联 G 蛋白，后者激活磷脂酶 C（PLC）分解 PIP_2 为 IP_3 和 DG，前者使胞内钙离子增加，后者则激活 PKC，产生生物学效应。

（8）热休克蛋白（HSPs）：在心肌缺血/再灌注和缺血预适应的延迟相 HSP72 都是心肌自我保护系统中的重要一员。HSPs 的过度表达激活了 5′-外核苷酸酶，后者是合成腺苷的关键酶。因此 HSPs 的延迟性保护作用可能有赖于 5′-外核苷酸酶的作用，给酶抑制剂 α，β-亚甲基腺苷二磷酸可明显降低 IPC 的保护作用。

2. IPC 的效应器

触发物质通过胞内信号传导激活蛋白激酶系统，后者使得磷酸化过程激活。早年的研究以为 IPC 的最终效应器在胞膜的 ATP 敏感的 K^+ 通道（K^+-ATP），通过胞外钾离子的内流使动作电位时程（APT）缩短，引起 Ca^{2+} 内流而产生作用。但最近几乎所有的目光都集中在线粒体的 K^+-ATP 通道上。其结构上是属于内向整流 K^+ 通道家族和磺脲类药物受体。受体蛋白上有 2 个 ATP 结合位点，当组织缺氧，ATP 浓度降低至某一临界值时线粒体上的 K^+-ATP 通道开放，钾离子内流，有助于重建线粒体内的电化学梯度，增强电子传递链和氧化磷酸化作用。二氮嗪是一类选择性的 K^+-ATP 通道开放剂，对线粒体上的 K^+-ATP 通道作用强大，而对细胞膜的 K^+-ATP 通道作用微弱，可模拟 IPC，它的作用可被线粒体的 K^+-ATP 通道阻断药格列本脲或 5-OH-葵酸盐（5-HD）取消，而不能被细胞膜的 K^+-ATP 通道阻断药 HMR1883 阻断。

3. 药物性诱发 IPC

已见报道的诱发策略大致可分为药物性 IPC 和非药物性 IPC 两类。药物性诱发主要如下。

（1）作用于信号通路的药物：基于上述的机制，分别有学者提出了使用腺苷、阿片受体激动药、单磷脂 A、肾上腺素、血管紧张素转化酶抑制药（ACEI）、PKC 激动药等作为药物性 IPC 的诱导剂。还有人提出短暂的无钙灌流也可诱发出 IPC。实际上都是作用于不同的信号传导环节而发挥心肌保护作用。

（2）作用于效应器的药物：线粒体的 K^+-ATP 通道开放剂目前备受关注。尼可地尔作用于 ATP 敏感的 K^+ 通道，属于硝酸盐类药物，可提高缺血心肌心室壁的运动，具有明显的心肌保护效应。其主要的不良反应是头痛，以小剂量开始则可避免之。临床上在行经皮腔内冠脉成形术（PTCA）时静脉内给予尼可地尔可产生药物性 IPC 的作用，明显限制心肌梗死的面积。

（3）其他可模拟 IPC 的药物：硝酸甘油被报道预先应用于冠状血管成形术可以模拟 IPC，在硝酸甘油应用 24 小时后可发挥类似多次短暂缺血所致的 IPC 作用，即延迟性保护效应。因此预防性使用硝酸盐是保护缺血性心肌的一条新途径。

（4）吸入麻醉药：体外循环冠状血管手术中，在心脏停搏前吸入 0.5% ~ 2.0% 的恩氟烷，然后在体外循环前、后分别评估心脏压力—面积曲线，协方差分析结果显示其心肌保护作用非常显著（$P = 0.002$）。有关异氟烷、七氟烷、地氟烷的类似报道也分别提示能够使心肌产生预适应效应。

4. 非药物性诱发 IPC

（1）多次反复的缺血再灌注：早在 1986 年就有报道，4 次 5 分钟的左旋支缺血可提高对后续 40 分钟的心肌缺血的耐受。此法已经成为研究缺血预适应常用的经典实验诱导方法。

（2）短期重复运动：心绞痛患者在行走中出现心绞痛，但继续行走疼痛反而减轻，此现象被称为"预热"。临床上采用重复运动试验发现首次运动 10 分钟后第二次重复运动时心绞痛发生率明显降低，潜伏期延长，ST 段压低程度减小且持续时间缩短。短期锻炼可诱发心肌对抗缺血再灌注损伤的保护作用，这种作用不依赖于 HSP 的升高，但可见到相应的 MnSOD（含 Mn^{2+} 的超氧化物歧化酶）活性升高，提示脂质过氧化水平较低，因此锻炼相关性心肌保护可能部分依赖于内源性抗氧化的防御机制。

（3）远隔器官心肌预适应：一过性的肾脏或肠缺血也可诱发心肌的 IPC，这种远隔器官诱发的心肌缺血预适应又称为器官间缺血预适应。实际上由于心脏的缺血再灌注后导致远隔器官如大脑损伤的发生率也是很高的。有学者做了这样的研究：先阻断肠系膜上动脉 30 分钟，24 小时后持续阻断冠脉 30 分钟，再灌注 180 分钟，发现心肌梗死面积比假手术组（未行肠缺血术）显著减少（$P < 0.01$）。此过程可能由诱生型 NOS（iNOS）介导。这种预适应的重要临床意义在于：对于那些不同病因（严重创伤、血流动力异常、阻塞性疾病等）引起的肠缺血再灌注的患者，在随后可能发生的心肌缺血治疗中有一个更长的治疗时机，以挽救缺血的心肌。

通过对上述有关 IPC 机制和诱发策略的分析，可以看出实际上有多种策略可供选择，有些方法在临床上已初见效果。尽管如此，对外源性诱发 IPC 的临床应用仍应持谨慎的欢迎态度。前期的机制研究是令人鼓舞的，展示的前景也是诱人的，但使用直接的外推法将实验室的结果应用于临床应避免。对当前的研究成果进行实事求是的评价是很重要的，应避免对其寄予不切实际的期望。另外还应该通过改良的试验设计来开发这种功能强大的预适应现象的巨大潜力。

（康永建）

第二节　缺血性心脏病的麻醉

缺血性心脏病指心肌相对或绝对缺血而引起的心脏病，其中约90%因冠状动脉粥样硬化引起；约10%为其他原因如冠状动脉痉挛、冠状动静脉瘘、冠状动脉瘤、冠状动脉炎等引起。因冠状动脉粥样硬化及冠状动脉痉挛引起的缺血性心脏病，简称冠心病。我国40岁以上人群的患病率为5%～10%。缺血性心脏病的临床表现类型包括心绞痛、心肌梗死、心源性猝死及充血性心力衰竭。

一、心脏代谢的特点

1. 心脏耗氧量

居全身各脏器之首，静息时可达7～9 mL/（100 g·min），因此在正常情况下，心肌从冠状动脉血流中的氧摄取量高达65%～75%，心肌氧储备量很低。当心肌氧耗量增加时，必须通过扩大冠状动脉管腔，增加冠状动脉血流量才能满足耗氧量增加的需求。

2. 冠状动脉的血流量

主要依赖于3个因素：冠状动脉管腔的大小、冠状动脉灌注压（体循环舒张压）的高低以及舒张期的时限。正常的冠状动脉具有一定的自主调节功能，当冠状动脉灌注压在60～180 mmHg时，冠状动脉能够通过自主调节管腔的大小来维持正常的冠状动脉血流量。然而当冠状动脉灌注压低于60 mmHg时，冠状动脉的管腔达到最大的舒张状态依然无法满足心肌的氧耗量，患者会出现心肌缺血的表现。但对于冠心病的患者，由于冠状动脉动脉粥样硬化斑块形成、管腔狭窄，冠状动脉失去了自主代偿的功能。冠状动脉狭窄50%～70%为中度狭窄，患者在运动状态下可能出现心肌供血不足的表现，而冠状动脉狭窄70%以上为重度狭窄，患者在静息状态下即可能出现心肌供血不足的表现。冠状动脉循环的另一特点是心脏收缩期由于心肌毛细血管受挤压，冠状动脉循环血流量反而减少，因此冠状动脉的灌注主要发生在心脏舒张期。当心率增快，心脏舒张期缩短时可能发生冠状动脉灌注不足和心肌缺血。

3. 影响冠状动脉氧供的因素

冠状动脉痉挛，粥样硬化斑块破裂，血栓形成，心动过速导致心脏舒张期缩短，低氧血症导致冠状动脉含氧量下降，体循环舒张压降低导致冠状动脉灌注压不足，心肌肥厚导致心肌内毛细血管和心肌细胞的比例降低等，都会影响冠状动脉氧供。增加心肌耗氧的因素有：①心率加快；②心肌收缩力增强；③心室壁收缩期或舒张期张力增加。

二、术前评估

对于拟行冠状动脉搭桥手术的患者，除了术前常规脏器功能评估外，还需要通过详细询问病史、细致体格检查及实验室检查对患者的心脏情况进行充分的评估。

1. 评估冠状动脉粥样硬化的严重程度

特别要注意患者是否存在严重的左冠状动脉动脉主干病变或等位病变，是否存在左冠状动脉前降支近端或三支病变等高危因素。

2. 临床心功能评估

血管造影术或超声心动图等检查可以评估左心室的收缩功能。临床心功能评估可按照纽约心脏病协会的心功能分级：Ⅰ级（体力活动不受限，一般活动无症状）；Ⅱ级（一般活动引起疲劳、心悸、呼吸困难或心绞痛；休息时感觉舒适）；Ⅲ级（轻度活动即感心悸、呼吸困难、心绞痛，休息后缓解）；Ⅳ级（休息时也有症状或心绞痛）。成人正常左心室射血分数（LVEF）为60%±7%。一般认为LVEF＜50%即为心功能下降。心肌梗死患者若无心力衰竭，LVEF多在40%～50%；如果出现症状，LVEF多在25%～40%；如果在休息时也有症状，LVEF可能＜25%。LVEF可通过左心室导管心室造影获得，也可通过超声心动图、核素心脏显像获得。LVEF正常或大于50%时，患者术后发生低心排综合征的危险度低，而LVEF为25%～50%的患者具有中危险度，LVEF低于25%的患者具有高危险度。

3. 评估患者是否存在急性冠状动脉综合征

明显的充血性心力衰竭、严重心律失常以及瓣膜疾病等是严重影响围手术期生存率的因素。存在上述并发症的患者，围手术期发生心肌梗死、恶性心律失常、心源性休克等风险很高。

影响手术效果的危险因素如下：①年龄大于75岁；②女性，冠状动脉细小，吻合困难，影响通畅率；③肥胖；④LVEF＜40%；⑤左冠状动脉主干狭窄＞90%；⑥术前为不稳定性心绞痛，心力衰竭；⑦并发瓣膜病、颈动脉病、高血压、糖尿病、肾及肺疾病；⑧心肌梗死后7日内手术；⑨PTCA后急症手术；⑩再次搭桥手术，或同期施行其他手术。

三、术前准备

1. 冠心病二级预防用药

包括降血压药、降血脂药、控制心率的β受体阻滞剂均口服至手术当日晨，小口水送服；抗血小板药物是否停药及是否使用抗凝治疗需根据患者冠状动脉病变的严重情况和外科医师的要求进行个体化决策；对于病情不稳定继续服用阿司匹林、氯吡格雷等抗血小板药物的患者，术前需备血小板以防因血小板功能不全导致术中止血困难。

2. 对于冠心病患者

特别是存在急性冠状动脉综合征的患者，术前应采取各种措施来缓解患者紧张、焦虑的情绪，包括精神安慰和镇静、镇痛药物的使用；但对于并发心力衰竭或肺部疾病的患者，术前使用镇痛、镇静药物时需注意药物的用量，并加强监测。

3. 对于存在心力衰竭的患者

术前应采取强心利尿等治疗纠正心力衰竭症状。

4. 术前准备过程

需监测并纠正电解质紊乱，尤其需避免低钾血症和低镁血症。

5. 营养状况较差的患者

需加强营养支持治疗，纠正低蛋白血症和贫血。

6. 对于高血压和糖尿病患者

需调整降压药和降糖药的用量，使术前血压、血糖控制平稳。

同时麻醉医师应特别关注心电图上或病史中的异常心律，例如心房颤动或其他室上性心动过速（可能导致血流动力学不稳定或增加栓塞性神经并发症的发生）、左束支传导阻滞、

PR 间期延长（可能发展为心脏传导阻滞）及完全性心脏阻滞（可能已经安置了起搏器）。应充分了解目前的抗心律失常治疗方法，麻醉前准备好相应的抗心律失常药物。

四、麻醉要点

1. 麻醉监测

标准的常规监测包括有创动脉血压监测（通常采用桡动脉）、中心静脉压监测、五导联心电图监测、血氧饱和度监测、鼻温和肛温监测、术中动脉血气分析、ACT 监测等。麻醉深度监测包括 BIS 和 Narcotrend。对于存在肺动脉高压或右心室功能不全的患者可采用肺动脉导管监测，有条件的机构还可采用 TEE 和 PiCCO 等检查来监测术中的血流动力学指标，指导术中补液及血管活性药物的使用。同时 TEE 还能够早期发现心肌缺血的部位和范围，指导外科手术方案，评估心脏瓣膜功能。复杂的神经系统功能监测包括术中脑电图监测、多普勒脑血流图及脑氧监测等，但这些监测手段的使用与神经系统症状的改善并无直接相关性。

2. 麻醉方法及药物的选择

患者进入手术室后先建立心电图、血氧饱和度、无创袖带血压监测，镇静吸氧，开放 1 ~ 2 条 14G 的外周静脉通道，并在局部麻醉下建立桡动脉有创监测。对于存在左冠状动脉主干严重病变或心功能不全的患者，需在麻醉诱导前放置主动脉球囊反搏装置。

目前仍没有确切证据证实某一种麻醉药物明显优于其他药物。所以无论采用七氟醚、异氟醚还是以丙泊酚为基础的静脉麻醉，只要血流动力学控制平稳都能够取得满意的麻醉效果。传统的心血管手术主要依赖于大剂量阿片类药物的使用，但大剂量应用长效阿片类药物会使患者术后麻醉苏醒缓慢，拔管延迟，术后并发症和医疗费用明显增加。目前的临床实践已经证实，使用中小剂量阿片类药物能够达到和大剂量阿片类药物相同的血流动力学效果。

3. 术中注意事项

手术开始后外科医师先取大隐静脉，此过程手术疼痛刺激较小，因此麻醉深度不宜过深，否则容易导致严重的心动过缓和低血压。如果同时取乳内动脉，劈胸骨的疼痛刺激较强烈，需达到足够的镇痛和麻醉深度，以避免心动过速和高血压导致心肌缺血。外科医师取乳内动脉时应将手术床升高并稍向左侧倾斜以便于操作；同时采用小潮气量、高通气频率的方式以减少胸膜膨胀对术野的干扰。

4. 体外循环

体外循环前需要对患者进行肝素化，肝素的剂量通常为 3 mg/kg，ACT 需大于 480 秒。同时要追加镇痛和肌肉松弛药，以弥补体外循环后药物分布容积增大及体外循环机器黏附造成的药物浓度降低。在主动脉插管前，采用 TEE 评估升主动脉或主动脉弓部有无钙化或游离粥样斑块，并确定它们的具体位置以指导插管的位置。主动脉插管时需适当降低血压，收缩压小于 110 mmHg，对于动脉粥样硬化严重的患者收缩压甚至要降得更低。在动静脉插管期间，由于容量丢失、心脏受压等因素，患者极易发生严重低血压、恶性心律失常等并发症，麻醉医师应密切关注患者的血流动力学情况，随时提醒外科医师。体外循环开始后停止机械通气，采用静态膨肺的方法减少术后肺不张的发生率；定期检查颈静脉压力，查看患者的颜面部有无水肿，及时发现由于颈静脉梗阻导致的颜面静脉回流障碍；体外循环期间可以采用单次推注苯二氮䓬类药物或持续泵注丙泊酚，定期追加阿片类药物和肌肉松弛药物来维持麻醉深度。体外循环期间由于药物分布容积扩大、体外循环机器管壁对药物的黏附作用、机体温度降低导致药物代谢减慢等各种因素的影响，麻醉药物的药代动力学无法按照常规方法进行计算，因此术中加强麻醉深度监测对于避免麻醉过浅和术中知晓极为重要。

5. 心脏复跳前的准备

复查动脉血气分析，确保酸碱平衡及电解质在正常范围内，血细胞比容大于 20%；肛温恢复至 35℃ 以上；压力换能器重新调零；各种监护仪工作正常；准备好可能用到的各种血管活性药物，如硝酸甘油、肾上腺素、去甲肾上腺素、胺碘酮等。

6. 体外循环停机前注意事项

复温完全，肛温大于 36℃；电解质在正常范围内，血红蛋白大于 9 g/dL；TEE 检查示心腔内没有大量的气泡；容量基本正常，在使用或者未使用血管活性药物的情况下，心肌收缩力基本良好；无论是起搏心律还是自主心律，要求没有恶性心律失常；血流动力学基本平稳的情况下可以考虑脱离体外循环。体外循环停机后，给鱼精蛋白拮抗体内的残余肝素。鱼精蛋白和肝素之比为 (0.8：1)～(1.0：1)，之后根据 ACT 的情况决定是否追加鱼精蛋白。

7. 体外循环后麻醉管理

需要避免容量过负荷，避免左心室室壁张力过高导致心肌耗氧量增加；维持冠状动脉灌注压，对于术前存在心功能不全的患者，可能需使用正性肌力药物及缩血管药物来维持血压，部分患者甚至需要主动脉内球囊反搏来维持冠状动脉灌注压；避免过度通气、麻醉过浅等因素导致的冠状动脉痉挛，尤其是对于搭动脉桥的患者需泵注硝酸甘油或钙通道拮抗剂类药物以防止冠状动脉痉挛；输注机血时需适当补充鱼精蛋白，但要避免鱼精蛋白过量导致桥血管血栓形成。

8. 冠状动脉搭桥手术中外科和技术性缺血并发症

（1）移植物近端或远端吻合不佳。

（2）失误导致冠状动脉后壁切口而形成冠状动脉夹层。

（3）冠状动脉缝闭。

（4）静脉移植物长度不够使血管在心脏充盈时受到牵拉。

（5）静脉移植物过长导致静脉扭结。

（6）静脉移植物血栓形成。

缺血的其他原因包括：①冠状动脉气体栓塞或粥样斑块碎片栓塞；②冠状动脉痉挛；③肺过度充气导致静脉移植物牵拉或乳内动脉血流阻塞。心脏停搏液残留、室壁瘤或心包炎可能导致在没有真正缺血的情况下出现 ST 段抬高。

9. 心肌缺血监测

心电图仍然是监测心肌缺血的标准方法。心脏手术患者使用的监护仪应能够同时查看两个导联的心电图，通常是 II 导联和 V_5 导联，能同时自动分析 ST 段者更优。但对于心肌缺血的监测，心电图改变的敏感性低于 TEE 监测到的局部室壁运动异常。因此，在血管重建手术中可以采用 TEE 来动态观察心腔半径的缩短和心室壁厚度的增加，用以评价局部心肌是否存在缺血的情况。与其他方法相比，TEE 通常可以提供更好的信息，这对脱离体外循环后患者的评估具有重要价值。

五、术后注意事项

1. 保证氧供

（1）维持血压和心脏收缩功能，必要时辅用小剂量血管活性药物。同时保证足够的血容量，使 CVP 维持在满意的水平。应用小剂量硝酸甘油，防止冠状动脉痉挛，扩张外周血管。

（2）维持血红蛋白浓度，桥血管通畅的患者维持 8 g/dL 即可满足心肌氧摄取率、混合静脉血氧张力及冠状窦氧张力。但对于心功能不全、年龄 >65 岁或术后出现并发症导致机体氧耗量增加时，血红蛋白浓度应维持 10 g/dL 或更高。

（3）维持血气及酸碱度正常，充分给氧。积极治疗酸中毒、糖尿病及呼吸功能不全。

2. 减少氧耗

（1）保持麻醉苏醒期平稳，避免术后过早减浅麻醉，应用镇静、镇痛药以平稳过渡到苏醒期。

（2）预防高血压和心动过速，必要时使用 α 受体阻滞剂（压宁定）、β 受体阻滞剂（美托洛尔）、钙通道拮抗剂等药物。如果仍出现血压升高，试用小剂量硝普钠，但应注意术后患者对硝普钠较敏感，需慎重掌握剂量。控制心率，避免心动过速导致心肌缺血。

3. 早期发现心肌梗死

冠状动脉搭桥患者围手术期心肌缺血的发生率为 36.9% ~55%，其中 6.3% ~6.9% 发生心肌梗死。临床上小范围的心肌梗死往往不易被发现；大范围心肌梗死则可引起低心排综合征或恶性心律失常，其中并发心源性休克者为 15% ~20%，病死率高达 80% ~90%；并发心力衰竭者为 20% ~40%。早期发现心肌梗死具有重要价值，其诊断依据有：①主诉心绞痛；不明原因的心率增快和血压下降；②心电图出现 ST 段及 T 波改变，或心肌梗死表现；③心肌肌钙蛋白（cTnI）、CK-MB、肌红蛋白（Myo）有重要的诊断价值。

4. 防治心律失常

心律失常可加重血流动力学紊乱，使心肌氧耗量增加，氧供减少，易导致心肌及体循环灌注不足。因此术后及时纠正心律失常对于维持患者血流动力学平稳，减少术后并发症极为重要。当患者发生心律失常时，首先要去除心律失常的诱发因素，例如电解质紊乱、酸碱失衡、缺氧、CO_2 蓄积、疼痛刺激、情绪紧张等。去除诱因后若心律失常仍持续存在，则根据患者心律失常的类型选用合适的抗心律失常药物。搭桥手术后器质性的心律失常通常为室性心律失常，可以选用胺碘酮治疗，先给负荷剂量 150 mg 在 10 分钟内缓慢注射，然后以 1 mg/min 速度持续输注 6 小时，再以 0.5 mg/min 的速度输注 18 小时进行维持。

5. 术后镇痛

心脏手术后伤口疼痛不仅会增加患者的痛苦，还有可能引起机体一系列的病理生理改变。例如：①患者取强迫体位，不敢呼吸，肺通气量下降，导致低氧血症和 CO_2 蓄积；②患者不能有效咳嗽排痰，易诱发肺不张和肺炎；③患者焦虑、烦躁、睡眠不佳，可使体内儿茶酚胺、醛固酮、皮质醇、肾素—血管紧张素系统分泌增多，从而导致高血压、心动过速、心肌耗氧量增加，引起心肌缺血；④引起交感神经兴奋，使胃肠功能受到抑制，引发腹胀、恶心、尿潴留等。综上所述，对于冠状动脉搭桥手术后的患者施行有效镇痛具有重要意义。

（康永建）

第三节 瓣膜病的麻醉

心脏瓣膜病是指由于炎症性、先天性、老年退行性、缺血性坏死或创伤等原因引起瓣膜的结构（如瓣叶、瓣环、腱索或乳头肌）或功能异常，从而导致瓣口狭窄和（或）关闭不全。心室或动脉根部严重扩张也可引起相应瓣膜的相对性关闭不全。

目前我国的心脏瓣膜疾病以风湿性瓣膜病最为常见。在 20~40 岁的心脏瓣膜病患者中，约 70% 的患者为风湿性心脏病。成人风湿性心脏病中，1/3~1/2 病例可无明显风湿病史。风湿性瓣膜病以累及左心瓣膜为多见，其中单独二尖瓣病变约占 70%，二尖瓣并发主动脉瓣病变约占 25%，单独主动脉瓣病变占 2%~3%。

风湿性心脏病的发病率在逐年下降，而随着诊疗技术及外科技术的提高，感染性心内膜炎、白塞病、梅毒以及马方综合征等原因导致的瓣膜病变比例逐年增加。因此心脏瓣膜置换术仍然是心脏手术十分重要的组成部分。熟练掌握心脏瓣膜疾病的特点及其麻醉处理原则是心血管麻醉医师的基本技能之一。

一、瓣膜病分类

1. 二尖瓣狭窄

正常二尖瓣瓣口面积为 4~6 cm^2，瓣口长径为 3~3.5 cm。二尖瓣狭窄几乎都继发于风湿性心脏病。风湿性瓣膜病的病变过程较长，患者通常在风湿热后 10~20 年甚至更长时间后才出现症状。自然病程是一个缓慢的进行性衰退的过程，首先是劳力性呼吸困难，然后发展为静息性呼吸困难，夜间阵发性呼吸困难，同时可伴有疲劳、心悸、咳血，以及扩大的心房和增粗的肺动脉压迫喉返神经引起声嘶等。随着二尖瓣狭窄病程的延长，左心房逐渐瘀血扩大，左心房壁纤维化及心房肌束排列紊乱，导致传导异常，可并发心房纤颤。心房颤动使左心室充盈进一步受限，患者的症状进一步加重；同时增大的心房内形成湍流，易导致血栓形成。血栓脱落可导致体循环栓塞的症状。

随着风湿性瓣膜病病程的进展，二尖瓣狭窄的严重程度可根据瓣口面积的大小分为轻度、中度和重度。①轻度二尖瓣狭窄：瓣口面积达到 1.5~2.5 cm^2，此时中度运动可引起呼吸困难，患者处于无症状的生理代偿期。②中度二尖瓣狭窄：瓣口面积达到 1.0~1.5 cm^2，轻中度的活动即可引起呼吸困难等症状。此时，由左心房收缩引起的心室充盈量占左心室总充盈量的 30%，因此心房颤动或其他原因（如甲亢、妊娠、贫血或发热等）引起的高心排血量状态均可引起严重的充血性心力衰竭。同时左心房压力逐渐升高，肺循环瘀血，肺动脉收缩，肺动脉内膜增生，肺动脉中层肥厚，最终造成慢性肺动脉高压，右心功能不全。③重度二尖瓣狭窄：瓣口面积 <1.0 cm^2，患者在静息状态下即可出现呼吸困难等症状。此时患者左心房压力明显升高，休息状态下出现充血性心力衰竭的表现，同时心排量明显降低，可出现心源性休克。慢性肺动脉高压使右心室扩大，室间隔受压左移使左心室容积进一步减小；右心扩大可致三尖瓣相对关闭不全，出现三尖瓣反流，右心负荷进一步加重，进而出现右心功能不全，引起体循环瘀血症状。

2. 二尖瓣关闭不全

二尖瓣关闭不全根据病程的长短可分为急性二尖瓣关闭不全和慢性二尖瓣关闭不全。

①急性二尖瓣关闭不全的常见病因包括心肌缺血导致的乳头肌功能不全或腱索断裂，感染性心内膜炎导致的瓣膜损伤等。急性二尖瓣关闭不全患者由于病程进展较快，短时间内左心房压力明显升高可致肺瘀血水肿。左心室容量超负荷使左心室舒张末压增高，代偿性交感兴奋使心率增快，外周阻力增加，这两者可增加心肌的氧耗量，加重心肌缺血；②慢性二尖瓣关闭不全的常见病因是风湿性心脏病，但风湿性二尖瓣关闭不全很少单独发生，通常并发有二尖瓣狭窄。风湿性二尖瓣关闭不全的发病也是一个缓慢而无症状的过程。患者在患病后的20～40年内可以很好地耐受疾病，而没有临床不适主诉。但患者一旦出现明显的疲劳、呼吸困难或端坐呼吸等症状，则预示着疾病已进入晚期，未经诊治的患者可在5年内死亡。根据反流的程度和患者的症状，慢性二尖瓣关闭不全又可分为轻度、中度和重度。①轻度二尖瓣关闭不全为无症状的生理性代偿状态。在这个阶段，随着病程的进展，左心室发生偏心性肥厚，左心室腔逐渐扩大。尽管左心室舒张末容积显著增加，但由于左心室扩大，左心室舒张末压基本维持在正常水平。左心室总每搏量的增加补偿了反流每搏量，因此前向每搏量也基本保持在正常水平。另外左心房体积增大，左心房内压接近正常水平，肺动脉压力也基本在正常范围内。但多数患者最终会出现心房颤动。②中度二尖瓣关闭不全为有症状的损害。持续增大的左心系统使二尖瓣瓣环进一步扩张而致反流量继续增大。此时左心室扩大和肥厚已无法代偿反流量导致的前向心排量减少，患者可出现疲劳、全身虚弱等心力衰竭症状。一旦反流分数超过60%，患者将发生充血性心力衰竭。二尖瓣关闭不全患者LVEF通常较高，如果此类患者的LVEF值小于等于50%，则提示患者存在明显的左心室收缩功能不全。③重度二尖瓣关闭不全为终末衰竭期。重度的二尖瓣反流可使左心房压明显升高，引起肺动脉高压，最终导致右心衰竭；持续而严重的前向心排血量损害可致心源性休克；左心室长期扩大、劳损致收缩功能不全，心肌纤维化，可引发心律失常，加重心源性休克。左心室功能持续恶化的患者，即使瓣膜手术后左心室功能也很难恢复。

3. 主动脉瓣狭窄

正常主动脉瓣口面积3～4 cm²。主动脉瓣狭窄的常见原因包括风湿性心脏病、先天二瓣畸形或老年退行性变等。风湿性主动脉瓣狭窄患者通常伴有关闭不全，患者可出现心绞痛、晕厥、充血性心力衰竭、猝死等临床表现。根据瓣口面积和患者的症状主动脉瓣狭窄也可分为轻度、中度和重度。①轻度为无症状的生理代偿期。患者的左心室收缩压增加，可高达300 mmHg，从而使主动脉收缩压和每搏量保持相对正常。但由于左心室射血阻力增加，左心室后负荷加大，舒张期充盈量增加，心肌纤维伸展、肥大、增粗呈向心性肥厚。此期，左心室舒张末压增高提示左心室舒张功能下降，顺应性降低。②中度为有症状的损害。当瓣口面积达到0.7～0.9 cm²时，可出现心脏扩大和心室肥厚，左心室舒张末容积和压力升高。但心室肥厚的同时，心肌毛细血管数量并不相应增加。左心室壁内小血管受到高室压及肥厚心肌纤维的挤压，血流量减少；左心室收缩压增高而舒张压降低，可影响冠状动脉供血，因此主动脉瓣狭窄患者心肌氧耗量增加的同时，心肌的氧供量却明显降低，严重患者可出现缺血性心肌损伤，进而导致左心室收缩功能受损，LVEF下降。主动脉瓣狭窄患者左心室舒张末压明显升高，因此左心房收缩可提供高达40%的心室充盈量，患者出现心房颤动时可致左心室充盈不足，导致病情急剧恶化。③重度主动脉瓣狭窄为终末衰竭期。此时主动脉瓣指数降至0.5 cm²/m²，LVEF进一步降低，左心室舒张末压进一步升高。当患者的左心房压超过30 mmHg时，患者可出现肺水肿、充血性心力衰竭等症状。且患者通常会出现猝死。

4. 主动脉瓣关闭不全

主动脉瓣或主动脉根部病变均可引起主动脉瓣关闭不全。①急性主动脉瓣关闭不全可因感染性心内膜炎、主动脉根部夹层动脉瘤或外伤引起。突发的主动脉瓣关闭不全使左心室容量负荷急剧增大，左心室舒张末压升高；同时心室前向心排量减少，交感张力代偿性升高，产生心动过速和心肌收缩力增强，心肌氧耗量增加；患者舒张压降低，室壁张力增加，心肌氧供减少。因此，重症患者或并发基础冠状动脉病变的患者可能出现心肌缺血性损伤。前向心排量减少致心功能不全，液体潴留导致前负荷进一步增加，这种恶性循环可致左心室功能急剧恶化，需紧急手术治疗。②慢性主动脉瓣关闭不全60%～80%由风湿病引起，风湿病可使瓣叶因炎症和肉芽形成而增厚、硬化、挛缩、变形；主动脉瓣叶关闭线上有细小疣状赘生物，瓣膜基底部粘连，因此此类主动脉瓣关闭不全患者通常并发主动脉瓣狭窄。其他病因有先天性主动脉瓣脱垂、主动脉根部病变扩张、梅毒、马方综合征、非特异性主动脉炎以及升主动脉粥样硬化等。根据病情严重程度慢性主动脉瓣关闭不全可分为轻度、中度和重度。①轻度为无症状的生理性代偿期。主动脉瓣反流可致左心室舒张和收缩容量负荷增加，容量负荷的增加伴随着左心室壁增厚和室腔扩大，但左心室舒张末压维持相对正常。反流分数小于每搏量40%的患者基本没有临床症状。②中度为有症状的损害。当主动脉瓣反流量超过每搏量的60%时，可出现持续的左心室扩大和肥厚，最终导致不可逆的左心室心肌组织损害。当患者出现左心室心肌组织不可逆损害时可表现为左心室舒张末压升高。左心室舒张末压超过20 mmHg时表明左心室功能不全。随后出现肺动脉压增高并伴有呼吸困难和充血性心力衰竭。③重度为终末衰竭期。随着病情的加重，左心室功能不全持续发展，最终变为不可逆。此期患者症状发展迅速，外科治疗效果差。由于严重的主动脉瓣反流，舒张压明显减低，引起舒张期冠状动脉灌注不足，患者可发生心绞痛。

5. 三尖瓣狭窄

三尖瓣狭窄多因风湿热所致，且多数与二尖瓣或主动脉瓣病变并存。表现为瓣叶边缘融合、腱索融合或缩短。其他还有先天性三尖瓣闭锁或下移埃勃斯坦（Ebstein）畸形。三尖瓣狭窄的病理生理特点如下。①瓣口狭窄致右心房瘀血、右心房扩大和房压增高。病变早期由于静脉系统容量大、阻力低，缓冲量大，右心房压在一段时间内无明显上升；但随着病情的加重，静脉压明显上升，可出现颈静脉怒张，肝肿大，甚至出现肝硬化、腹腔积液和水肿等体循环瘀血的症状。②由于右心室舒张期充盈量减少，肺循环血量及左心充盈量下降，可致心排出量下降而使体循环供血不足。③由于右心室搏出量减少，即使并存严重二尖瓣狭窄，也不致发生肺水肿。

6. 三尖瓣关闭不全

三尖瓣关闭不全多数属于功能性改变，常继发于左心病变和肺动脉高压引起的右心室肥大和三尖瓣环扩大，由于乳头肌、腱索与瓣叶之间的距离拉大而造成关闭不全。因风湿热引起者较少见。

7. 联合瓣膜病

侵犯两个或更多瓣膜的疾病，称为联合瓣膜病，常见的原因有风湿热或感染性心内膜炎。病变往往先从一个瓣膜开始，随后影响到其他瓣膜。例如风湿性二尖瓣狭窄时，因肺动脉高压而致肺动脉明显扩张时，可出现相对性肺动脉瓣关闭不全；也可因右心室扩张肥大而出现相对性三尖瓣关闭不全。此时肺动脉瓣或三尖瓣瓣膜本身并无器质性病变，只是功能及血流动力学发生变化。又如主动脉瓣关闭不全时，由于射血增多可出现主动脉瓣相对狭窄；由于大量血液反流可影响二尖瓣的自由开放而出现相对性二尖瓣狭窄；也可因大量血液反流导致左心室舒张期容量负荷增加，左心室扩张，二尖瓣环扩大，而出现二尖瓣相对关闭不全。联合瓣膜病发生心功能不全的症状多属综合性，且往往有前一个瓣膜病的症状部分掩盖或减轻后一个瓣膜病临床症状的特点。

二、术前准备

1. 心理准备

无论瓣膜成形术或瓣膜置换术都是创伤较大的大手术；机械瓣置换术的患者还需要终身抗凝，影响患者的生活质量。因此，术前要对患者详细地讲述病情、风险以及麻醉相关的有创操作，使之了解麻醉当日可能发生的事情，有充分的心理准备。同时鼓励患者，使之建立信心，减少术前焦虑和紧张。

2. 术前治疗

（1）术前尽量加强营养支持治疗，改善患者的全身情况。心力衰竭或肺水肿患者应用强心利尿药，使循环维持在满意状态后再接受手术。

（2）术前重视呼吸道感染或局灶感染的积极防治，若存在活动性感染灶，手术应延期进行。

（3）长期使用利尿药者可能发生电解质紊乱，特别是低钾血症，术前应将血钾调整至接近正常水平。

（4）术前治疗药物可根据病情酌情使用，如洋地黄或正性肌力药及利尿药可用到手术前日，以控制心率、血压和改善心功能；降血压药和 β 受体阻滞剂使用至手术日晨，小口水送服。但应注意，不同类型的瓣膜病有其各自的禁用药，如 β 受体阻滞剂能减慢心率，用于主动脉瓣或二尖瓣关闭不全患者，可能会增加反流量而加重左心负荷；主动脉瓣严重狭窄的患者使用 β 受体阻滞剂可能会出现心搏骤停。二尖瓣狭窄并发心房纤颤，要防止心率加快，不宜使用阿托品；主动脉瓣狭窄患者不宜使用降低前负荷（如硝酸甘油）及降低后负荷（钙通道阻滞剂）的药物以防心搏骤停；术前并发严重病窦综合征、窦性心动过缓或严重传导阻滞的患者，为预防麻醉期骤发心搏骤停，麻醉前应先经静脉安置临时心室起搏器；对重症心力衰竭或严重冠状动脉病变的患者，在施行抢救手术前应先安置主动脉内球囊反搏，并联合应用正性肌力药和血管扩张药，以改善心功能和维持血压。

三、麻醉要点

1. 麻醉诱导

瓣膜病患者通常都有明显的血流动力学改变和心功能受损，麻醉诱导必须缓慢而谨慎。麻醉诱导前连接心电图、脉搏血氧饱和度，并在局部麻醉下建立桡动脉有创监测。诱导药的选择以不过度抑制循环、不加重血流动力学紊乱为前提。①对于病情轻到中度的患者可采用咪达唑仑、依托咪酯、芬太尼诱导；肌肉松弛剂可根据患者心率进行选择，心率不快者可用泮库溴铵，心率偏快者用阿曲库铵、哌库溴铵等。②对病情重、心功能Ⅲ～Ⅳ级患者，可采用依托咪酯、芬太尼进行诱导，给药时根据血流动力学情况缓慢加量。

2. 麻醉维持

可采用吸入麻醉，也可采用以静脉药物为主的静吸复合麻醉。对于心功能较差的患者，以芬太尼或舒芬太尼等阿片类药物为主，复合丙泊酚、异氟醚或七氟醚等麻醉药物。但麻醉过程中需加强麻醉深度监测，预防术中知晓。对于心功能较好的患者，可以吸入麻醉药为主，如并发窦房结功能低下者可加用氯胺酮。在体外循环前、中、后应及时追加静脉麻醉药以防麻醉过浅致术中知晓。静脉麻醉药可直接注入体外循环机或经中心静脉测压管注入。

（1）二尖瓣狭窄手术：体外循环前麻醉管理要点。①容量管理：一方面要保持足够的血容量，保证足够的左心前负荷，另一方面又要严控输入量及速度，以免左心房压继续升高导致急性肺水肿。此类患者体位改变对回心血量的影响十分明显，应缓慢改变体位。②心率管理：防止心动过速，否则舒张期缩短，左心室充盈进一步减少，可导致心排量明显下降；同时也要防止心动过缓，因为重度二尖瓣狭窄患者主要依靠心率适当加快来代偿每搏量的减少，若心动过缓，血压将严重下降；心房颤动伴心室率过快时，应选用洋地黄控制心率。③避免肺循环压力进一步升高：二尖瓣狭窄患者通常存在肺动脉高压，而低氧血症、酸中毒、高碳酸血症或使用氧化亚氮等因素可引起严重的肺血管收缩，进一步加重肺动脉高压，从而导致右心功能不全。右心排血量降低使左心房压降低，而室间隔左移左心室内压升高，因此左心室前负荷明显降低，从而引起体循环血压明显下降。④除非血压显著下降，一般不用正性肌力药，否则反而有害。有时为保证主动脉舒张压以维持冠状动脉血流，可适量应用血管加压药。

体外循环后麻醉管理要点：①人工瓣膜置换后，二尖瓣跨瓣压差降低，左心室充盈改善，但由于左心室长期处于容量减少状态，重症患者甚至存在失用性心肌萎缩，容量过负荷或心动过缓可致心室过度扩张，从而引起左心衰竭，甚至房室破裂；②在维持足够心排量的前提下尽量降低左心室舒张末压，适当使用强心药物增强心肌收缩力，维持适当的心率，减小左心室大小和室壁张力；③部分慢性房颤患者在体外循环后转复为窦性心律，应给予胺碘酮等抗心律失常药或给予心房起搏以维持窦性心律。

（2）二尖瓣关闭不全手术：体外循环前麻醉管理要点。①适当的左心室前负荷对于保证足够的前向心排量非常重要，但容量超负荷可使左心房压升高，导致心力衰竭和肺水肿。②心率应维持在正常甚至较快的水平，否则容易引起左心室容量负荷增加，反流分数增加，前向心排量减少。③降低左心室后负荷有助于减少反流分数，因此术中要防止高血压，必要时可用扩血管药降低外周阻力。④可能需要用正性肌力药支持左心室功能。

（3）主动脉瓣狭窄手术：体外循环前的麻醉管理要点。①容量管理：左心室的心排量对于左心室前负荷十分依赖，适当的左心室前负荷对于维持正常每搏输出量十分重要，不恰当使用硝酸甘油等扩血管药物可致回心血量骤降，从而引起心排量骤降，患者会出现严重的心肌缺血或脑缺血；但容量超负荷可使左心室舒张末容量和压力进一步升高，导致心力衰竭，也应该避免。②心率管理：心率最好维持在 70~80 次/分，心率过快或过慢患者都不能很好地耐受。但相对而言，稍慢的心率（50~60 次/分）较偏快的心率（>90 次/分）为好。因为主动脉瓣狭窄时，左心室射血分数对收缩期的长短十分依赖，心率过快时，左心室射血时间不足导致 CO 明显下降；室上性心动过速可使有效心房收缩丧失，左心室充盈受限，也可导致病情急剧恶化；对心房退化或丧失窦性心律者应安置心房心室顺序起搏器。③体循环阻力：左心室射血的后负荷大部分来自于狭窄的瓣膜，因而基本是固定的，体循环压力下降对于减小左心室后负荷作用甚微。而冠状动脉灌注对体循环舒张压却十分依赖，加上主动脉瓣狭窄患者左心室肥厚，舒张末压升高，极易发生心内膜下缺血，因此术中应避免体循环压力下降。麻醉诱导时，要准备好去氧肾上腺素等 α 受体激动剂，积极纠正低血压以维持心肌灌注。

体外循环心肌保护及心脏复跳时的管理要点：①存在心肌肥厚的患者，体外循环期间心肌保护十分重要，要保证升主动脉阻断期间停搏液有效的灌注，必要时可采取顺灌 + 逆灌相结合；②心脏复跳时容易出现顽固性室颤，因此复跳前要求复温完全，充分排气，维持电解质、酸碱平衡和冠状动脉灌注压，必要时使用利多卡因、胺碘酮等抗心律失常药物。如果经过上述处理仍无法恢复正常节律，可采用温血半钾停跳液进行温灌注一次后再行复跳。

（4）主动脉瓣关闭不全手术：体外循环前麻醉管理要点。①保证足够的左心室前负荷。主动脉瓣大量反流患者左心室心排量依赖于左心室前负荷，因此瓣膜置换前要避免使用静脉扩张药物。②对于主动脉瓣关闭不全的患者，保持较快的心率有助于增加前向心排量。心率增快时，由于反流分数降低，左心室舒张末容积和舒张末压降低，因此心内膜下血流反而能够得到改善。90 次/分的心率对于患者而言最为合适。③降低体循环阻力有助于降低反流量，改善心内膜下血供。④对于左心室明显扩张，甚至存在收缩功能不全的患者需给予 β 受体激动剂增强心肌收缩力。主动脉内球囊反搏在瓣膜置换前属于禁忌证。

四、术后注意事项

1. 二尖瓣狭窄

二尖瓣狭窄患者的左心室由于失用性萎缩，体外循环手术打击，术后早期收缩功能往往明显受损。因此，术后早期的管理依然是控制容量，避免左心室超负荷，同时维持适当的心率，避免心动过缓。如果患者存在明显的收缩功能不全，则加用正性肌力药辅助度过恢复期。

2. 二尖瓣关闭不全

二尖瓣关闭不全的患者左心室容积扩大，因此术后需要有足够的血容量以保证心排出量。但瓣膜置换后，左心室必须把每搏输出量全部泵入主动脉，失去了心房的缓冲作用，因此左心室的负荷增大。所以，体外循环后通常需要正性肌力药的支持，以增加左心室做功。心房颤动患者如果在体外循环后恢复窦性心律，则需要加用抗心律失常药物，快速房室顺序起搏，维持水电解质平衡，以维持窦性心律。

3. 主动脉瓣狭窄

术后早期，主动脉瓣梗阻消除，每搏输出量增加，肺毛细血管楔压和左心室舒张末压随即降低，但肥厚的心肌仍需要较高的前负荷来维持正常功能。若瓣膜置换成功，术后心肌功能一般能够迅速得到改善。

4. 主动脉瓣关闭不全

瓣膜反流得到纠正后，左心室舒张末容积和压力随即下降，但左心室肥厚和扩大依然存在，因此需要较高的前负荷以维持左心室充盈。同时，术后早期左心室功能低下，可能需要正性肌力药的支持。

（康永建）

第四节　成人先天性心脏病的麻醉

随着医学及外科手术技术的发展，越来越多先天性心脏病（以下简称先心病）患者可以存活至成年期。先天性心脏病的进展缓慢且隐匿，所以在成年之前常被忽视，而成年后病情已经进展到很严重的阶段，产生不可逆的心脏瓣膜病及心功能障碍，因此这类患者进行手术时应持谨慎态度。

一、成人先心病的分类

1. 无分流的先心病

常见的有肺动脉狭窄、主动脉瓣缩窄等。

2. 左向右分流的先心病

常见的有房间隔缺损、室间隔缺损、动脉导管未闭等，少见的有主动脉窦瘤破入右心、冠状动静脉瘘、左心室—右心房相通等。

3. 右向左分流的先心病

常见法洛四联征及三联征、三尖瓣下移畸形伴异常房室交通、完全型肺静脉畸形引流、艾森门格（Eisenmenger）综合征等。

二、麻醉前评估

（1）是否存在发绀。

（2）是否有心内或心外分流、分流的方向及心内缺损的大小。

（3）是否并发肺动脉高压。

肺动脉高压定义为平均肺动脉压大于 25 mmHg，或者运动时大于 30 mmHg。成年先心病患者中有 5% ~ 10% 发展为一定程度的肺动脉高压，肺动脉高压的出现以及相关的运动耐量和功能容量下降对于患者预后有重要的预示作用。

（4）是否有心功能不全。

三、各类型先心病的麻醉要点

1. 房间隔缺损

占成人先心病的 30%，继发孔缺损常见。

（1）病理生理：①分流量取决于缺损的大小和右心室与左心室的相对顺应性；②右心室容量超负荷，导致右心室肥厚，顺应性逐渐下降；③肺血增多，随年龄增长，肺血管发生病变；④分流量大的发生房性心律失常的比例增加；⑤肺动脉高压发生较晚。

（2）外科处理：①常规外科治疗，体外循环下房间隔直视修补；②杂交手术，右侧胸部切口显露右心房，在 TEE 的引导下，经右心房直接将封堵器置于缺损处；③部分房间隔缺损可以在放射科介入封堵。

（3）麻醉管理：①尽管房间隔缺损为左向右分流，仍应避免静脉空气栓塞；②体外循环后输血输液速度不要过快，避免左心室容量负荷过重；③术后的房性心律失常可考虑给予地高辛或维拉帕米；④杂交手术在常温全身麻醉下进行，注意保温，准备自体血回输装置；

⑤放置封堵器过程中，位置不当可引起二尖瓣位置异常，血压会发生明显变化；⑥无特殊情况，一般不需使用正性肌力药和血管活性药。可以在手术室内拔除气管插管。

2. 室间隔缺损

占成人先心病的10%。

（1）病理生理：①缺损大小与临床症状相关，肺血多，常表现为左心室肥厚；②心脏杂音由强变弱甚至消失，是肺动脉压进行性增高的发展过程；③室间隔缺损分流量取决于缺损的大小和左右心室间压力差。

（2）外科处理：①正中或右侧胸部切口，体外循环直视下室间隔修补；②杂交手术，正中切口开胸，在TEE引导下，直接经右心室放入封堵器。

（3）麻醉管理：①体外循环前要适当限制肺血流，避免肺损伤和体循环灌注不足。②严重肺动脉高压患儿要防止$PaCO_2$增高，以避免肺动脉压进一步升高，肺血流减少；体外循环脱机困难时，首先排除外科因素（残留室间隔缺损和存在动脉导管未闭），联合使用正性肌力药和血管活性药；留置左心房导管为体外循环脱机时泵入药物使用；术后早期加强镇静、镇痛，降低肺血管反应性；③房室传导阻滞时有发生，常用山莨菪碱和异丙肾上腺素治疗，必要时使用临时起搏器；④有明显心室肥厚和扩大者，常需使用多巴胺、多巴酚丁胺、米力农和硝酸甘油等药物。

3. 动脉导管未闭

是由于胎儿期连接肺动脉主干与降主动脉的动脉导管出生后未闭塞所致。

（1）病理生理：①分流量的大小取决于导管的直径以及体血管阻力与肺血管阻力的比值；②动脉导管分流，使主动脉舒张压降低，心肌灌注减少；③主动脉分流使肺血增多，左心室舒张末期容量增大，导致左心室扩张、肥厚和舒张末期压力升高；④左心房压增高时导致肺水肿，肺血管阻力增高，从而增加右心负荷。

（2）外科处理：①婴儿常温全身麻醉下导管结扎或切断缝合术，左后外侧切口；②年龄大的并发严重肺动脉高压的患者，一般在体外循环下正中切口行导管闭合术；③大部分单纯动脉导管未闭可以在放射科介入封堵。

（3）麻醉管理：①同时监测右上肢和股动脉血压，辅助判断主动脉缩窄和避免外科失误操作；②常温全身麻醉结扎动脉导管时，可用硝普钠控制性降压，平均动脉血压可暂时维持在40~50 mmHg；③深低温低流量体外循环经肺动脉缝闭时，采取头低位，避免主动脉进气并利于脑部灌注。

4. 主动脉缩窄

较为少见的先天畸形。根据缩窄发生的部位分为导管前和导管后两型。

（1）病理生理：①主动脉缩窄造成血流阻力增大，缩窄近端血压升高，缩窄远端血供减少，血压降低；②动脉导管前的主动脉缩窄，缩窄程度通常较重，常并发动脉导管开放畸形，肺动脉内一部分静脉血液可经过开放的动脉导管进入降主动脉，因此下肢动脉血氧含量低，但上肢动脉血氧含量正常，若动脉导管发生闭锁，则不能存活；③动脉导管后的主动脉缩窄，缩窄程度通常较轻，主动脉弓部的动脉分支（乳内动脉、肋间动脉等）均扩张与降主动脉的分支形成侧支循环以保证下肢的血供。

（2）外科处理：①一旦确诊应立即手术；②左侧开胸主动脉修补、左锁骨下动脉片翻转成形术、缩窄切除端端吻合术、人工补片主动脉成形术等；③并发症，术后高血压、残余狭窄或再复发、截瘫；动脉瘤形成。

（3）麻醉要点：①减少肺血的呼吸管理（高 CO_2 通气、限制吸入氧浓度）；②纠正酸中毒和使用正性肌力药来维持心脏功能；③常温全身麻醉，术中监测右上肢动脉压和下肢股动脉压；④术中心中心温度不宜超过 37.5℃，且可以适度降温至 35℃；⑤动脉阻断或钳夹动脉前，静脉注射肝素 200 U/kg（ACT > 200 秒），并使用自体血回收装置；⑥动脉阻断或钳夹后，注意控制血压和维护心脏功能；⑦术后早期可出现高血压，持续 2 周左右，可使用血管扩张药和 β 受体阻滞剂。

5. 主动脉瓣狭窄

（1）病理生理：①包括瓣膜型、瓣下型和瓣上型，成人以瓣膜型常见；②瓣膜型半数以上为二叶式主动脉瓣畸形，成人患病率为 1%；③随着年龄的增加逐渐出现纤维化和钙化，半数患者可发生不同程度的狭窄，狭窄程度随年龄增长进行性加重，临床表现为心绞痛、心功能不全、晕厥和猝死。

（2）外科处理：有症状（心绞痛、晕厥、呼吸困难）者或跨瓣压差 > 50 mmHg 者应考虑手术治疗。

（3）麻醉要点：①加前负荷，维持正常的每搏量；②心率控制于 50 ~ 60 次/分，患者不能很好地耐受心率过快或过慢；③引起心肌抑制、血压降低、心动过速或其他心律失常的麻醉药应小心使用；④准备 α 受体激动剂，以便处理低血压；⑤心肌肥厚的患者应进行充分的心肌保护，以防止心肌缺血。

（牛　望）

第五节　主动脉手术的麻醉

主动脉手术对麻醉医师是最具挑战的手术。主动脉阻断以及大量失血使手术复杂化。非体外循环下，主动脉阻断使左心室后负荷急剧增加，并严重损害远端组织器官灌注，可引起严重高血压、心肌缺血、左心衰竭或主动脉瓣反流。脊髓和肾脏供血受到影响，可发生截瘫和肾衰竭。

主动脉疾病包括动脉粥样硬化、结缔组织退行性变（马方综合征）、感染（梅毒）、先天性疾病（先天性主动脉窦瘤）、外伤和炎性疾病（Takayasu 主动脉炎）等。而最常见的累及主动脉的疾病是降主动脉粥样硬化性动脉瘤。

夹层动脉瘤的自然病程十分凶险，如未能及时诊断和治疗，病死率极高。死亡原因通常是致命的大出血、进行性心力衰竭、心肌梗死、脑卒中及肠坏死等。手术治疗是挽救生命、降低死亡率的主要方法。

一、术前准备与评估

开放性夹层动脉瘤修复术必须进行详尽的术前评估并制定周密的麻醉方案。患者通常并发多系统疾病，术前应对全身脏器进行评估，并与外科医师讨论手术范围和方式、血流动力学监测、脏器保护和通气策略等。

1. 循环系统

主动脉根部瘤和升主动脉瘤常导致主动脉瓣关闭不全，出现左心室肥厚、扩张，心肌缺血和心功能不全，应注意术中心肌保护和术后心功能维护。动脉粥样硬化引起的主动脉瘤，患者通常伴有冠心病。严重的冠状动脉病变应考虑首先解决心肌缺血的问题。病变累及无名动脉、左锁骨下动脉或股动脉时，可出现左右或上下肢压力差增加，甚至无脉。

2. 呼吸系统

瘤体压迫左主支气管，导致气管移位变形，挤压肺组织，引起肺不张、肺部感染。急性或慢性夹层动脉瘤患者，可出现大量胸腔积液。术中操作也可导致不同程度的肺损伤。

3. 神经系统

任何神经系统功能恶化的征象都是外科立即干预的指征。头臂血管受累可导致脑供血不足，有些患者可能由于瘤壁血栓脱落而出现卒中的表现，术中脑保护极为重要。

4. 肾脏

患者一旦出现少尿，必须立即手术。病变累及双侧肾动脉时，可能导致肾功能不全或肾衰竭，术前肾功能不全是导致术后肾衰竭的危险因素。

5. 胃肠道

明确有无胃肠道缺血的表现。

6. 凝血功能

夹层范围较大时，夹层内血栓形成，消耗大量的血小板、凝血因子，可导致出血倾向、贫血。

7. 术前处理

（1）控制性降压：血压控制的理想范围是收缩压在 100～115 mmHg，硝普钠、尼卡地平等均可用于控制性降压。

（2）控制心率。

（3）加强监护，建立快速输液的静脉通路，常规心电图、有创动脉血压监测，氧饱和度监测等。

（4）充分配血备血。

（5）镇静和镇痛，减轻患者痛苦，有助于降压，但应避免镇静过度，掩盖病情的变化。

二、麻醉要点

1. 麻醉监测

（1）循环监测：常规监测中心静脉压和有创动脉压，必要时需同时监测上下肢血压。左心功能不全（LVEF < 30%）、充血性心力衰竭或严重肾功能不全的患者可考虑使用肺动脉漂浮导管。TEE 有助于实时监测左心功能和心肌缺血，指导扩容，评估瓣膜功能、瘤体大小和范围。

（2）脊髓监测：应用体感诱发电位和运动诱发电位监测脊髓缺血，有利于术中确定对脊髓供血有重要作用的肋间动脉。同时还应通过脑脊液引流、局部低温或鞘内注射罂粟碱等保护脊髓。

（3）脑监测：监测大脑功能及脑氧代谢，如脑电图监测、经皮脑氧饱和度监测、体感诱发电位监测和经颅超声多普勒。

（4）温度监测：同时测量外周和中心温度，指导降温和复温。

（5）肾功能监测。

（6）常规监测尿量。

2. 麻醉处理基本原则

胸腹主动脉瘤手术的麻醉充满挑战，术中应与外科医师、体外循环师及 ICU 医师充分沟通、密切配合。不同主动脉部位的手术对麻醉的要求不同。

（1）升主动脉手术的麻醉处理。

1）监测：由于病变和手术操作可能累及右锁骨下动脉，需行左桡动脉或股动脉插管监测血压。

2）降温与复温：升主动脉瘤手术多采用低温体外循环，如果累及主动脉弓则需深低温体循环。

3）升主动脉手术的常见并发症：气栓、粥样斑块栓塞及其他各种原因造成的脑功能损伤；心肌缺血或心肌梗死；左心室功能不全或心力衰竭，呼吸功能衰竭；出血及凝血功能障碍。

（2）主动脉弓手术的麻醉处理。

1）监测：如果无名动脉和左锁骨下动脉均被累及，则行股动脉插管监测血压，必要时检查主动脉根部压力做对照。

2）多数患者需要深低温停循环，应采用脑保护措施（如冰帽、脑电监测、脑保护药物等）。

3）主动脉弓手术最常见的并发症是中枢神经系统损伤。

（3）胸主动脉瘤、降主动脉瘤的麻醉处理。

1）监测：阻断近端主动脉时可能累及左锁骨下动脉，应监测右侧桡动脉血压，必要时同时监测阻断部位以下的血压。心功能欠佳者，可放置肺动脉漂浮导管。注意监测尿量。

2）单肺通气：为了便于暴露外科手术术野，通常采用双腔气管插管单肺通气。由于瘤体通常压迫左主支气管，建议应用右侧双腔管。术后将双腔管换成单腔气管插管，以利于术后呼吸管理，减少气管及支气管损伤。

3）主动脉阻断：主动脉阻断和开放引起的病理生理变化极为复杂，与主动脉阻断的水平、左心室状态、主动脉周围侧支循环状况、血容量及其分布、交感神经系统的激活以及麻醉药物及技术等多种因素有关。主动脉阻断时，阻断上方血压升高，阻断下方血压下降。心脏后负荷升高，可能会导致急性左心衰竭和脑血管意外。高水平的主动脉阻断对心血管系统带来严重影响，并且造成其他组织器官的缺血及低灌注，并可导致肾衰竭、肝脏缺血及凝血异常、肠坏死以及截瘫等严重并发症。主要的处理措施包括减轻后负荷、维持正常的前负荷。主动脉阻断前准备硝普钠或硝酸甘油泵，并备好单次静脉注射的血管扩张药。阻断时维持阻断近端平均动脉压为 90 ~ 100 mmHg。阻断后应常规监测血气和酸碱平衡。阻断时间尽可能短于 30 分钟，以降低截瘫的发生率。采用部分体外循环的患者可以通过调节泵流量控制近端高血压，同时保证远端足够的血流。

主动脉开放：主动脉开放引起的血流动力学改变主要取决于阻断水平、阻断时间、血容量等。低血压是开放后最主要的循环改变，主要的代谢改变包括全身氧耗量、乳酸、前列腺素因子等增加，表现为代谢性酸中毒。因此在开放主动脉前应补足血容量、纠正酸中毒，暂时停用各种麻醉和血管扩张药，必要时给予血管收缩药。

主动脉开放后：开放后明显的低血压时间较短，一般可以耐受。必要时应用升压药，但应避免瞬间高血压。如果出现严重的低血压，最简单的处理是手指夹闭主动脉、重新阻断，补充更多的血容量。但由于肝脏没有灌注，快速输入大量库血可导致枸橼酸毒性，抑制心肌。如果采用部分体外循环技术，可以通过体外循环快速输血调节容量。

脊髓保护：动脉瘤特别是夹层动脉瘤患者病变可能累及供应脊髓的重要肋间动脉，导致脊髓血供的部分或完全丧失。低温、远端灌注、脑脊液引流及药物（如糖皮质激素、钙通道阻滞剂等）是预防缺血性损伤的保护方法。

肾脏保护：肾衰竭的原因是阻断期间血流中断，引起肾脏缺血或栓塞，应用体外循环或分流或许有肾脏保护作用。保证足够灌注压力和血容量对肾脏保护至关重要，同时建议使用甘露醇、小剂量多巴胺等加强肾脏保护。

凝血异常的处理：定期检测凝血酶原时间、促凝血酶原时间、纤维蛋白原和血小板计数，给予抗纤溶药物，按需输注红细胞悬液、新鲜冰冻血浆、血小板、纤维蛋白原或凝血因子。此外低温也是凝血功能异常的重要原因，应充分保温，促进凝血功能的恢复。

降主动脉瘤常见并发症：心功能紊乱、肾衰竭、截瘫、呼吸衰竭、脑血管意外及多脏器衰竭等，其中心功能紊乱（心肌梗死、心律失常或低心排综合征）是降主动脉瘤手术后患者死亡的主要原因。

三、术后注意事项

术后密切监测尿量、心排量、末梢灌注情况、呼吸和凝血功能，术后最常见的并发症有心肌梗死、肾衰竭、肠道缺血或梗死、胰腺炎、弥散性血管内凝血（DIC）、呼吸功能不全和截瘫等。

（牛　望）

第六章

胸外科手术麻醉

第一节　肺部手术的麻醉

肺切除术是治疗肺内或支气管疾病的重要外科手段，常应用于肺部肿瘤、药物难以治愈的感染性疾病（肺结核、肺脓肿）、支气管扩张、肺大疱等疾病的治疗。肺部手术可分为全肺切除术和部分肺切除（包括肺叶切除术、肺段切除术或楔形切除术）。此外，因病变累及范围增大，可能采取支气管或肺动脉袖形切除术、胸膜肺切除术等特殊手术方式。

肺切除术对肺隔离技术要求较高，熟练掌握各种肺隔离技术和正确应对各种通气和换气功能异常，减少肺损伤，强调肺保护是肺切除术麻醉管理的关键。

一、麻醉前用药

一般无特殊要求。哮喘及喘息性支气管炎患者避免使用吗啡。抗胆碱能药物可能引起患者的不适，不宜在麻醉前给药，术中需要时应用即可。

二、麻醉方式的选择

肺切除术目前基本在支气管内麻醉下完成，全身麻醉可选择全凭静脉麻醉、静吸复合麻醉、静脉或静吸全身麻醉联合硬膜外阻滞或椎旁阻滞麻醉等。

三、选择适当的肺隔离技术

双腔支气管导管仍是最常用的选择，在确定不涉及左总支气管的手术，可常规使用左侧双腔支气管导管，因为右总支气管的解剖特点，决定了右侧双腔支气管定位准确率低、术中移位率高。上海市胸科医院基本选用手术对侧双腔支气管导管，即右胸手术选左侧双腔支气管导管，左胸手术选右侧双腔支气管导管，可取得良好的肺隔离效果。Univent 管和支气管阻塞导管，也可以灵活地运用于肺叶手术，但吸引管细，不适用于湿肺患者，现在支气管阻塞导管基本取代了 Univent 管。在特殊情况下，单腔管也可以灵活地延长成为支气管导管，实施单肺通气。

四、麻醉处理要点

（一）呼吸功能的维护

1. 保持对气道的控制

改变体位、手术牵拉等可使双腔支气管导管位置改变而影响通气，随时进行纤维支气管镜检查是最有效的调整方法，此外也可请手术医师探查气管隆突处导管位置，辅助调整定位简便有效。

2. 采用个体化的通气模式

依据患者情况选择容量控制通气，潮气量 6 ~ 8 mL/kg，呼吸频率 12 ~ 14 次/分，术中必要时通气侧肺用呼气末正压通气（PEEP 0.49 kPa），非通气侧肺用持续气道正压（CPAP 0.196 ~ 0.490 kPa），可减少单肺通气时肺内分流，以减少低氧血症的发生。单肺通气中高流量纯氧维持氧合并非必须。高流量麻醉或手术时间长时应加用人工鼻保持气道的湿化。

3. 适时气道内吸引

在改变体位、处理气管后及患肺复张前，应常规进行气道内吸引，注意无菌要求，且吸引健侧肺与患侧肺时应常规更换吸引管。

4. 及时纠正低氧血症

基于缺氧的危害及患者对缺氧的耐受力较差，一旦出现低氧血症应积极采取应对措施。术中低氧血症最常见的原因是双腔支气管导管位置不当，一般调整位置、适当提高吸入氧浓度均可避免低氧血症，但要注意避免过高气道压或过大潮气量等肺损伤因素。对于原有肺疾病患者可采用允许性高碳酸血症之策略，但长时间的高碳酸血症终究为非生理状态，条件允许的情况下可作适当调整，采用个体化通气模式，既满足机体代谢之需求，又避免造成肺损伤。

（二）循环功能的维护

1. 保证机体有效循环血量

术前禁饮禁食、开胸手术体液蒸发及创面失血等均可导致患者有效循环血量不足，因此在诱导前应适当补液，避免麻醉中因低容量导致低血压而匆忙以缩血管药来维持血压。

2. 避免输液过多引起肺水过多甚至肺水肿

在心、肾功能健全的患者单纯输液引起肺水肿罕见，但是在全肺切除时，相当于瞬间缺失了一个低阻高容的容量器官，余肺要承担全身循环血量，故输液量应加以控制。输液量以满足机体最低有效灌注的容量为目标实施体液平衡管理，避免肺水过多，严密监测中心静脉压，尤其是要注意中心静脉压与动脉压和末梢组织灌注的关系，对指导输液有益。

3. 心律失常的处理

肺切除手术术中及术后房颤的发生率较高，多见于高龄、男性患者，尤其是在淋巴结清扫时。术中使用钙通道阻滞药或 β 受体阻滞药是否可以减少发生，还有待观察；但对术中心率增快、血压升高，或房性期前收缩增多的患者，提示心脏在手术操作过程中易受激惹，推荐在维持适宜麻醉深度的基础上，用瑞芬太尼降低心脏的应激性。一旦术中发生房颤，在不伴有过快心室率和不影响血流动力学稳定性的情况下，暂不做处理，但必须检查血钾等电解质水平；对伴有快心室率、循环受干扰明显者，则可用 β 受体阻滞药或胺碘酮来控制心室率，同时检查通气效果、氧合状况和麻醉深度予以调整。如体位方便也可考虑术中电复律。如进入麻醉恢复室（PACU）仍处于房颤状态后，待调整患者内环境及体温正常后，在麻醉状态下行同步电复律，以减少持续房颤所致的不良后果；但对于有严重心脏疾病的患者则需慎重考虑，可与心内科共同会诊后处理。在处理肺门，尤其是左侧开胸或心包内肺切除患者，还需注意手术操作可能诱发的心搏骤停。严密观察有创动脉压波形，可以及时发现心电图受干扰时的心搏骤停，一旦出现，即嘱外科医师暂停操作，鉴别心搏骤停的类型，对于心脏停搏或无脉电活动，外科医师行心脏按压的同时，立刻经中心静脉给阿托品或后续使用肾上腺素；对于室颤的患者，在外科医师行心脏按压的同时准备除颤器，依据心电图室颤波形，必要时加用肾上腺素后电击除颤。有创动脉压波形是心脏按压是否有效的良好提示。只要处理得当，均可在短时间（3分钟）内复苏，对麻醉恢复期无明显影响。

（三）术中维持适宜的麻醉深度，术后早期避免呛咳

术中维持适当的麻醉深度十分重要，肺门周围神经丰富，探查操作时心血管反应较大，麻醉过浅时，刺激气管易引起强烈的膈肌抽动，应当避免在处理肺血管时吸痰，必须吸引前也应适当加深麻醉并告知外科医师。目前 BIS 脑电监测和肌肉松弛监测是较为有效的监测方法。此外，在麻醉恢复期也要注意避免躁动与呛咳，以防血管结扎处脱落造成大出血，有效地镇静、镇痛显得格外重要。

（李淑英）

第二节　气管手术的麻醉

气管、支气管与隆突部位手术（不含气管切开术）的麻醉处理中，控制呼吸道、维持良好的气体交换和术野暴露是手术麻醉的重点。

一、术前评估

应对患者的全身情况、呼吸困难程度及与体位的关系作详细评估。一般而言，气管腔直径狭窄至 1 cm 时，可出现特殊的喘鸣音，直径 <1 cm 时则呈明显的呼吸困难，直径 <0.5 cm 时活动受限，并出现典型的"三凹征"。询问并观察患者排痰的困难度、运动耐力、仰卧位呼吸能力以及用力吸气和呼气时是否存在呼吸困难加重（因气管塌陷或可活动的肿瘤在用力呼吸时可加重气道梗阻）。确认患者的心肺功能及是否并发其他系统疾病。术前的肺功能检查虽有参考价值，但部分患者因呼吸困难在术前无法实施，可以通过血气分析检查来获得相关的信息。

明确气管狭窄的部位、性质、范围、程度和可能突发的气道梗阻是术前评估的重点。随着医学影像学技术的提高，判断气管狭窄情况不再仅依靠 X 线平片，CT 扫描和磁共振、螺旋 CT 及计算机三维重建技术能更形象地了解气管的具体状况，甚至是气管镜也达不到的狭窄远端。支气管镜检查通过肉眼直视可明确气管狭窄的长度和直径，及肿物与气管壁的特点，是诊断气道病变的金标准，但对于气道严重梗阻，气管镜无法通过狭窄部位的患者，就无法了解病变远端的气道情况，而且严重气道阻塞患者行气管镜检查后因局部水肿或气道受刺激可加剧气喘及呼吸困难。因此对存在严重气道梗阻的患者，气管镜检查宜安排在一切准备就绪的手术前，在手术室内且在麻醉及外科医师到位后进行，一旦呼吸困难加剧可以紧急

手术。

二、术前准备

麻醉医师应当参与手术计划的讨论，了解手术径路和过程。高位气管手术多采用颈横切口，主动脉弓上主气管手术以胸骨正中切口，下端气管涉及隆突及支气管多采用右后外侧切口进胸。常见的手术方式有：气管壁的切除与修补、气管环形切除端端吻合、隆突切除和成形等。

根据患者和手术情况制定完善的麻醉方案，重点为手术各阶段的通气方案和应急准备。完善术前器械的准备，重点是各种型号的气管导管、可供手术台上使用的灭菌导管、通气延长管和接口，此外备有两套呼吸环路、各型支气管镜。对于急性严重气道梗阻患者，拟在体外循环下实施手术，还应准备紧急体外循环所需设备。麻醉医师和护士人员齐备，麻醉诱导前手术医师在场，做好紧急建立外科气道的准备。

术前对患者进行心理疏导和安慰，介绍术后体位和咳痰事项，以争取患者最大程度的配合。

对严重的气道狭窄建议术前不使用镇静药，以免削弱患者维护自主呼吸的能力；抗胆碱能药虽可减少呼吸道分泌物，但可使分泌物黏稠，或形成痰痂加重阻塞，故术前一般不用，术中按需给。

三、麻醉管理

采取各种手段尽早地控制气道，不同阶段努力维持有效通气是气管手术麻醉的关键。

（一）诱导期麻醉管理

麻醉诱导过程是气管手术麻醉最危险的阶段之一，诱导用药和插管方式必须结合患者具体病情、病变情况和麻醉医师的实际经验，遵循"安全、无痛、舒适"三阶梯麻醉管理规范，依照麻醉计划和准备进行选择。

1. 局部麻醉

在局部麻醉下行气管切开后再从气管造口处插入气管导管。但由于惧怕呼吸道梗阻而过度保守地应用镇静、镇痛药物，可能使患者经历一定程度的痛苦。右美托咪定是 α_2 受体激动剂，为保留自主呼吸清醒镇静提供了便利，总量用 1 μg/kg，10 分钟静脉微泵注射，可达到镇静而无呼吸抑制之虑，能减轻患者的痛苦。

2. 吸入诱导

采用七氟烷吸入诱导，达到足够的麻醉深度后，结合呼吸道表面麻醉再实施支气管镜检查，进行气管插管或置入喉罩。

3. 静脉诱导

如果患者在仰卧位可保持呼吸通畅（如日常睡眠不受限），而且气道病变固定，估计气管插管无困难时，则可采用含肌肉松弛药的静脉诱导。

4. 人工心肺支持下麻醉诱导

对于严重呼吸困难，需要上半身抬高及麻醉后气道情况无法判断的患者，可借助体外循环，在局部麻醉下行股动脉、股静脉插管，经股静脉至右房引流体外膜肺氧合的方法来保证患者的正常氧供。体外循环开始后行麻醉诱导，将气管导管放置在气管狭窄部位以上，然后行纤维支气管检查，注意避免气道内出血。

（二）麻醉插管方法的选择

1. 根据病变部位及病变特点

（1）肿瘤或狭窄位于气管上部靠近声门，气管导管无法通过，在局部麻醉下和静脉镇静下由外科医师行颈部气管切开，在狭窄部位下建立通气。如果瘤体较小，气管最狭窄处直径 >1 cm，可以在纤维支气管镜引导下插入细直径气管导管通过肿瘤。也可以先插入喉罩，保留自主呼吸麻醉下，行颈部气管切开，在狭窄部位建立通气后拔除喉罩更换气管导管，待气管后壁吻合后，将经口气管导管推进越过吻合口，然后吻合气管前壁。

（2）肿瘤或狭窄位于气管中部，对于气管肿瘤蒂细、肿瘤质地脆、易出血等患者，可放弃导管通过肿瘤的尝试，将导管留置狭窄部位以上，手法正压通气无阻力的情况下全身麻醉下开始手术。对于蒂粗、不易脱落的肿瘤，在纤维支气管镜引导下气管导管尝试可以通过的就通过，通不过的将导管留置狭窄部位以上。

（3）肿瘤或狭窄位于气管下部接近隆突，可将单腔气管导管置于肿瘤上方，如果插过无困难，可考虑纤维支气管镜引导下将单腔气管导管插入一侧支气管。此类患者建议用较细导管通过肿瘤部位行高频喷射通气，但狭窄严重、排气不畅仍有可能造成气体滞留和气压伤。

2. 根据呼吸困难的程度

（1）对于气促明显，伴有紧张焦虑甚至窒息濒死感的患者，使其保持端坐位，轻扣面罩给高浓度氧吸入，而后静脉缓慢给小剂量阿片类药物，可达到清醒镇静的目的，氟芬合剂 1/3 剂量启用也是较好的选择。也可用右美托咪定 1 μg/kg，10 分钟静脉微泵注射，镇静效果较为理想。此类患者在使用丙泊酚、咪达唑仑时切忌给药剂量过大、速度过快。采用七氟烷吸入也可以使患者保持自主呼吸下入睡，但紧闭面罩可能加重患者的紧张和窒息感，此外由于患者的通气量不足，麻醉入睡时间可能延长。病变部位较高的患者，可以进行气管切开，在狭窄部位建立通气。不能进行气管切开的患者，为了提高安全性，可在局部麻醉下暴露好股动脉及股静脉，然后麻醉用药，一旦呼吸困难加剧，立即行动静脉插管进行体外循环。

（2）术前无明显气促，可以平卧的患者，估计稍细气管导管（ID 6.5）可通过狭窄部位的患者，可给予丙泊酚和阿片类药物，逐步过渡到面罩正压通气，如无供氧困难，可考虑给予肌肉松弛剂后插管。

3. 根据肿瘤的生长情况

（1）气管内生肿瘤患者的插管，建议在纤维支气管镜明视引导下进行，可避免无谓的插管通过尝试，或减轻导管通过时对瘤体的冲击，同时随时可交替使用气管内吸引和供氧。切忌盲目插管，特别是蒂细、质地脆、易出血的肿瘤触之易引起脱落和出血，加重气道梗阻。

（2）肿瘤侵犯气管所造成的外压性气管狭窄，在确认插管通过狭窄部位前忌用肌肉松弛药。

四、术中麻醉维持与气道管理

（一）术中麻醉维持

采用全凭静脉麻醉，其优点是在气道开放时，不会有麻醉气体污染。丙泊酚 TCI 靶控输注复合瑞芬太尼，一旦停止输注，麻醉苏醒迅速而完全。宜采用中效非去极化肌肉松弛药维持肌肉松弛状态，以减少操作中刺激气管造成患者的不随意体动。

（二）手术中气道管理

其重点是在气道开放时确保气道通畅和患者的正常氧合。目前最常用的方法主要还是交替使用经口气管内导管和外科医师行台上插管。成功的术中气道管理是麻醉医师和外科医师默契配合的结果。

1. 台上插管

可以根据不同的手术部位而定，颈部和胸部气管手术的重建方法相对较单一（图 6-1，图 6-2），而隆突重建术的方法较多，但是基本原理相仿。台上气管手术切开前，经口气管插管放置于病变上方通气，在下方切开气管，使用台上导管插入远端气道通气，切除病变后先吻合气管后壁，而后放弃台上插管，将口内气管导管送过吻合口远端，气囊充气后施行通气，缝合气管前壁完成吻合（图 6-3，图 6-4）。

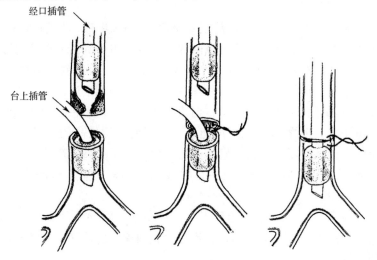

经口插管

台上插管

图 6-1　颈部气管手术中气管插管的方法

2. 台上插管导管型号的选择

术中麻醉医师应准备各个型号气管导管和连接管供选用。台上插管可用灭菌气管导管或自制导管，在满足通气前提下宜选用套囊稍细的导管，导管过粗、气囊过大可能影响气管缝合操作。需要注意的是，由于目前使用的导管套囊与导管前端位置较远，因此在使用过程中比较容易插深，易阻塞上叶管口。

3. 低氧血症的预防与处理

（1）术中可能需要间断地呼吸停止，可采用 100% 氧吸入，过度通气后，可获得 3 ~ 5 分钟的呼吸暂停时间，需要注意的是期间应密切观察血氧饱和度，一旦血氧饱和度下降至

90%，应立即重新通气，此时可能需要外科医师用手封堵尚未缝合完毕的吻合口，待血氧饱和度上升后再次暂停呼吸继续手术。

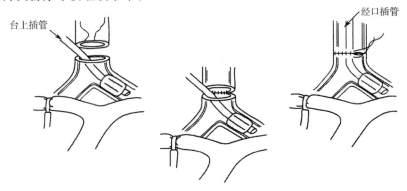

图6-2 胸部气管手术中气管插管的方法

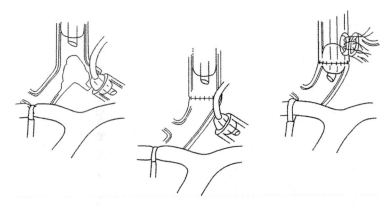

图6-3 隆突重建手术中气管插管的方法（1）

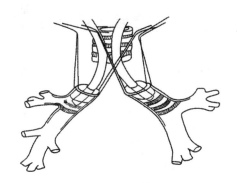

图6-4 隆突重建手术中气管插管的方法（2）

（2）血液和分泌液阻塞远端气道，需术者配合吸引远端气道。

（3）插管导管位置不良，位置太浅漏气或者太深部分肺段通气不足，需术者调整插管位置；麻醉医师提高新鲜气流量，采用间断通气的方法可以改善氧合。

（4）单肺通气中肺内分流，如不能采用双侧台上插管两肺分别通气，可考虑请术者临时套扎非通气侧肺动脉，或能改善血氧浓度。高频喷射通气（HFJV）作为一种在开放条件下的通气手段，在气管手术中应用有其优越性：喷射导管较细，使用灵活，提供充分的氧和避免单肺通气所致低氧，可以通过狭窄部位和气管切端，且对手术缝合干扰小。但需要注意的是，高氧流量可能导致手术野血液喷溅、血液吸入、导管不稳定、低通气和 CO_2 重复吸入。尤其要重视的是在气管壁未打开前使用 HFJV，有引起严重气道狭窄气压伤的风险。

（三）麻醉恢复期气道管理

气管重建术后麻醉恢复期也有潜在风险。由于手术后机械通气可影响气管吻合口的愈合，因此提倡在手术后尽早拔除气管导管，但重建的气道是脆弱的，随时有可能出现危险，而且重新建立安全的气道也是困难的。应注意以下 3 个问题：①尽量保持患者颈部前屈，减少吻合口张力；②完全逆转肌肉松弛药的作用，即便应用非去极化肌肉松弛药的拮抗药，也必须要有足够时间使肌肉松弛药的作用完全逆转，保证患者有足够的通气量后，才能拔除气管导管；③苏醒应平稳，尽量避免患者因躁动，呛咳而致吻合口裂开。如果采用全静脉麻醉，邻近手术结束时可逐渐减小瑞芬太尼的输注速度，给芬太尼 0.05 ~ 0.10 mg 或曲马多 50 ~ 100 mg 减轻麻醉恢复期患者疼痛，同时启用术后 PCA 镇痛。麻醉前期右美托咪定的应用，也能有效防止躁动，增加麻醉恢复期的舒适感。

气管手术后患者应在 ICU 监护治疗。入 ICU 后应常规行胸部 X 线检查以排除气胸。患者应始终保持头俯屈的体位以降低吻合口张力。面罩吸入湿化的氧气。隆突部位手术可阻碍气道分泌物的排出，必要时可使用纤维支气管镜辅助排痰。术后吻合口水肿可引起呼吸道梗阻，严重时需要再插管。由于体位的影响，ICU 插管应在纤维支气管镜引导下进行，避免误伤吻合口。术后保留气管导管的患者应注意气管导管的套囊不应放置于吻合口水平。

靠近喉部位的气管手术后易出现喉水肿，表现为呼吸困难、喘鸣与声嘶。治疗可采用改变体位（坐位）、限制液体、雾化吸入肾上腺素等措施，喉水肿严重时甚至需要再插管。

（李淑英）

第三节　支气管镜与纵隔镜手术的麻醉

一、支气管镜手术的麻醉

支气管镜在肺疾病的诊断治疗中有重要意义。从硬质支气管镜到软镜（纤维支气管镜、电子支气管镜），支气管镜的应用范围不断扩大。支气管镜目前主要用于气管、支气管异物取出、肺内引流、大咯血的治疗、气道与肺肿物的诊断与治疗。

从适应证看，硬质支气管镜与软镜并无区别，但临床上支气管镜的选择受很多因素控制。如设备条件、医师的经验、使用安全性与患者的舒适度等。软镜具有检查范围广、创伤小等优点，但在一些治疗性操作中应用受限。因此既往硬质支气管镜主要用于治疗性操作，而软镜主要用于诊断性检查，现在随着软镜器械及技术的发展，在治疗中的应用增多。荧光支气管镜检查（黏膜下的早期肿瘤组织会发出异样的荧光，对此部位进行组织活检可以提高肿瘤早期检出率）、经支气管镜超声检查（EBUS，即 6.0 mm 左右 EBUS 定位引导下行支气管镜针吸活检术，可以探明血管的位置，防止活检时误伤血管，提高肿瘤的早期检出率并降低穿刺活检的并发症）为近年来开展的新技术，属于软镜的范畴，但其诊断与治疗较为费时。目前临床对无痛气管镜的需求增多。无痛气管镜滞后于无痛胃肠镜，主要原因在于麻醉医师与内镜操作医师共抢气道，任何麻醉最需要保持的呼吸道通畅，在该操作过程中却始终由内镜占据呼吸道造成气道的部分梗阻。经近 20 年的临床实践，无痛气管镜已安全在国内开展。

术前用药应考虑患者的一般情况、手术类型、使用的支气管镜类型及麻醉方式。术前用药的主要目的在于缓解焦虑、提高痛阈、减少分泌与抑制反射。常用的术前用药有阿片类药、镇静药及抗胆碱能药，对于支气管镜检查或治疗患者应谨慎，避免其加重呼吸抑制，避免分泌物黏稠不易排出或吸引。

麻醉方式的选择应根据选用的支气管镜类型、拟行手术、患者的一般情况与患者的要求综合考虑。可选择的麻醉方式包括局部麻醉与全身麻醉。

局部麻醉主要用于一般情况较好、可配合的患者，手术操作较简单，手术时间一般较短。通过局部麻醉药雾化吸入与喷雾，对整个呼吸道表面施行麻醉。环甲膜穿刺注射局部麻醉药是声门下呼吸道表面麻醉的有效方式。舌咽神经阻滞与喉上神经阻滞对缓解声门上刺激有效，是较好的辅助措施。辅助神经阻滞时应防止误吸。使用局部麻醉还应注意局部麻醉药过敏，防止局部麻醉药过量中毒。

全身麻醉是支气管镜手术主要的麻醉方式。硬质支气管镜手术对镇静、镇痛与肌肉松弛要求高，一般选择全身麻醉。麻醉药的选择应考虑患者一般情况与手术类型。目前主张使用短效药物，保证术后迅速恢复。麻醉诱导可采用吸入诱导，也可采用静脉诱导。麻醉维持的方式多根据支气管镜通气方式确定。

硬质支气管镜可使用的通气方式包括自主呼吸、正压通气与无呼吸氧合。自主呼吸主要用于异物取出；无呼吸氧合维持时间短；正压通气是硬支气管镜主要的通气方式，包括间断正压通气、喷射通气和高频喷射通气等形式。

既往纤维支气管镜在无气管插管的情况下均采用自主呼吸，现在内镜专用面罩（图 6-5）、喉罩（图 6-6）在支气管镜检查与治疗中的应用日趋广泛，为控制患者的气道创造了条件，这样可以按需、随时进行辅助或控制呼吸，依据患者的全身情况及支气管镜下检查或治疗的需求可以采用 3 种麻醉方式。①监测下的麻醉镇静管理（MAC），即在麻醉医师的监测下，静脉镇静用药至保留自主呼吸程度的镇静深度，一般选用内镜专用面罩。②不使用肌肉松弛药的全身麻醉，可能潜在一过性呼吸抑制，多需要气管插管或喉罩控制气道，必要时可行辅助呼吸。③使用肌肉松弛药的全身麻醉，需要控制呼吸，多应用喉罩，也可用气管插管控制气道。3 种方法各有利弊，其共同点是局部麻醉不能省略，采用超声雾化吸入局部麻醉患者更容易接受，效果更好。右美托咪定镇静、不抑制呼吸的特点为 MAC 下支气管镜的检查提供了便利，但该药的起效需 10 分钟，因此需要提前用药。由于吸入麻醉药在支气管镜操作过程中容易污染环境，因此多采用静脉麻醉药，丙泊酚与瑞芬太尼为较好的选择，中短效肌肉松弛药为安静的术野创造了条件，但同时患者咳嗽能力的消失，需要操作者及时吸引气道内分泌物。

对于需要在硬质支气管镜或软镜下行气道内电灼或激光治疗的患者，控制呼吸或辅助呼吸时应避免高氧，宜将吸入氧浓度降低至 30% 以下，避免呼吸道烧伤。采用喉罩可以避免损伤气管导管后继发性损伤气道，必须行气管插管时则需要专用的抗激光气管导管。

支气管镜手术的并发症涉及手术并发症与麻醉并发症。硬质支气管镜可造成口腔至支气管径路的组织的损伤，包括牙齿、口咽黏膜、喉及支气管，组织活检后可引起组织出血等。麻醉相关的并发症包括呼吸抑制、麻醉过浅或过深带来的并发症。呼吸抑制表现为低氧血症与高碳酸血症，可通过辅助呼吸、调整通气来纠正。麻醉过浅时气道内操作刺激可诱发心律失常与血压波动，麻醉过深又不利于麻醉后恢复，因此需要适宜的麻醉深度及呼吸道黏膜的局部麻醉。术中心电图、无创血压、脉搏血氧饱和度及呼气末二氧化碳监测应作为常规，并应按照手术室内麻醉要求装备麻醉机、空氧混合装置及抢救药品等。麻醉后恢复应按照全身麻醉后处理。

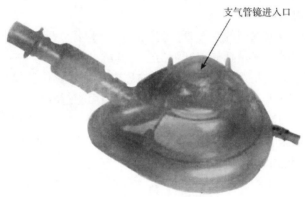

图 6-5　支气管镜专用面罩

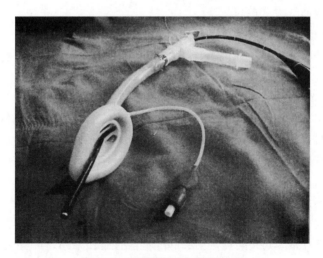

图 6-6　喉罩用于支气管镜检查

二、纵隔镜手术的麻醉

　　纵隔镜最早用于肺癌分级中纵隔淋巴结活检，以确定手术切除的可能性。后来逐渐用于纵隔上部淋巴结活检、纵隔肿块活检与后纵隔肿瘤的手术。虽然计算机断层扫描（CT）与磁共振成像（MRI）能发现纵隔内异常的肿瘤或淋巴结，但不能获取组织明确其病理性质，因此纵隔镜常与支气管镜检查结合用于治疗方案的确定。

　　胸骨上切迹切口入路的纵隔镜手术又称颈部纵隔镜手术，主要用于上纵隔病变的诊断治疗。胸骨左缘第二肋间切口与胸骨旁纵切口入路的纵隔镜手术又称前纵隔镜手术，主要用于前纵隔、肺门、上腔静脉区域病变的诊断治疗。

虽然纵隔镜手术可以在局部麻醉下完成，但由于纵隔镜技术由目视纵隔镜发展到电视纵隔镜，手术适应证范围也在扩大，巨大纵隔肿瘤、上腔静脉综合征已不再是纵隔镜手术的绝对禁忌证，因此麻醉管理的难度也在增加。特殊的手术部位潜在大出血、气栓、气胸、脑供血不足等严重并发症的风险，且手术要求术中术野静止、无咳嗽，故更多倾向于选用全身麻醉，并在手术中严密观察，做好应对大出血、气胸、脑供血不足的准备工作。

术前访视除了常规内容，重点仍是呼吸、循环功能的评估。对于潜在的气道压迫问题，做出正确的分级评估后，术前做好应对措施的准备。此外，由于纵隔镜手术多为诊断性手术，对于巨大纵隔肿块活检手术有时手术后肿瘤不仅不缩小，而且由于手术创伤、局部水肿、炎性反应等造成气道周围进一步水肿，可使气道受压进一步加剧甚至威胁患者的生命，因此在拔除气管导管前对这一问题也要有所考虑并做好应对准备。

术前存在气道压迫的患者，麻醉诱导前应充分评估控制气道与气管插管的难度，为防止手术损伤胸膜导致气胸宜插入双腔支气管导管，应急时可迅速实施肺隔离而避免张力性气胸或通气不能。纵隔肿瘤对大血管的压迫可能导致麻醉诱导与正压通气时循环功能恶化，可考虑通过改变患者体位的方法防止低血压，改善头部静脉血液回流也是需要经常观察的项目。

此类患者的麻醉可以不使用术前药。入手术室后开放一条静脉通道（16~18 G）。常规监测心电图，左手接脉搏血氧饱和度，右手桡动脉穿刺建有创血压监测。麻醉诱导与维持的方法很多，以静脉快速诱导、静脉维持的麻醉方法较常用。由于手术操作接近大血管、气管等重要解剖部位，麻醉中应创造安静的手术野，完善的肌肉松弛效果是必须的。由于手术时间短，应选用中短效的肌肉松弛药。手术可能带来上纵隔与气管等部位的刺激，因此要有足够的麻醉深度防止呛咳造成损伤，这也是不选用局部麻醉的主要原因之一。

纵隔镜手术中，无名动脉、无名静脉、奇静脉与镜身毗邻（图6-7）均可能受损而造成出血。无名动脉受压时，右侧的颈总动脉血供不足可引起脑供血不足，但在全身麻醉中较难发现，由于右锁骨下血供同时受阻，因此可通过右桡动脉波形的不规则或消失同步发现，及时提醒手术医师移动纵隔镜位置，以避免长时间脑供血不足，这是纵隔镜术中强调右桡动脉置管监测血压的主要目的之一。此外，由于纵隔镜手术的特殊体位要注意上腔引流是否通畅，避免头颈部过伸导致颈部血管受压。

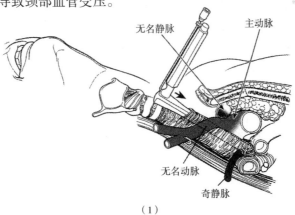

（1）

图 6-7

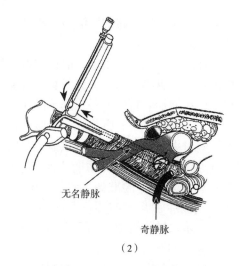

无名静脉

奇静脉

（2）

图 6-7　纵隔镜术中与毗邻动、静脉

　　麻醉恢复期需要注意的问题是对于术前呼吸道梗阻的患者拔管前要充分评估，警惕拔管后呼吸道梗阻加剧，对于术中潜在喉返神经与膈神经损伤的患者要注意避免误吸与呼吸困难。

（于艳娇）

第四节　纵隔手术的麻醉

　　纵隔是两侧纵隔胸膜之间所有器官的总称。纵隔内的器官主要包括心包、心脏及出入心脏的大血管、气管、食管、胸导管、神经、胸腺和淋巴结等。现常用纵隔的四分法分区即以胸骨角平面为界，将纵隔分为上、下纵隔。下纵隔又以心包的前、后面为界分为三部：心包前面与胸骨之间为前纵隔；心包及大血管所占据的区域为中纵隔；心包后面与脊柱之间为后纵隔（图 6-8）。

一、常见纵隔疾病及麻醉处理中的注意事项

　　纵隔病变除了创伤以外，主要为肿瘤。常见的纵隔肿瘤有神经源性肿瘤、畸胎瘤、皮样囊肿、胸腺瘤、纵隔囊肿、胸骨后甲状腺肿、淋巴源性肿瘤及其他如食管癌及支气管肿瘤等。大多数纵隔肿瘤为良性肿瘤，由于纵隔肿瘤逐渐增大，可产生周围脏器的压迫症状和恶变（如胸腺瘤和畸胎瘤等），因此一经诊断，都应早期手术切除肿瘤。纵隔肿瘤手术麻醉处理的要点见图 6-9。无临床症状的小肿瘤，麻醉处理无特殊；肿瘤增大致气管、支气管、心、肺、血管受压时可危及生命，尤其是气道受压的患者麻醉处理中存在致死性气道梗阻的风险。因为气道压迫阻塞可发生在气管分叉处，此时如果用单腔气管导管，受压部位处于气管导管的远端，自主呼吸消失可导致气道梗阻加剧，因此，远端气道未能受控之前禁用肌肉松弛药，如果手术必需肌肉松弛时则建议选择双腔支气管导管，以确保非受压一侧支气管的通畅，如果双侧支气管都受压，则不宜全身麻醉。对于有气管压迫和扭曲的患者，气管插管时，若导管口贴在气管壁上或者导管通过狭窄部分时，管腔可被完全堵塞或形成一锐角，这

种情况也可引起气道的完全梗阻，可在纤维支气管镜引导下明视插管，导管需通过气道最狭窄处。尽可能采取患者平时喜爱的体位及姿势，常为呼吸道受压程度最轻的体位。诱导插管后，由于肌肉松弛药、重力及体位等的影响，部分患者可出现巨大肿瘤压迫肺叶致肺不张、低氧、气道压增高等，需要调节体位达到最佳状态，必要时须手术医师密切配合，麻醉成功即进胸托起肿瘤，以解除对肺叶及气道的压迫。对于肿瘤压迫心脏、大血管的患者，应采取使心脏受压最轻的体位，并尽快手术解除压迫。麻醉恢复期提倡在手术后尽早拔除气管导管，首先要完全逆转肌肉松弛药的作用；其次，避免苏醒期患者咳嗽，防止肿瘤切除吻合处或缝扎处缝线脱落出血。严密监测患者呼吸功能和状态的变化，对原有肺及大血管受压者，拔管前后应做好紧急再插管及气管切开的准备。

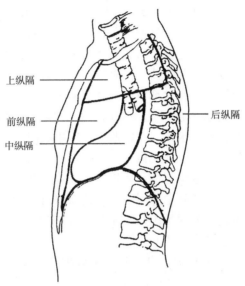

图 6-8　四分法纵隔分区

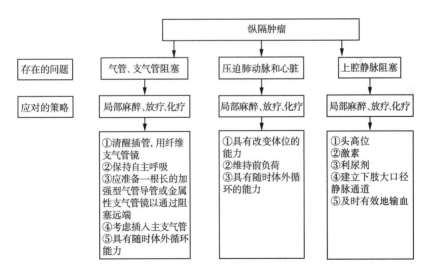

图 6-9　纵隔肿瘤手术麻醉处理要点示意图

除了上述共性问题外，针对不同的纵隔肿瘤麻醉处理中有些特殊的问题需要注意。

1. 神经源性肿瘤

多发生在后纵隔的交感神经链或肋间神经上，手术范围大，术中出血多，因此必须建立足够的静脉通路。此外，儿童较易并发其他畸形（脊柱侧弯、先天性心脏病、气道异常等），术前检查及麻醉中应注意。

2. 胸腺瘤

多发生在上纵隔，个别可在中、后纵隔。有 30% ~ 40% 患者并发重症肌无力。因此对于胸腺肿瘤患者术前应明确诊断是否存在 MG。MG 以临床表现按改良 Osserman 分为五型。Ⅰ型：单纯眼肌型（脑神经最早受累，表现为上睑下垂、复视）；Ⅱa 型（轻度全身型）：呼吸肌不受累，延髓肌未受累；Ⅱb 型中度全身型：呼吸肌不受累，延髓肌受累，出现吞咽障碍、饮水呛咳和口腔清除反应障碍；Ⅲ型：急性暴发型，起病急，数月后延髓肌受累，半年内出现呼吸肌麻痹；Ⅳ型：迟发性全身肌无力型；Ⅴ型：肌无力伴肌萎缩型。如有 MG 症状，术前应药物控制，常用抗胆碱酯酶药——吡啶斯的明口服治疗，该药治疗有效剂量的个体差异较大，目前主张术前用最小有效剂量以维持足够的通气功能和吞咽、咳嗽能力，并在术前减量至 1/3 ~ 1/2；有些患者术前可能还应用了肾上腺皮质激素治疗。因此对于 MG 患者需要注意其体内胆碱酯酶及激素水平，滴定监测下应用肌肉松弛药，避免用氨基糖苷类抗生素，如果病情严重在麻醉期间可以补充血浆，降低体循环乙酰胆碱受体抗体。拔管前要充分评估，待呼吸功能及保护性气道反应恢复后拔管。拔管后严密监护，对于术前口服吡啶斯的明治疗的患者，术后 2 小时应恢复术前用药（不能口服可经胃管给药）。病情严重者（术前球麻痹史、乙酰胆碱受体抗体浓度 >100 nmol/L，术中失血量 >1 000 mL）容易发生肌无力危象，并注意与胆碱能危象鉴别（表 6-1）。

表 6-1　肌无力危象和胆碱能危象的鉴别

项目	肌无力危象	胆碱能危象
抗胆碱酯酶药	有效	症状加剧
分泌物	不多	多
出汗	正常	大汗
肌肉跳动	无	明显
肠蠕动	正常	增强（肠鸣音亢进）

3. 畸胎瘤和囊肿

常见于儿童和年轻患者，可为实质性或皮样囊肿。由于其结构复杂，任何一种组织都可能发生恶变，故诊断后常选择手术治疗。畸胎瘤还可穿破入肺组织或支气管，从而招致感染，甚至痰液中可排出肿瘤的内容物如毛发等。麻醉的处理取决于肿瘤对周围脏器的是否有压迫及是否存在肺部感染、湿肺等，重点是对呼吸道的控制。

4. 淋巴瘤

常发生在前纵隔和中纵隔。由于淋巴瘤的治疗有赖于病理诊断，故对于不能取得外周浅表淋巴结（如锁骨上、腋下淋巴结）活检的患者，获取纵隔内病理组织成为手术的适应证。但此类患者的麻醉必须权衡利弊，在风险可控的情况下实施麻醉，如果风险达到威胁患者生命的程度则应考虑 CT 引导下穿刺或先行放疗，使得肿瘤缩小后再实施麻醉。如手术仅为活检，因手术后局部水肿，气道受压情况可能会加重，应注意防范。

5. 胸骨后甲状腺

胸骨后甲状腺可为迷走甲状腺腺瘤，较常见者为甲状腺叶下极腺瘤移入胸内，其特点为肿瘤与气管关系甚为密切。由于主动脉弓及其大分支的走向关系，不论是甲状腺左叶或右叶下极的腺瘤，移入胸内时，常顺主动脉的斜坡偏向纵隔右侧。巨大胸骨后甲状腺可压迫气管，导致呼吸道阻塞，麻醉管理的重点是气道处理，包括手术结束后拔管前必须确认无气管软化才能拔管。

二、前纵隔巨大肿瘤麻醉处理的特殊性

由于前纵隔巨大肿瘤在麻醉诱导时可发生威胁生命甚至致死性呼吸道梗阻或循环虚脱，故对其麻醉处理的某些问题再做强调。

术前注意症状和体征，如仰卧位即呼吸困难或咳嗽提示呼吸道并发症的发生率增加；晕厥或心外流出道梗阻症状则反映心血管并发症的危险性增加。颈、胸部CT片可显示肿块的位置、范围、气道受累情况；心脏超声检查则用于评估心脏、体血管和肺血管的受压情况。

麻醉风险评估中重要的是考虑患者的诊治方案是为了诊断还是治疗。如果为了诊断性操作，呼吸系统CT扫描、肺功能流速—容量环及超声心动图检查评估肿瘤的解剖位置，如果三种检查结果之一阳性，即使无呼吸困难的症状，采用全身麻醉在儿童或成人均属于高危，建议尽可能采用局部麻醉、清醒、CT引导下的穿刺活检术，其诊断的精确性可大于90%。

一旦明确诊断，如果需要手术治疗则需进一步确定安全的麻醉方案。全身麻醉诱导必须在心电图、脉搏血氧饱和度、呼气末二氧化碳和有创动脉血压监测下进行，保留自主呼吸直至呼吸道得到控制，值得注意的是即便保留了自主呼吸也有可能是不安全的。如果在诱导前CT显示无终末气管受压可以顺利插入气管导管，清醒气管插管是可能的。如果需要肌肉松弛，第一步必须确认手控正压通气有效，然后应用短效肌肉松弛药。如果发生气道或血管进一步受压，则必须立刻手术显露，故麻醉诱导前外科医师应洗手，随时准备手术。术中威胁生命的气道受压可用下列方法应对：调整患者体位（回到诱导前或患者较少出现症状的体位）或应用硬质支气管镜经过远端阻塞部位通气。麻醉诱导插管后，由于肌肉松弛药、重力及体位等的影响，部分患者可出现巨大肿瘤压迫肺叶致肺不张、低氧血症、气道压增高等，需要调节体位达到最佳状态，必要时须让手术医师配合，立刻进胸托起肿瘤，以解除对肺叶及气道的压迫。对于麻醉诱导后威胁生命的心脏、血管受压情况减浅麻醉的是无效的，只有立刻正中胸骨劈开，术者提升肿瘤，使肿瘤离开大血管方可缓解。对术前评估后认为不能保证诱导后呼吸、循环功能者，可在体外循环下进行手术。麻醉恢复期则排除气管软化后才能拔管，注意术中对受压部位的直视观察，并在拔管前先放气囊后观察，拔管时可在气管导管内先置入较细的交换导管，一旦拔除气管导管后有问题，可以顺着交换导管再次插管。另外，也可在拔管时经气管导管置入纤维支气管镜明视观察，如无气管软化则拔出气管导管。巨大纵隔肿瘤如果术中循环波动明显，则可能术后仍需要循环支持。

三、上腔静脉综合征麻醉的注意事项

上腔静脉综合征由上腔静脉的机械阻塞引起。上腔静脉综合征的发生原因包括：支气管肺癌（87%），恶性淋巴瘤（10%），良性病变（3%）如中心静脉高营养、起搏器导线产

生的上腔静脉血栓、特发性纵隔纤维化、纵隔肉芽肿及多结节性甲状腺肿。上腔静脉综合征的典型特征包括：上半身表浅静脉怒张；面颈部、上肢水肿；胸壁有侧支循环静脉和发绀。静脉怒张在平卧位时最明显，但大多数病例在直立时静脉也不会像正常人一样塌陷。颜面部水肿明显，眼眶周围组织肿胀以至于患者不能睁开眼睛，严重的水肿可掩盖静脉扩张症状。大部分患者呼吸道静脉瘀血和黏膜水肿可引起呼吸道梗阻症状（呼吸急促、咳嗽、端坐呼吸）。此外，还可因脑静脉回流障碍引起脑水肿，产生意识、精神、行为改变。由于上腔静脉综合征患者有时病因不明，有时需要行纵隔镜或小切口下取组织活检明确诊断，有时则可能拟行上腔静脉解压术而需要实施麻醉。

麻醉处理的关键仍是呼吸和循环管理。呼吸系统主要是气道问题，面颈部的水肿同样可以出现在口腔、口咽部和喉咽部。此外，呼吸道还可能存在外部的压迫和纤维化，正常运动受限，或存在喉返神经损害。如果疑有气道受压，按照巨大前纵隔肿瘤的麻醉处理。为减轻气道水肿，患者常以头高位被护送到手术室。在麻醉诱导前，所有患者均行桡动脉穿刺置管。根据患者情况术前可从股静脉置入中心静脉导管作为补液通道，颈内静脉置管则用于监测及必要时可作为引流以减轻脑水肿。如果诱导前患者必须保持坐位才能维持呼吸，那么应选择使用纤维支气管镜或喉镜清醒插管。

由于中心静脉压过高，加之术野组织的解剖变形，术中出血是一个重要问题，应做好充分备血。

术后特别是纵隔镜、支气管镜检查后上腔静脉的压迫并没有解除，则可能发生急性呼吸衰竭而需气管插管和机械通气。这种急性呼吸衰竭的机制尚不清楚，但最有可能的是上腔静脉综合征引起急性喉痉挛和支气管痉挛，呼吸功能受损、肿瘤增大可加重气道的阻塞。因此这些患者应常规监护。

（代　梦）

第七章

腹部手术麻醉

第一节　胃肠道手术的麻醉

胃肠道手术为常见的手术类型，用于处理消化道病变。其特点为术前往往需要长时间的肠道准备，有些特殊患者（如炎性肠病、肠梗阻）禁食、禁水的时间很长，因此在麻醉处理上需要充分考虑该特点。对于胃肠道急诊患者，由于往往存在肠梗阻，因此在插管时应该按照饱胃患者处理。

一、术前访视

胃肠道患者的术前访视除了需要了解一般情况外，还需要重点评估患者的循环状态及代谢紊乱。

1. 循环状态

注意患者禁食、禁水时间以及肠外营养时间，检查近期的血常规、肝肾功能检查结果，根据情况决定是否需要术前输血、输注白蛋白。对于并发肝脏疾病患者，还应该注意患者的凝血情况，必要时进行纠正治疗。对于存在脾功能亢进的患者，还应该注意血小板计数，必要时输注血小板，术前准备足够的血小板。

2. 代谢紊乱

胃肠道引流常导致患者代谢紊乱，术前应该进行积极的纠正和优化。

3. 急诊手术患者

目前胃肠道急诊患者数量有增多的趋势，而且患者入院时很多已经出现感染性休克症状，除一律按照饱胃患者处理外，还应该按照感染性休克对待。

二、术中管理

对于胃肠道患者，采用全身麻醉和气管插管技术。对于某些短小手术（例如疝修补术），可以使用硬膜外麻醉。

对于择期手术患者，通常采用经口快诱技术。在插管之前，需要评估患者的饱胃状态，必要时放置胃管，在插管前进行吸引，减轻胃潴留程度。对于急诊胃肠道疾病患者，一律按照饱胃患者进行麻醉诱导。放置胃管，使用去极化肌肉松弛剂，避免加压通气，环状软骨压迫等。如果仍然发生误吸，可在插管后进行气管内吸引，用少量生理盐水进行气管内冲洗，术后返 ICU 加强治疗，以便减少误吸相关的并发症。但是总体来说，如果一旦发生误吸，患者的预后往往不良，因此对胃肠道急诊患者必须提高警惕。

麻醉的维持可以采用吸入和静脉麻醉，但是如果患者循环不稳定，首选吸入药。对于存在胃肠道梗阻的患者，不可使用 N_2O。

由于胃肠道手术的术野往往较大，因此造成的液体丢失也多于其他手术。在术中进行液体管理时，除了一般补液量，还应该计算患者胃肠道术野的丢失量，但是一切液体复苏都应该以循环状态进行指导，例如中心静脉压、尿量及乳酸水平，不应该生搬计算公式。除了液体管理外，还应该定期进行血气检测，以评估电解质水平以及循环灌注状态，指导下一步治疗。

三、术后管理

危重患者、发生误吸的患者往往需要在 ICU 进行加强治疗，以便改善预后。

胃肠道患者的切口往往比较大，术后疼痛发生率高，因此建议对此类患者使用 PCA 镇痛。常用配方为吗啡，还可以选择舒芬太尼，具体剂量需要根据患者的一般情况来决定。不建议对这些患者使用 NSAIDs 药物，避免胃肠道溃疡、出血等不良反应的发生。此类患者术后发生恶心、呕吐的概率较高，可嘱外科医师常规使用止吐药物。

四、常见胃肠道手术

1. 疝修补术

疝常见于老年患者以及既往有腹部手术患者。常用麻醉方法为硬膜外麻醉，对于存在硬膜外操作禁忌的患者，可以使用全身麻醉，此时首选喉罩通气。如果手术时间过长（病变复杂、外科医师技术不熟练等），气管内插管为安全的气道管理方式。如果选择全身麻醉，在患者苏醒期应该避免发生呛咳，以防止补片膨出。

2. 阑尾切除术

阑尾切除术一般采用硬膜外技术，穿刺间隙选择 $T_{11～12}$ 或 $T_{12}～L_1$，阻滞平面应该达到 T_6 水平，以减轻探查过程中对内脏牵拉所造成的疼痛。

3. 胆囊切除术

胆囊周围迷走神经分布密集，因此在胆囊周围操作时往往出现胆—心反射，引起心动过缓，严重者会引起血压下降，此时可以使用阿托品进行对抗。

4. 胃切除术

胃切除术用于胃的良、恶性病变。根治性胃癌切除术时间往往较长，因此液体的管理至关重要。除了一般的麻醉监测外，必要时需要建立有创监测（动脉监测、中心静脉监测）指导治疗，而且中心静脉还可用于术后肠外营养及化疗。

5. 炎性肠病手术

炎性肠病多见于年轻患者，这类患者往往长期使用激素或免疫抑制剂，因此在术前访视时应该重点了解患者药物不良反应的程度。炎性肠病患者体重往往低于标准体重，如果使用丙泊酚维持麻醉时，TCI 技术可能无法达到预期的麻醉深度，此时建议使用吸入药物维持麻醉。同时由于此类患者白蛋白水平往往偏低，因此会对相关药物（肌肉松弛药、镇痛药）的代谢产生影响，在麻醉过程中应该引起重视。

6. 肠道肿瘤切除术

肠道肿瘤切除术多采用开腹方式，但是也有一部分外科医师采用腹腔镜下肿瘤切除术（如 Dixon 或者 Miles 式式）。如果采用腹腔镜，需要注意气腹对患者呼吸、循环功能的影响，警惕皮下气肿等并发症的发生。

（陈　杨）

第二节　肝、胆、胰手术的麻醉

一、肝、胆、胰手术的麻醉特点

（1）肝、胆、胰具有重要的生理功能，参与人体营养物质的消化、吸收、代谢；合成血浆蛋白和凝血因子；清除有毒物质和致病微生物；参与机体免疫功能；分泌多种激素，调节消化系统和全身生理功能。肝、胆、胰疾病必然导致相应的生理功能紊乱及全身营养状态恶化。为保证手术麻醉的安全性，减少术后并发症，麻醉前应根据患者病理生理改变以及伴随疾病的不同，积极调整治疗，以改善全身状况，提高对手术和麻醉的耐受性。

（2）肝硬化食管胃底静脉曲张，可继发大出血。除表现呕血、便血外，胃肠道可潴留大量血液，失血量难以估计。麻醉前应根据血红蛋白浓度、血细胞比容、尿量、尿比重、血压、脉率、脉压、中心静脉压等指标评估体液状态，补充血容量和细胞外液量，并做好大量输血的准备。注意维持有效循环血量，保持血浆蛋白量，维护血液氧输送能力，补充凝血因子。此外，呕血还有被误吸的可能，一旦发生，可导致急性呼吸道梗阻、吸入性肺炎或肺不张等严重后果，麻醉时应采取有效的预防措施。

（3）严重腹胀、大量腹腔积液、肝脏巨大肿瘤患者，当术中排出大量腹腔积液、搬动和摘除巨大肿瘤时，腹内压骤然下降易发生血流动力学及呼吸的明显变化。麻醉医师应依据病情做好防治，并避免缺氧、二氧化碳蓄积和休克。

胆道疾病多伴有感染、梗阻性黄疸和肝损害。麻醉时应注意肝肾功能的维护、出凝血功能异常及自主神经功能紊乱的防治。

（4）腹腔内脏器官受交感神经和副交感神经双重支配，内脏牵拉反应与此类神经有密切关系。肝、胆、胰手术的椎管内麻醉要阻滞内脏神经交感神经支时，阻滞平面应达 $T_4 \sim L_1$，但迷走神经支不能被阻滞，牵拉内脏容易发生腹肌紧张、鼓肠、恶心、呕吐和膈肌抽动，不仅影响手术操作，且易导致血流动力学剧变。为消除内脏牵拉反应，可辅用内脏神经局部麻醉药封闭或应用镇痛镇静药。良好的肌肉松弛也是腹部手术麻醉不可忽视的问题。

（5）肝、胆、胰的急诊手术，如急性胆囊炎、化脓性胆管炎、胆汁性腹膜炎及肝破裂等，病情危重，麻醉前往往无充裕时间进行综合性治疗。麻醉医师应尽可能在术前短时间内对病情做出全面估计和准备，选择适合于患者的麻醉方法和麻醉前用药，以保证患者生命安全和手术顺利进行。

二、麻醉药对肝功能的影响

（一）吸入麻醉药

吸入麻醉药可影响肝脏血流（包括肝动脉和门静脉血流），而静脉麻醉药和阿片类药对其影响较小。许多测量技术被用来评估肝脏和门静脉血流，最常使用的方法是血浆吲哚菁绿的清除率。大多数麻醉药可通过降低心排量而减少门静脉血流（PBF），但是可增加肝动脉血流（HABF），虽然这不足以使肝总血流量（THBF）恢复正常。大多数研究的一致性结论是所有吸入麻醉药均可降低平均动脉压（MAP）和心输出量，其中氟烷和恩氟烷与异氟烷和七氟烷相比作用更明显，氟烷也降低肝脏氧输送和肝静脉血氧饱和度。吸入麻醉药还可通过降低心输出量、MAP和肠系膜交感活性影响肝血管供给而不同程度地改变门静脉和肝动脉血管阻力。除了对血管的影响之外，在肝功能方面（如血清转氨酶水平），氟烷比异氟醚的影响大。

吸入麻醉药导致肝脏血流的改变部分是由自主调节机制介导以维持稳定的THBF。这种生理适应过程称为肝动脉缓冲反应（HABR），在严重低血容量、大型腹部手术或是重度失血时机体通过增加HABR代偿PBF的降低，从而维持肝总血流量的稳定。氟烷可干扰这一反应，而七氟烷及异氟烷则维持HABR。七氟烷还可进一步抑制肝动脉收缩从而能更加有效地维持HABR。七氟烷在维持HABR、肝氧输送和氧输送/消耗比方面与异氟烷相当甚至优于异氟烷。此外，研究证实暴露于异氟烷或地氟烷后常规肝功能检查结果无明显变化。

有关麻醉药对严重肝脏疾病患者肝功能影响的研究很少。少数研究表明地氟烷和异氟烷不会改变成年慢性肝病手术患者的围手术期肝功能检查结果，与氯胺酮和氟烷相比，异氟烷可更有效地维持肝硬化大鼠的肝脏血流。鉴于氟烷对肝脏血流和肝功能的不利影响，严重肝脏疾病患者应避免使用氟烷。由于目前可替代的吸入麻醉药种类繁多以及氟烷使用的整体减少，上述问题已经成为历史。鉴于氟烷潜在的肝毒性，许多专家认为无论是在健康人还是严重肝功能不全患者中使用氟烷都是不合理的。

惰性气体氙气于1951年首次被提出具有麻醉特性。氙气非易燃易爆、低毒性、无致畸性，且血气分配系数低于所有吸入麻醉药（仅为0.115），诱导起效快，恢复迅速，被认为是一种理想的吸入麻醉药。氙气对左心室功能、全身血管阻力及全身血压均无明显影响。其人体血流动力学特征类似于丙泊酚。人体研究发现，与异氟烷比较，氙气较少引起低血压且对左心室功能无影响。同时动物研究表明与静脉麻醉药相比，氙气可增加脑灌注，且对其他局部器官灌注如肝脏灌注无影响，不改变HABR、不影响心输出量，因此理论上对THBF无影响（不同于其他吸入麻醉药），且不影响肝功能检查结果。但是至今仍需更大规模的基于肝功能正常及异常患者的临床实验研究，来证实氙气在急慢性肝疾病患者中的使用安全性，而此种研究目前还难以实现。

总之，吸入麻醉药对肝脏血流和肝功能的影响较为复杂，不仅与麻醉药自身特性有关，同时也受患者情况的影响，如肝功能不全的严重程度、高龄、手术应激和腹部手术操作。但是七氟烷、地氟烷和异氟烷稳定肝脏血流的作用始终强于氟烷和恩氟烷。有关新型吸入麻醉药对严重肝脏疾病患者肝脏血流的影响尚需大规模的前瞻性研究。

（二）静脉麻醉药

与吸入麻醉药相比，有关静脉麻醉药对肝功能影响的资料较少。早期研究表明依托咪酯和硫喷妥钠可通过增加肝动脉血管阻力、降低心输出量和血压来减少肝脏血流，氯胺酮即使在大剂量使用的情况下对肝脏血流的影响也很小。利用敏感放射标记微球技术检测动物器官血流，发现丙泊酚可增加肝动脉和门静脉循环而增加THBF，表明丙泊酚具有显著的内脏血管舒张作用。在某些动物模型中，即使MAP降低THBF仍保持稳定，而另一些研究则发现

MAP 升高而平均肝脏血流反而降低，这提示了丙泊酚的种属特异性。与氟烷相比，丙泊酚更有利于保持内脏和肝脏的氧输送平衡。有限的临床和实验资料显示，当动脉血压稳定时，静脉麻醉药对肝脏血流仅存在轻微影响并且对术后肝功能无明显损害。

（三）中枢神经阻滞剂

脊髓麻醉或硬膜外麻醉对肝脏血流和肝功能的影响并非一定由麻醉药物引起。早期人体研究显示，高位脊髓或硬膜外麻醉时肝脏血流降低，全身动脉血压也降低。其他动物研究发现高位硬膜外阻滞时 PBF 降低而 HABR 稳定，由此导致 THBF 降低。通过使用血管升压药物（如多巴胺或麻黄碱）来恢复 PBF 或是输液来维持正常动脉血压可逆转上述不利变化，并可维持肝脏血流的稳定。由此推断，低血压所致肝脏血流的降低继发于内脏血流减少，因此导致 PBF 降低。

三、肝脏疾病对麻醉药药代动力学的影响

肝脏疾病时由于蛋白结合力的改变、人血清蛋白及其他药物结合蛋白水平的降低、腹腔积液及全身水含量增加所致分布容积的改变，及肝细胞功能异常所致代谢减弱，均可显著影响药物代谢及药代动力学。此外，镇静药和阿片类药可增加严重肝病患者的此种影响，甚至诱发或加重肝性脑病。长期饮酒所致肝酶诱导作用的降低也可影响肝硬化患者使用药物的最终效果。

肝脏疾病对药物分布的影响不仅取决于药物的清除途径，同样也取决于肝功能不全的严重程度。肝脏药物清除率由诸多因素决定，包括肝脏血流、肝酶活性及效力、血浆蛋白结合率、胆汁淤积所致肝肠循环和肠内药物代谢的改变，及门体分流对部分药物的清除等。此外，肝脏疾病对药物清除的影响随肠内、肠外药物的不同而异。通常严重肝病会影响高摄取药物的代谢（如利多卡因和哌替啶），因为此时药物的清除主要依赖于肝脏血流或门体分流。相反，低摄取药物如地西泮的代谢主要受蛋白结合力的影响，未结合药物得到清除；或是受肝脏内部清除力及代谢的影响，随肝细胞功能障碍的严重程度增加而降低。但是血浆蛋白降低导致游离药物比率的增加可减轻肝脏代谢水平的下降所致的影响，从而最终仅轻微改变药物的作用。另外，游离药物比率的增加可使更多药物分布于组织间（并可潜在增加药物的分布容积），加上肝代谢水平的降低，可延长药物的半衰期。因此严重肝脏疾病患者的药代动力学十分复杂。

（一）阿片类药

严重肝硬化患者吗啡代谢明显降低，导致其消除半衰期延长，口服吗啡的生物利用度增加，血浆蛋白结合率下降，镇静及呼吸抑制作用增强。虽然肝外代谢途径可能有助于肝硬化患者吗啡的清除，但给药时间间隔仍需延长 1.5 ~ 2.0 倍，口服给药剂量需减少。同样哌替啶的清除率也降低 50%，半衰期延长一倍。此外，由于对去甲哌替啶清除率的下降，其蓄积作用可使严重肝脏疾病患者出现神经毒性反应。

芬太尼是一种高脂溶性的合成阿片类药物，因其快速再分布特性，单次静脉给药作用时间短暂。反复或持续给药可出现蓄积导致作用时间延长。由于芬太尼主要通过肝脏代谢，严重肝病患者的清除时间将延长。

舒芬太尼是一种作用更强的合成阿片类药物，同样主要在肝脏代谢且可与蛋白高度结

合。虽然持续给药和蛋白结合率的降低对舒芬太尼的影响与芬太尼类似，肝硬化患者单次给药的药代动力学却无明显变化。

阿芬太尼是一种短效阿片类药物，其作用较芬太尼弱，主要经由肝脏代谢且蛋白结合率高。与芬太尼和舒芬太尼不同的是，阿芬太尼在肝硬化患者体内的半衰期几乎延长一倍，且体内游离比率更高，由此可延长作用时间、增强药物效果。

瑞芬太尼是一种具有酯链结构的合成阿片类药物，可被血液及组织中的酯酶快速水解，具有高清除率、快速清除的特点，其恢复时间几乎与使用剂量和给药持续时间无关，清除不受肝功能不全的影响。研究表明，严重肝病患者或是肝移植患者的瑞芬太尼清除不受影响。

（二）镇静镇痛药

硫喷妥钠的肝脏摄取率低，因此在肝脏疾病患者体内的代谢和清除将受到显著影响。但是肝硬化患者硫喷妥钠的清除半衰期无明显改变，可能与其体内分布容积广泛有关，因此这些患者使用标准剂量硫喷妥钠的作用时间不会延长。相反，其他高脂溶性静脉麻醉药（包括美索比妥、氯胺酮、依托咪酯和丙泊酚等）经肝脏代谢，肝脏摄取率高，因此在严重肝病患者体内清除率将会降低。尽管具有上述药代动力学特性，但因分布容积的增加可延长半衰期并影响恢复时间，依托咪酯在肝硬化患者体内的清除率无改变。美索比妥和丙泊酚无论是单次给药或持续输注，在肝硬化人群的清除动力学特征类似于普通人群。但是肝硬化患者丙泊酚的间断性给药可使其平均临床恢复时间延长。终末期肝病患者对咪达唑仑的清除率下降导致其半衰期延长。鉴于蛋白结合率的降低及游离比率的增加，可以预测严重肝病患者使用咪达唑仑可延长其作用持续时间并增强其镇静效果，尤其在大剂量使用或长期输注的情况下。类似的变化同样见于地西泮。

右旋美托咪定是一种具有镇静和镇痛作用的 α_2 肾上腺素能受体激动剂，主要经肝脏代谢，肾脏清除率低。通常与肝功能正常的患者相比，不同程度肝衰竭患者对右旋美托咪定的清除率降低、半衰期延长且脑电双频谱指数降低。因此严重肝功能不全患者使用右旋美托咪定应调整剂量。肾功能障碍患者使用右旋美托咪定后，虽然药代动力学无改变，但由于蛋白结合率的改变而导致镇静作用时间延长。肝功能不全患者同样会因蛋白结合率的改变而延长镇静作用时间。

总之，尽管肝硬化患者绝大多数静脉麻醉药的代谢均受到影响，其对镇静镇痛药物药代动力学的影响却很小。鉴于严重肝脏疾病患者使用地西泮后临床作用增强和持续时间延长，无论在手术室还是加强监护病房，出现药物蓄积、作用时间延长及肝性脑病发生的风险增加，故反复或长期使用时需十分谨慎。

（三）神经肌肉阻滞剂

有关肝硬化对肌肉松弛药药代动力学和药效动力学的研究较为广泛。甾类肌肉松弛药维库溴铵主要经肝脏清除，肝硬化患者对其清除率降低，消除半衰期延长，肌肉松弛作用延长。酒精性肝病对维库溴铵的影响不明确，其清除率和消除半衰期无明显改变。罗库溴铵起效较维库溴铵快，经肝脏代谢和清除，肝功能不全可使其分布容积增加，消除半衰期和肌颤搐恢复时间延长，虽然首次给药后神经肌肉功能恢复不受肝脏疾病影响，但严重肝功能不全时首次大剂量或反复多次给药可显著延长罗库溴铵的作用时间。

肝硬化患者药物分布容积增加，同样使泮库溴铵消除半衰期延长。非器官依赖性代谢肌肉松弛药如阿曲库铵（非特异性酯酶水解）和顺式阿曲库铵（Hofmann 清除）在终末期肝病患者的消除半衰期和临床作用时间与正常患者类似。阿曲库铵与顺式阿曲库铵的共同代谢产物 N-甲基罂粟碱主要经肝脏清除。尽管其在肝移植患者体内的浓度增加，临床相关的神经毒性反应并未见报道。唯一通过血浆胆碱酯酶清除的米库氯铵在肝硬化患者体内的代谢也有改变。与肝功能正常患者相比，肝衰竭患者使用米库氯铵可致肌颤搐恢复时间显著延长，清除半衰期延长以及体内残留时间延长。上述变化与肝硬化患者体内血浆胆碱酯酶活性降低相关。胆碱酯酶活性的降低导致米库氯铵清除减少。严重肝病患者使用米库氯铵时需调整输注速度。与米库氯铵类似，严重肝病患者由于血浆胆碱酯酶水平下降，琥珀酰胆碱的作用时间也延长。

总之，肝硬化及其他严重肝病显著降低维库溴铵、罗库溴铵和米库氯铵的清除率，延长神经肌肉阻滞剂的作用时间，尤其是在反复使用或长期输注的情况下。阿曲库铵和顺式阿曲库铵的清除不依赖肝脏，因此在终末期肝脏疾病患者使用时无须调整剂量。

四、肝胆管术后并发症的危险因素

肝胆管手术患者术后肝功能不全相关危险因素的评估主要考虑以下内容。①无症状的术前肝酶检查结果升高，此时应详细询问病史，仔细行体格检查，并进行重复和深入的实验室检查以进一步明确诊断。②急性肝炎、肝脂肪变性、慢性肝炎和肝硬化，目前公认急性肝炎（无论是病毒性、酒精性还是药物性）是择期手术后患者肝衰竭和死亡的危险因素，择期手术均应推迟至肝细胞功能不全缓解；麻醉和手术对慢性肝炎造成的风险程度主要取决于肝脏合成功能障碍的严重程度，若手术不可避免，围手术期应谨慎处理，维持肝脏灌注，避免诱发肝衰竭和肝性脑病的危险因素。目前肝硬化仍被认为是接受非肝脏手术患者的主要危险因素。③潜在诱发术后肝功能不全的手术类型，肝叶切除术是导致术前肝功能不全患者肝衰竭的公认危险因素之一。大多数肝癌患者存在慢性肝炎或肝硬化引起的肝功能不全，由于这些患者肝脏储备能力的降低而不得不减少切除的肝组织，从而避免损伤活性肝组织及导致肝衰竭，后者是术后死亡的最常见原因。由于门静脉高压症、凝血功能异常及既往腹部手术造成的血管高度粘连等因素，接受肝癌肝叶切除术的肝硬化患者围手术期出血较常见。此类患者术前行吲哚菁绿15分钟滞留实验或直接肝静脉压力梯度测定有助于判断预后。

五、肝、胆、胰手术的麻醉方法

1. 全身麻醉

是最常用的方法。优点：良好的气道保护，可维持充分通气，麻醉诱导迅速，麻醉深度和持续时间可控。缺点：气道反射消失，诱导及苏醒期反流误吸的风险增加，血流动力学干扰大。

2. 区域麻醉

包括硬膜外麻醉、神经阻滞。优点：患者保持清醒可交流，保留气道反射，交感神经阻滞使肠道供血增加，肌肉松弛良好，减少全身麻醉药物对肝脏的影响，在无低血压情况下对肝脏无明显影响，保留硬膜外导管可进行良好的术后镇痛。缺点：局部麻醉药中毒的风险，需要患者的合作，阻滞失败可能需要改行全身麻醉，出凝血功能异常或穿刺部位有感染者禁用，高平面胸段硬膜外阻滞可能影响肺功能。单纯腹腔神经丛阻滞不完全阻断上腹部感觉，患者常不能忍受牵拉内脏。

3. 全身麻醉复合硬膜外麻醉

全身麻醉复合硬膜外麻醉可以取两者优点，优点：硬膜外麻醉的使用可以产生良好的镇痛及肌肉松弛作用，减少全身麻醉药用量，从而减轻全身麻醉药对肝脏的影响和心肌抑制作用，缩短苏醒时间，降低术后恶心发生率，减少术后呼吸系统并发症，改善术后早期肺功能，且便于术后镇痛，有利患者恢复。缺点：术中低血压时需与其他原因鉴别诊断，硬膜外穿刺给予试验量等延长了手术等待时间。

六、常见肝、胆、胰手术的麻醉

（一）肝硬化门静脉高压症手术的麻醉

肝硬化后期有 5% ~ 10% 的患者要经历手术治疗。主要目的是预防和控制食管胃底曲张静脉破裂出血和肝移植。肝脏是体内最大的器官，有着极其复杂的生理生化功能，肝硬化患者肝功能障碍的病理生理变化是全身性和多方面的。因此麻醉前除需了解肝功能的损害程度并对肝储备功能充分评估和有针对性的术前准备外，还要了解肝功能障碍时麻醉药物体内过程的改变，及麻醉药物和操作对肝功能的影响。

1. 门静脉高压症主要病理生理特点

门静脉系统是腹腔脏器与肝脏毛细血管网之间的静脉系统。当门静脉的压力因各种病因而高于 2. 394 kPa （25 cmH_2O） 时，可表现一系列临床症状，统称门静脉高压症。其主要病理生理改变为：①肝硬化及肝损害；②高动力型血流动力学改变，容量负荷及心脏负荷增加，动静脉血氧分压差降低，肺内动静脉短路和门—肺静脉分流；③出凝血功能改变，有出血倾向和凝血障碍，原因为纤维蛋白原缺乏、血小板减少、凝血因子时间延长、第 V 凝血因子缺乏、血浆纤溶蛋白活性增强；④低蛋白血症，腹腔积液，电解质紊乱，水钠潴留，低钾血症；⑤脾功能亢进；⑥氮质血症，少尿，稀释性低钠，代谢性酸中毒和肝肾综合征。

2. 术前肝功能评估

肝功能十分复杂，肝功能检查项目也比较多，但仍不能反映全部肝功能。目前认为血浆蛋白特别是白蛋白含量及胆红素是比较敏感的指标，一般检测这 2 项指标，并结合临床表现，作为术前评估肝损害的程度指标。

3. 麻醉前准备

门静脉高压症多有程度不同的肝损害。肝脏为三大代谢和多种药物代谢、解毒的器官，麻醉前应重点针对其主要病理生理改变，做好改善肝功能、出血倾向及全身状态的准备。

（1）增加肝糖原，修复肝功能，减少蛋白分解代谢：给高糖、高热量、适量蛋白质及低脂肪饮食，必要时可静脉滴注葡萄糖胰岛素溶液。对无肝性脑病者可静脉滴注相当于 0. 18 g 蛋白/ （kg·d） 的合成氨基酸。脂肪应限制在 50 g/d 以内。为改善肝细胞功能，还需用多种维生素。

（2）纠正凝血功能异常：有出血倾向者可给予维生素 K 等止血药，以纠正出凝血时间和凝血因子时间。如为肝细胞合成第 V 凝血因子功能低下所致，麻醉前应输新鲜血或血浆。

（3）腹腔积液直接反映肝损害的严重程度，大量腹腔积液还直接影响呼吸、循环和肾功能，应在纠正低蛋白血症的基础上进行利尿、补钾，并限制入水量。有大量腹腔积液的患者，麻醉前应少量多次放出腹腔积液，并输注新鲜血或血浆，但禁忌一次大量放腹腔积液

（一般不超过每次 3 000 mL），以防发生休克或肝性脑病。

（4）纠正低蛋白血症：如总蛋白 <45 g/L，白蛋白 <25 g/L 或白/球蛋白比例倒置，术前给予适量血浆或清蛋白。

（5）纠正水、电解质、酸碱平衡紊乱。

（6）抗生素治疗：术前 1~2 日应用，抑制肠道细菌，减少术后感染。

4. 麻醉选择与处理

主要原则是应用最小有效剂量，维持 MAP，保护肝脏的自动调节能力，避免加重肝细胞损害。

（1）麻醉前用药：镇静镇痛药均在肝内代谢，门静脉高压症时分解代谢延迟，可导致药效增强、作用时间延长，故应减量或避用。对个别情况差或肝性脑病前期的患者，可无须麻醉前用药或者仅给予阿托品或东莨菪碱即可。大量应用阿托品或东莨菪碱可使肝血流量减少，一般剂量时则无影响。

（2）术中管理：重点在于维持血流动力学稳定，维持良好的肝血流灌注以保持肝氧供/耗比正常，保护支持肝脏的代谢，避免低血压、低氧血症、低碳酸血症对肝脏的缺血性损害。对于肝胆系统疾病的患者，全身麻醉行序贯快速诱导十分必要。因为肝硬化进展期患者腹腔积液存在和腹内压增加及胃肠运动减弱均使误吸危险增加。

对于食管静脉曲张患者经鼻或经口置入胃管必须小心操作，以免引起曲张血管出血。有的临床研究认为，食管静脉曲张麻醉的患者下胃管后并未增加出血并发症，如果胃管对于胃内减压或经胃管给药确实必要，则应该是可行的。

（3）术中监测：包括动脉压、中心静脉压、肺动脉压、SaPO$_2$、尿量、血气分析等。维持良好通气，防止低氧血症，肝硬化患者存在不同程度动脉氧饱和度下降，主要由于肺内分流，腹腔积液引起低位肺区通气血流比例失调。

动脉直接测压有利于肝功能不良患者血压监测和抽取血标本。建立中心静脉通路既可测定中心静脉压，又可用于给药。而肺动脉置入漂浮导管可考虑针对肝功能严重受损的患者，因其病理生理学类似脓毒血症状态，血管张力低下致体循环压力降低和高动力性循环。肺动脉置管有利于确定低血压原因，指导容量替代治疗和血管活性药物支持治疗。此外，肺动脉置管对于并发急性胆囊炎和急性胰腺炎的危重患者对呼吸衰竭和肾衰竭的处理也是有用的。而进行经食管超声心动图监测，对于凝血功能异常和食管静脉曲张患者应列为禁忌。有创监测也有利于术后 ICU 监测和治疗（如治疗低血容量、脓毒症导致的呼吸衰竭、肾衰竭或肝肾综合征及凝血病等）。

术中还应进行生化检查（包括血糖、血钙、血细胞比容、PT、PTT、血小板计数、纤维蛋白原、D-二聚体等），当长时间手术、大量失血或怀疑 DIC 时更为必要。体温监测和保温对于肝病患者也很重要，因为低温可损害凝血功能。

（4）术中输液及输血的管理：术中可输注晶体液、胶体液和血液制品。输注速度要根据尿量、中心静脉压及肺动脉楔压监测来调节。肝硬化患者可并发低血糖症，特别是酒精中毒性肝硬化者术中根据血糖变化输注葡萄糖注射液。此外，肝功能不全患者对枸橼酸代谢能力下降，大量快速输血时易发生枸橼酸中毒，术中应监测钙离子浓度，适当补充氯化钙或葡萄糖酸钙。大量输血还会加重凝血功能改变，需要加以监测。

5. 术后管理

加强生理功能监测，维持重要器官功能正常；预防感染；静脉营养；保肝治疗，防止术后肝功能衰竭。

（二）经颈静脉肝内门体分流术（TIPS）的麻醉

TIPS 是一种经皮建立肝内门静脉循环和体循环连接的手术，常用于治疗终末期肝病。TIPS 可降低门静脉压，减少门静脉高压引起的并发症，如静脉曲张破裂出血和顽固性腹腔积液。通过肝内放置可扩张血管支架来实现 PBF 向肝静脉的分流。

虽然大多数患者仅需镇静就可完成 TIPS，但由于手术时间延长，肝硬化患者腹腔积液所致肺功能障碍和肝肺综合征引发低氧血症在镇静后潜在的呼吸抑制作用，及误吸的可能，一些医师在择期手术患者倾向于选择全身麻醉。除了麻醉方式的选择外，术前补充足够的血容量也是必需的，特别是伴有静脉曲张破裂出血的患者。此外，接受 TIPS 手术的肝硬化患者常伴有严重凝血功能障碍而需术前治疗。

TIPS 手术过程中可出现一些并发症，需要麻醉医师干预治疗。在血管穿刺过程中可出现气胸和颈静脉损伤。超声引导下的颈静脉穿刺可降低上述并发症的出现。此外心导管插入过程中可因机械性刺激诱发心律失常。在肝动脉穿刺时由于肝包膜的撕裂或肝外门静脉穿刺可引起大出血，麻醉医师要做好急性、危及生命大出血的急救准备。

（三）肝叶切除术的麻醉

肝叶切除患者的术前准备涉及手术风险评估，主要通过 CTP 分级或终末期肝病模型（MELD）评分来进行。上消化道内镜检查、CT 扫描和（或）MRI 常用于发现食管静脉曲张。严重血小板减少或严重静脉曲张是围手术期主要风险因素，因此只有在上述情况处理后方可行手术治疗。若患者存在明显贫血和凝血功能紊乱，术前也应纠正。有关麻醉药物和剂量的选择，应当结合患者基础肝功能不全的程度及肝叶切除所致术后可能存在的肝功能不全的程度来决定。

尽管目前公认术中存在大出血风险，且术中应当严密监测以及建立快速输血通道，但肝叶切除术中的整体液体管理仍存在争议。一些医疗中心认为在手术早期应当给足液体和血液制品，以增加血管容量，从而对突发性失血起缓冲作用，而其他医疗中心则支持在手术过程中维持较低中心静脉压以最大限度地减少肝固有静脉、肝总静脉及其他腔静脉的血液丢失，上述血管常是术中最易出血的部位。此外，适度的头低脚高位可降低肝内静脉压，该体位可维持或增加心脏前负荷和心输出量，并可降低断裂肝静脉出现空气栓塞的风险。对于术前无肾功能障碍的患者，术中采用后种补液方法对术后肾功能并无明显影响。

尽管肝叶切除患者的术后管理与其他腹部手术患者的术后管理类似，但是仍需注意几个方面的问题。静脉液体中应当补充钠、钾磷酸盐，以避免严重的低磷酸血症并有助于肝脏再生。由于经肝脏代谢药物清除率的降低，术后镇痛药物和剂量的选择非常重要。

（四）胆囊、胆道疾病手术的麻醉

1. 麻醉前准备

（1）术前评估心、肺、肝、肾功能。对并存疾病特别是高血压、冠心病、肺部感染、肝功能损害、糖尿病等应进行全面的内科治疗。

（2）胆囊、胆管疾病多伴有感染，胆管梗阻多有阻塞性黄疸及肝功能损害，麻醉前都要做消炎、利胆和保肝治疗，术中术后应加强肝肾功能维护，预防肝肾综合征的发生。阻塞性黄疸可导致胆盐、胆固醇代谢异常，维生素 K 吸收障碍致使维生素 K 参与合成的凝血因子减少，发生出凝血功能异常，凝血因子时间延长。麻醉前应给维生素 K 治疗，使凝血因子时间恢复正常。

（3）阻塞性黄疸的患者，自主神经功能失调，表现为迷走神经张力增高，心动过缓，麻醉手术时更易发生心律失常和低血压，麻醉前应常规给予阿托品。

（4）胆囊、胆道疾病患者常有水、电解质、酸碱平衡紊乱，营养不良，贫血，低蛋白血症等继发性病理生理改变，麻醉前均应做全面纠正。

2. 开腹胆囊、胆管手术的麻醉选择及处理

可选择全身麻醉、硬膜外阻滞或全身麻醉加硬膜外阻滞。硬膜外阻滞可经 $T_{8\sim9}$ 或 $T_{9\sim10}$ 间隙穿刺，向头侧置管，阻滞平面控制在 $T_{4\sim12}$。胆囊、胆管部位迷走神经分布密集，且有膈神经分支参与，在游离胆囊床、胆囊颈和探查胆总管时，可发生胆—心反射和迷走—迷走反射。患者不仅出现牵拉痛，而且可引起心率下降、反射性冠状动脉痉挛，心肌缺血导致心律失常、血压下降。应采取预防措施，如局部内脏神经阻滞，静脉应用哌替啶及阿托品或依诺伐等。吗啡、芬太尼可引起胆总管括约肌和十二指肠乳头部痉挛，而促使胆管内压升高，持续 15~30 分钟，且不能被阿托品解除，故麻醉前应禁用。阿托品可使胆囊、胆总管括约肌肉松弛弛，麻醉前可使用。胆道手术可促使纤维蛋白溶酶活性增强，纤维蛋白溶解而发生异常出血。术中应观察出凝血变化，遇有异常渗血，应及时检查纤维蛋白原、血小板，并给予抗纤溶药物或凝血因子 I 处理。

胆管结石分为原发性胆管结石和继发性胆管结石。原发性胆管结石指在胆管内形成的结石，主要为胆色素结石或混合性结石。继发性胆管结石是指结石为胆囊结石排至胆总管者，主要为胆固醇结石。根据结石所在部位分为肝外胆管结石和肝内胆管结石。肝外胆管结石多位于胆总管下端，肝内可广泛分布于两叶肝内胆管。肝外胆管结石以手术为主。围手术期抗生素治疗，纠正水、电解质及酸碱平衡紊乱，对黄疸和凝血功能障碍者加用维生素 K。

阻塞性黄疸常伴肝损害，全身麻醉应禁用对肝肾有损害的药物，如氟烷、甲氧氟烷、大剂量吗啡等。恩氟烷、异氟烷、七氟烷或地氟烷也有一过性肝损害的报道。麻醉手术中因凝血因子合成障碍，毛细血管脆性增加，也使术中渗血增多。但研究表明，不同麻醉方法对肝功能正常与异常患者凝血因子的影响未见明显差异。

3. 腹腔镜手术的麻醉处理

随着腹腔镜技术的提高，腹腔镜下肝、胆、胰手术逐渐增多。特别是腹腔镜下胆囊切除术，由于术后疼痛轻、损伤小、恢复快，几乎可取代开腹胆囊切除术，但有 5% 患者因为炎症粘连解剖结构不清需改为开腹手术。

腹腔镜手术麻醉所遇到的主要问题是人工气腹和特殊体位对患者生理功能的影响。二氧化碳气腹是目前腹腔镜手术人工气腹的常规方法。

（1）二氧化碳气腹对呼吸循环的影响。

1）对呼吸的影响：主要包括呼吸动力学改变、肺循环功能影响及二氧化碳吸收导致的呼吸性酸中毒等。

通气功能改变：人工气腹造成腹内压升高，引起膈肌上移，可减小胸肺顺应性和功能残气量，同时由于气道压力升高引起通气，血流分布异常。

$PaCO_2$ 上升：二氧化碳气腹使二氧化碳经过腹膜吸收及胸肺顺应性下降，导致肺泡通气量下降均可引起 $PaCO_2$ 升高。$PaCO_2$ 升高引起酸中毒，对组织器官功能有一定影响，但人工气腹所致 $PaCO_2$ 升高一般可通过增加肺泡通气量消除。

2）对循环功能的影响：主要表现为心排血量下降、高血压、体循环和肺循环血管张力升高，其影响程度与气腹压力高低有关。

（2）术前评估：腹腔镜手术患者的术前评估主要是判断患者对人工气腹的耐受性。一般情况好的患者能够较好地耐受人工气腹和特殊体位变化，而危重患者对于由此而引起的呼吸和循环干扰的耐受能力则比较差。心脏病患者应考虑腹内压增高和体位要求对于血流动力学的影响，一般对缺血性心脏病的影响程度比对充血性或瓣膜性心脏病轻。相对禁忌证包括颅内压升高、低血容量、脑室腹腔分流术后等。

（3）麻醉选择：腹腔镜胆囊手术选用气管内插管控制呼吸的全身麻醉最为安全。近年来，谨慎选用喉罩通气，特别是双管喉罩代替气管插管进行气道管理，使全身麻醉苏醒期质量得到提高。麻醉诱导和维持原则与一般全身麻醉相同，可选用静脉麻醉、吸入麻醉或静吸复合麻醉药物维持麻醉。异丙酚因其快速苏醒，术后不良反应较少，是静脉麻醉药的首选。异氟烷具有扩血管作用，可拮抗气腹引起的外周阻力升高，对腹腔镜胆囊切除术更为有利。应用肌肉松弛药控制通气，可改善二氧化碳气腹对呼吸功能的影响，降低 $PaCO_2$ 使其维持在正常范围。麻醉中应用阿片类镇痛药目前仍有争议。原因是阿片类药物可引起奥狄（Oddi）括约肌痉挛，继发胆总管内压升高。但是阿片类药物引起的 Oddi 括约肌痉挛发生率很低（<3%），而且这种作用可被纳洛酮拮抗，因此目前并没影响阿片类镇痛药物的应用。

（4）术中监测：术中监测主要包括动脉压、心率、心电图、SpO_2、呼气末 CO_2，对心血管功能不稳定者，术中可监测中心静脉压和肺动脉压。必要时行血气分析，及时发现并纠正生理功能紊乱。

（5）术后处理：腹腔镜手术对循环的干扰可持续至术后，因此术后应常规吸氧，加强循环功能监测。此类手术术后恶心、呕吐发生率较高，应积极预防和治疗。

4. 麻醉后注意事项

（1）术后应密切监测，持续鼻管吸氧，直至病情稳定。按时检查血红蛋白、血细胞比容及电解质、动脉血气分析，根据检查结果给予调整治疗。

（2）术后继续保肝、保肾治疗，预防肝肾综合征。

（3）对老年人、肥胖患者及并存气管、肺部疾病者，应防治肺部并发症。

（4）胆总管引流的患者，应计算每日胆汁引流量，注意水、电解质补充及保持酸碱平衡。

（5）危重患者和感染中毒性休克未脱离危险期者，麻醉后应送术后恢复室或 ICU 进行严密监护治疗，直至脱离危险期。

（五）胰岛素瘤手术的麻醉

胰岛素瘤是因胰岛 B 细胞瘤或增生造成的胰岛素分泌过多，引起以低血糖症为主的一系列临床症状，一般胰岛素瘤体积较小，多为单发无功能性，胰岛素瘤也可能是多发性内分泌腺瘤病（MEN）的一部分。

1. 病理生理

胰岛素瘤以良性腺瘤最为常见，其次为增生，癌和胰岛母细胞瘤少见，位于胰腺外的异位胰岛素瘤发生率不到胰岛素瘤的 1%，多见于胃、肝门、十二指肠、胆总管、肠系膜和大网膜等部位。胰岛素瘤也可能是 MEN-1 型的一部分，后者除胰岛素瘤外，还可伴有垂体肿瘤、甲状旁腺肿瘤或增生。胰岛素瘤的胰岛素分泌不受低血糖抑制。

2. 临床特点

中年男性多见，可有家族史，病情呈进行性加重。其临床表现为低血糖症状（如头晕、眼花、心悸、出汗），此类患者神经及精神异常极为常见，甚至出现麻痹性痴呆、脑卒中、昏迷。禁食、运动、劳累、精神刺激等可促使其发作。临床上多有 Whipple 三联征：即空腹发病，发病时血糖低于 2.2 mmol/L，静脉注射葡萄糖立即见效。空腹血糖常低于 2.8 mmol/L。

3. 麻醉前准备

对于术前明确诊断的患者，术前准备主要目的是预防低血糖发生，可采取下列措施。

（1）内科治疗包括少量多餐和夜间加餐，以减少低血糖的发生。也可选择二氮嗪、苯妥英钠、生长抑素、糖皮质激素治疗。

（2）术前可用二氮嗪准备，剂量为每日 200~600 mg；术中可继续使用二氮嗪以减少低血糖发生的可能性。

（3）术前禁食期间，低血糖发作者必要时补充葡萄糖，以免发生严重低血糖。但应在手术 2~3 小时前补充葡萄糖，用量不宜过大，以免影响术中血糖检测结果。

（4）急性低血糖的处理同前，快速补充葡萄糖以控制或缓解低血糖症状。低血糖发作时，轻者可口服适量的葡萄糖水，重者需静脉输注 50% 葡萄糖注射液 40~100 mL，必要时可重复，直至症状得到缓解。

4. 手术麻醉特点

手术切除是胰岛素瘤的根治方法。胰腺位于上腹深部，加之胰岛素瘤较小不易寻找，麻醉方式应能满足手术切除及探查等操作的需要，维持适当的麻醉深度和良好肌肉松弛程度。全身麻醉及硬膜外阻滞麻醉均可用于此类患者。肿瘤定位困难或异位肿瘤需行开腹探查者以选择全身麻醉为宜。应选择对血糖影响小的药物，并且在全身麻醉期间注意鉴别低血糖昏迷。对于精神紧张、肥胖、肿瘤多发或定位不明确的患者全身麻醉更为合适。硬膜外阻滞可满足手术要求，对血糖影响小，保持患者清醒可评价其神志改变，但硬膜外阻滞麻醉必须充分，否则可因手术刺激引起反射性血压下降、恶心呕吐，同时应控制麻醉平面，以免造成呼吸抑制、血压下降。

5. 术中血糖监测和管理

胰岛素瘤切除术中应监测血糖变化，其目的是及时发现处理肿瘤时的低血糖和肿瘤切除后的高血糖，以及判断肿瘤是否完全切除。

（1）一般认为肿瘤切除后血糖升高至术前 2 倍或切除后 1 小时内上升至 5.6 mmol/L，即可认为完全切除。

（2）肿瘤切除后 1 小时内血糖无明显升高者，应怀疑有残留肿瘤组织存在，应进一步探查切除残留的肿瘤组织。

（3）术中应避免外源性葡萄糖引起的血糖波动，以免不能准确反映肿瘤切除与否。

（4）为防止低血糖的发生，术中应间断测定血糖水平，根据测定结果输注少量葡萄糖，应维持血糖在 3.3 mmol/L 以上，肿瘤切除后如出现高血糖，可使用小量胰岛素控制。

（5）保持足够的通气量，维持正常的 PaO_2 和 $PaCO_2$，避免过度通气出现继发性脑血流减少，减轻因低血糖造成的脑组织缺氧性损害。

（六）急性坏死性胰腺炎手术的麻醉

循环呼吸功能稳定者，可选用连续硬膜外阻滞。已发生休克经综合治疗无效者，应选择全身麻醉。麻醉中应针对病理生理特点进行处理：①因呕吐、肠麻痹、出血、体液外渗往往导致严重血容量不足，水、电解质紊乱，应加以纠正；②胰脂酶可将脂肪分解成脂肪酸，与血中钙离子起皂化作用，因此患者可发生低钙血症，需加以治疗；③胰腺在缺血、缺氧情况下可分泌心肌抑制因子（如低分子肽类物质），抑制心肌收缩力，甚至发生循环衰竭，应注意防治；④胰腺炎继发腹膜炎，致使大量蛋白液渗入腹腔，不仅影响膈肌活动，而且使血浆渗透压降低、容易诱发肺间质水肿，呼吸功能减退，甚至发生急性呼吸窘迫综合征（ARDS）。麻醉中应在血流动力学指标监测下，输入血浆代用品、血浆和全血以恢复有效循环血量，纠正电解质紊乱及低钙血症，同时给予激素和抗生素治疗。此外，应注意呼吸管理，维护肝功能，防治 ARDS 和肾功能不全。

（张雪东）

第八章

产科麻醉

第一节　自然阴道分娩的麻醉

有许多因素影响妇女在分娩过程中所体验的疼痛程度，包括心理准备、分娩过程中的情感支持、过去的经验、患者对生产过程的期望，以及缩宫素的作用。胎位异常（例如枕后位）可能也会促使早期的分娩痛更剧烈。然而，毫无疑问的是，对于大多数妇女来说，分娩和剧烈疼痛是相伴的，并且往往超出预期。

在第一产程中，疼痛刺激主要由子宫产生。宫缩可能导致子宫平滑肌缺血，最终导致缓激肽、组胺和5-羟色胺释放。此外，子宫下段和宫颈的伸展延长可以刺激机械性刺激感受器。这些有害刺激由伴随交感神经的感觉神经纤维传入。它们经由宫颈部及下腹部的神经丛进入腰部交感丛。这些刺激进入 T_{10}，T_{11}，T_{12} 和 L_1 节段。随着第二产程的到来和会阴部的牵拉，躯干传入神经纤维通过会阴神经将冲动传导到 S_2，S_3，S_4 水平。

有多种分娩镇痛方式可供选择，包括心理助产法、经皮电神经刺激（TENS）、吸入性镇痛法、全身使用阿片类药物、椎管内神经阻滞法和局部神经阻滞法。

一、经皮电神经刺激

1977 年，瑞典的医师将经皮电神经刺激（TENS）应用于分娩镇痛。方法是将两个电极板放置于产妇的背部 $T_{10} \sim L_1$ 的位置，以 40～80 Hz 的频率，5～40 mA 强度的电刺激进行镇痛，它还可通过提高痛阈、暗示及分散疼痛注意力的作用原理缓解产痛，除了对胎心监护有干扰的缺点外无任何不良反应，但其镇痛有效率仅为 25%。一般认为经皮电神经刺激通过限制种属传递在脊髓背角突触前水平抑制疼痛，从而减轻疼痛。电刺激优先激活低阈值的有髓神经。传入抑制效应通过阻断脊髓背角胶状质中靶细胞的冲动来抑制疼痛在无髓鞘小 C 型纤维中的传播。TENS 还能增强内啡肽和强啡肽的中枢释放。

二、吸入性镇痛法

1. 氧化亚氮

氧化亚氮（N_2O）具有溶解度低（1.4）和气/血分配系数低（0.47）的特性，因此吸入后可迅速达到肺与脑中浓度的平衡，可作为吸入性分娩镇痛的首选吸入气体。在临床实践中，吸入 10 次或吸入 45 秒一定浓度的氧化亚氮，即可达到最大镇痛的效果，而且排除快，在体内无蓄积。应用方法为麻醉机以 $N_2O : O_2 = 50\% : 50\%$ 混合后，在第一产程和第二产程产妇自持麻醉面罩放置于口鼻部，在宫缩前 $20 \sim 30$ 秒经面罩作深呼吸数次，待产痛明显减轻消失时即可移去面罩。于第一产程和第二产程间歇吸入。

2. 恩氟烷和异氟烷

恩氟烷和异氟烷与 N_2O 相比具有更强的分娩镇痛效果，但即使吸入较低的浓度也可发挥镇静作用并减弱子宫收缩强度。

三、全身使用阿片类药物

全身使用镇痛剂是吸入性麻醉方法用于分娩镇痛的替代方法，使用最多的药物是阿片类药物，可用于产程早期或椎管内阻滞禁忌的产妇。全身阿片类药物使用越来越少，是由于若干药物选择或剂量使用不当会造成产程镇痛效果不完善或对母婴产生不良反应。

最常用的分娩镇痛阿片类药物包括哌替啶、芬太尼、阿芬太尼、苏芬太尼、瑞芬太尼。

四、椎管内神经阻滞法

椎管内阻滞包括硬膜外阻滞和蛛网膜下隙阻滞两种方法，前者还包括骶管阻滞。

1. 骶管阻滞

主要用于第二产程以消除会阴痛。用药容积如超过 15 mL，约有 81% 产妇的阻滞平面可达 T_{11} 水平，由此可达到无痛宫缩的效果。据 Hingson 等对 10 000 病例的总结，疼痛完全消失者占 81%，部分消失者占 12%，失败者占 7%。骶管阻滞的缺点为用药量大；穿刺置管易损伤血管或误入蛛网膜下隙，发生局部麻醉药中毒者较多，可能影响宫缩频率和强度，阻滞平面达 $T_{7 \sim 8}$ 水平时，尤易使宫缩变弱。此外，因盆底肌肉麻痹而无排便感，不能及时使用腹压，延长第二产程。

2. 连续硬膜外阻滞

较常用于分娩止痛，有一点穿刺和两点穿刺置管两种。一点穿刺置管法：穿刺 $L_{3 \sim 4}$ 或 $L_{4 \sim 5}$ 间隙，向头置管 3 cm。两点穿刺法一般选用 $L_{1 \sim 2}$ 穿刺，向头置管 3 cm，和 $L_{4 \sim 5}$ 穿刺，向尾骨置管 3 cm，上管阻滞 $T_{10} \sim L_2$ 脊神经，下管阻滞 $S_{2 \sim 4}$ 脊神经，常用 1% 利多卡因或 0.25% 布比卡因，在胎儿监测仪和宫内压测定仪的监护下，产妇进入第一产程先经上管注药，一次 4 mL，以解除宫缩痛。于第一产程后半期置管注药，一次 $3 \sim 4$ mL（含 1 : 20 万肾上腺素），根据产痛情况与阻滞平面可重复用药。只要用药得当，麻醉平面不超过胸$_{10}$，对宫缩可无影响。本法经母儿血气分析、Apgar 评分与神经行为检查研究证实与自然分娩相比较无统计学差异。本法对初产妇和子宫强直收缩、疼痛剧烈的产妇尤为适用。用于先兆子痫产妇还兼有降血压和防抽搐功效，但局部麻醉药中禁加肾上腺素。本法禁用于原发性和继发性宫缩无力，产程进展缓慢，以及存在仰卧位低血压综合征的产妇。本法用于第二产程时，因腹直肌和提肛肌松弛，产妇往往屏气无力，由此可引起第二产程延长或需产钳助产。因此，在镇痛过程中应严格控制麻醉平面不超过 T_{10}，密切观察产程进展、宫缩强度、产妇血压和胎心等，以便掌握给药时间、用药剂量和必要的相应处理。具体施行中还应注意以下要点：①注药时间应在宫缩间隙期和产妇屏气停歇期；②用药剂量应比其他患者减少 1/2 ~ 2/3；③置入硬膜外导管易损伤血管，由此可加快局部麻醉药吸收而发生中毒反应或影响麻醉效果，故操作应轻巧；④应严格无菌操作，防止污染；⑤禁用于并发颅内占位病变或颅内压增高等产妇。穿刺部位感染，宫缩异常，头盆不称及骨盆异常，前置胎盘或有分娩大出血可能者也应禁用。

3. 蛛网膜下隙神经阻滞

由于腰穿后头痛和阻滞平面不如硬膜外阻滞易控，除极少数医院外，甚少在产科镇痛中施用蛛网膜下隙神经阻滞。近年来有人提倡用细导管行连续蛛网膜下隙神经阻滞，认为可克服上述缺点，但细管连续蛛网膜下隙神经阻滞失败率较高，有个别报道存在永久性神经损害的危险。

4. 可行走的分娩镇痛

随着分娩镇痛研究的进展，目前倡导的分娩镇痛为在镇痛的同时在第一产程鼓励产妇下床活动，可以缩短第一产程时间并降低剖宫产率。

具体方法为：①单纯硬膜外阻滞，使用 0.1% ~ 0.062 5% 的布比卡因或罗哌卡因，局部麻醉药中加入芬太尼 2 μg/mL，持续硬膜外泵入，8 ~ 12 mL/h；②蛛网膜下隙神经阻滞硬膜外联合阻滞法，当宫口开至 2 cm 时采用蛛网膜下隙神经阻滞连硬外配套装置，于 $L_{2~3}$ 脊间隙行硬膜外穿刺，用 26G 腰穿针经硬膜外针内置入穿破硬脊膜，见脑脊液后注入 2.5 mg 罗哌卡因，25 μg 芬太尼或 10 μg 苏芬太尼，撤腰穿针置入连硬外导管，约 1 小时，经硬膜外导管持续泵入 0.062 5% 的布比卡因或罗哌卡因加 2 μg/mL 芬太尼液，每小时 8 ~ 12 mL，直至第二产程结束。产程中可加入 PCA 装置以克服镇痛中的个体差异。该法对产妇运动神经无阻滞，在第一产程可下床活动。

五、局部神经阻滞法

此种镇痛方法由产科医师实施，主要包括宫颈旁阻滞和会阴神经阻滞或会阴浸润阻滞。

1. 宫颈旁阻滞

胎儿心动过缓是宫颈旁阻滞最常见的并发症。其主要原因为反射性胎心过缓、胎儿中枢神经系统或心肌抑制、子宫收缩性加强和子宫或脐动脉血管收缩。

2. 会阴神经阻滞和会阴浸润阻滞

在第二产程，产痛主要来自于阴道下段及会阴体的扩张。因此，会阴神经阻滞对第二产程镇痛效果显著。只适用于出口产钳的助产操作，但对中位产钳操作、产后宫颈修补术及宫腔探查术的局部麻醉效果较差。

会阴浸润阻滞麻醉只适用于会阴侧切术及阴道修补术。

（宋佳欢）

第二节　剖宫产的麻醉

最开始，剖宫产是作为一种抢救孕妇和胎儿的紧急分娩方式，只有在非正常情况下才使用。但是随着医疗技术水平的提高，世界各地的剖宫产率都有升高的趋势。目前国内剖宫产较高，其原因有胎儿原因、产妇原因、头盆原因及社会原因，其中以胎儿原因最为多见。常见的剖宫产指征为滞产、头盆不称、多胎妊娠、臀位、先露异常、胎儿窘迫以及剖宫产史等。

一、术前评估

大多数产科手术属急症性质，麻醉医师首先应详细了解产程经过，对母胎情况做出全面估计；了解既往病史，药物过敏史及术前进食、进饮情况。除了一般的病史采集外，还应关注孕妇保健以及相关的产科病史、麻醉史、气道情况、妊娠后心肺功能、基础血压等，椎管内麻醉前还应检查背部穿刺部位的情况。在解释操作步骤和可能发生的并发症后，获得患者的知情同意。

实验室检查血、尿常规，肝、肾功能，出凝血时间。对患有妊娠相关高血压、HELLP综合征和其他凝血功能障碍相关疾病拟行椎管内麻醉的患者，尤其要关注血小板计数和凝血功能检查。

麻醉医师应与产科医师就胎儿的宫内状况，术前要进行相互沟通。

胃动力和胃食管括约肌功能的减退以及胃酸分泌过多使产妇具有较高的反流误吸的风险，所以无论是否禁食，所有产妇均应视为饱胃患者。

二、术前准备

（1）要充分认识产科麻醉具有相对较高的风险，妊娠期间呼吸、循环都发生了一系列的改变，特别是心血管系统改变最大。产妇入院后，对估价有手术可能者尽早开始禁食禁饮，并以葡萄糖注射液静脉滴注维持能量。临产前给予胃酸中和药。对饱胃者，应设法排空胃内容物。如有困难，应避免采用全身麻醉；必须施行者，应首先施行清醒气管内插管，充气导管套囊以防止呕吐误吸。对先兆子痫、子痫及引产期产妇或有大出血可能的产妇，麻醉前应总结术前用药情况，包括药物种类、剂量和给药时间，以避免重复用药的错误。做好新生儿急救及异常出血处理的准备。

（2）麻醉前应准备好麻醉机、吸氧装置和相应的麻醉器械和药品，以应对潜在的并发症，如插管失败、呼吸抑制、低血压、镇痛效果不佳及呕吐等。

（3）不论选择哪种麻醉方法，麻醉后都应尽量保持子宫在左侧位。

三、麻醉选择

剖宫产麻醉方式没有固定模式，麻醉方式的选择取决于手术指征、手术的紧急程度、孕妇的要求及麻醉医师的判断，包括全身麻醉和区域麻醉，即蛛网膜下隙阻滞、硬膜外腔阻滞、蛛网膜下隙与硬膜外腔联合阻滞。

（一）硬膜外阻滞

为近年来国内外施行剖宫产术的首选麻醉方法。止痛效果可靠，麻醉平面和血压的控制较容易，控制麻醉平面不超过胸$_8$，宫缩痛可获解除，宫缩无明显抑制，腹壁肌肉松弛，对胎儿呼吸循环无抑制。

硬膜外阻滞用于剖宫产术，穿刺点多选用$L_{2\sim3}$或$L_{1\sim2}$间隙，向头或向尾骨置管3 cm。局部麻醉药常选用1.5% ~2%利多卡因或0.5%布比卡因。用药剂量可比非孕妇减少1/3。

和蛛网膜下隙神经阻滞相比，硬膜外阻滞需要使用大剂量局部麻醉药才能达到剖宫产手术所需阻滞的平面。在剖宫产术中，经由硬膜外途径给大量局部麻醉药具有潜在的毒性，且孕妇硬膜外血管常处于充盈状态，穿刺置管应小心，以免误入血管。硬膜外导管有移动的可能，因此即使采用负压回抽试验也不能完全排除导管进入蛛网膜下隙或血管的可能。有多种措施可以减少局部麻醉药中毒的危险。首先在注药前应回吸，然后给予试验剂量（如2%利多卡因3～5 mL）并观察产妇的反应；其次应分次给药；最后应选择更安全的药物（如氯普鲁卡因和利多卡因）或较新的酰胺类局部麻醉药（如罗哌卡因和左旋布比卡因）。

局部麻醉药中添加少量芬太尼（2 μg/mL）或苏芬太尼（0.5 μg/mL）有助于改善麻醉效果。可乐定也用来添加至硬膜外局部麻醉药中，但常产生镇静、心动过缓以及低血压。硬膜外已经置管行分娩镇痛的患者，拟行急诊剖宫产时，可直接利用原导管有效地实施硬膜外麻醉。

为预防仰卧位低血压综合征，产妇最好采用左侧倾斜30°体位，或垫高产妇右髋部使之左侧倾斜20°～30°，这样可减轻巨大子宫对腹后壁大血管的压迫，并常规开放上肢静脉，给予预防性输液。在平卧位时约有90%临产妇的下腔静脉被子宫所压，甚至完全阻塞，下肢静脉血将通过椎管内和椎旁静脉丛及奇静脉等回流至上腔静脉。因此，可引起椎管内静脉丛怒张，硬膜外间隙变窄和蛛网膜下隙压力增加。平卧位时腹主动脉也可受压，从而影响肾和子宫胎盘血流灌注，妨碍胎盘的气体交换，甚至减损胎盘功能。有报道约50%产妇于临产期取平卧位时出现仰卧位低血压综合征，表现为低血压、心动过速、休克和晕厥。

（二）蛛网膜下隙阻滞

在剖宫产手术中实施蛛网膜下隙阻滞有许多优点：起效快，阻滞效果良好，并且由于局部麻醉药使用剂量小，发生局部麻醉药中毒的概率小，通过胎盘进入胎儿的剂量也相应减少。另外，蛛网膜下隙阻滞失败率较低，不会造成局部麻醉药意外血管内注射，或大量注入蛛网膜下隙造成全蛛网膜下隙神经阻滞。蛛网膜下隙神经阻滞的缺点包括麻醉时间有限和容易出现低血压。

蛛网膜下隙神经阻滞最常使用的药物是重比重布比卡因（布比卡因用10%葡萄糖注射液稀释），常用剂量为6～10 mg，起效时间为1.5～2小时，和大多数剖宫产所需时间相当。尽管增加蛛网膜下隙神经阻滞用药量可以升高阻滞平面，但超过15 mg，低血压的发生率明显升高及麻醉平面过于广泛。低血压可通过预先给一定量的液体（500 mL林格液）、子宫移位（通常是左移）以及准备好麻黄碱等升压药来预防。阻滞平面的高低与产妇身高、体重等因素有一定关系，尤其是与局部麻醉药剂量呈明显的正相关。患者体位可采用侧卧位或坐位，对于肥胖产妇，坐位是蛛网膜下隙穿刺的最佳体位。而重比重药物比等比重药物更容易预测阻滞平面的高度，而且麻醉医师也可以通过改变手术床位置来调整平面高度。

在剖宫产中，有时尽管阻滞平面已经很高（T_4），但仍有部分产妇会产生不同程度的内脏不适，尤其是当产科医师牵拉子宫时。局部麻醉药中加入少量麻醉性镇痛药如芬太尼（15～25 μg）、苏芬太尼、吗啡（0.1～0.25 mg）等能减少术中牵拉不适的发生。用药后要加强监护以防止迟发性呼吸抑制的发生。

（三）蛛网膜下隙和硬膜外联合麻醉

蛛网膜下隙与硬膜外联合麻醉（CSEA）综合了蛛网膜下隙阻滞和硬膜外阻滞各自的优点。该法发挥了蛛网膜下隙神经阻滞用药量小、潜伏期短、效果确切的优点，又可发挥连续硬膜外阻滞的灵活性，具可用于术后镇痛的优点。由于腰麻穿刺针细（26G），前端为笔尖式，对硬脊膜损伤少，故蛛网膜下隙神经阻滞后头痛的发生率大大减少。产妇蛛网膜下隙神经阻滞用药量为非孕妇的 1/2 ~ 2/3 即可达到满意的神经阻滞平面（T_8 ~ S）。近年来，CSEA 已广泛用于剖宫产手术的麻醉中。

穿刺点常选择 L_2 ~ L_3，使用"针过针"技术，由硬膜外穿刺针进入硬膜外腔后，经该穿刺针置入长带侧孔的微创性腰穿针直至刺破蛛网膜，见脑脊液自动流出，证明穿刺成功。注入局部麻醉药后，退出穿刺针，头侧方向置入硬膜外导管 3 ~ 5 cm，必要时可从硬膜外腔给药，以实施连续硬膜外麻醉或 PCEA 术后镇痛。

（四）全身麻醉

现在，在剖宫产中使用全身麻醉已经明显减少，但少数情况下仍需施行全身麻醉，包括产妇大出血、凝血功能障碍、威胁胎儿生存及产妇拒绝区域麻醉。全身麻醉的优点包括可消除产妇紧张恐惧心理、诱导迅速、较少发生血压下降和心血管系统不稳定，能够保证呼吸道通畅并控制通气。适用于精神高度紧张的产妇或并发精神病、腰椎疾病或感染的产妇。其最大缺点为容易因为呕吐或反流而致误吸，甚至死亡。此外，全身麻醉的操作管理较为复杂，要求麻醉者有较全面的技术和设备条件，麻醉用药不当或维持过深有造成新生儿呼吸循环抑制的危险，难以保证母儿安全，苏醒则更须有专人护理，麻醉后并发症也较硬膜外阻滞多。因此，全身麻醉一般只在硬膜外阻滞或局部浸润麻醉有禁忌时方采用。

目前较通用的全身麻醉方法为：硫喷妥钠（4 ~ 5 mg/kg）、琥珀酰胆碱（1 ~ 1.5 mg/kg）静脉注射，施行快速诱导插管，继以 50% ~ 70% 氧化亚氮加 0.5% 异氟烷维持浅麻醉，必要时应用肌肉松弛药。手术结束前 5 ~ 10 分钟停用麻醉药，用高流量氧"冲洗"肺泡以加速苏醒。产妇完全清醒后，拔出气管插管。

防止胃液反流及误吸的措施有：①气管插管迅速有效；②插管前避免正压通气；③气管插管时压迫环状软骨（Sellick 手法）；④待患者完全清醒、喉反射恢复后拔管。

现不提倡常规应用非去极化肌肉松弛药，原因如下：①非去极化肌肉松弛药可影响琥珀酰胆碱作用，使其起效时间延迟、作用时间缩短、作用强度减弱，增加气管插管的难度；②研究表明非孕妇女由于肌束收缩食管下段压升高大于胃内压，防止反流的食管下段压力因肌束收缩而升高；③孕妇腹肌张力下降，胃内压力不会因肌束收缩而升高；④孕妇由于孕激素水平高、肌纤维成束收缩较少，琥珀酰胆碱所致的肌痛也较少发生。

插管失败或插管困难是麻醉相关性孕妇死亡的首要原因。对于大多数孕妇来说，最好选用 6.5 号或 7.0 号带套囊的气管插管。经鼻插管或插入鼻胃管，均可能导致出血。

（于　静）

第九章

疼痛医学

第一节　预防性镇痛

围手术期麻醉医师的目标之一是在手术过程中提供足够的镇痛，以便手术可以最高标准完成，且减少对患者的不利影响。这个目标包括防止术中疼痛，以及短期（急性）和长期（慢性/持续）术后疼痛。在过去的 30 年中，医学界为此目的已采取许多策略；不幸的是，术后疼痛的发生率仍然是个问题，至少一半的患者在出院时仍存在中度到重度的疼痛。尽管在基础科学实验室和临床试验中进行了许多术后疼痛的研究，但仍然没有"最佳"方法。造成这一结果的影响因素众多，包括临床试验研究设计，对外科损伤基础神经生理学了解不够，用于描述症状和现象的术语的语义以及对术后疼痛的概念理解。

一、预防性镇痛的概念

预防性镇痛通常被定义为一种抗伤害性治疗，以减轻伤害之前、之中和之后高强度伤害性刺激引起的疼痛。预防性镇痛的目的是减弱周围神经系统产生的传入信号，这种传入信号可以改变外周或中枢感觉过程。这种传入信号输入，如果不加以检查，可能引起中枢敏化和随后的慢性术后疼痛。伤害性刺激有两个阶段：初级阶段，伤害性刺激与手术损伤本身（切割、收回、拉伸等）有关；第二阶段，持续的伤害性刺激由化学物质的释放而产生，包括受损组织中的炎症介质。第二阶段可在术中开始，并可延长至术后恢复期。术后恢复期的持续时间和疼痛的严重程度取决于许多因素，包括手术的类型和范围、患者的免疫和营养状况、基础心理情况，以及相关的医疗并发症，如先前存在的疼痛和用于治疗疼痛的药物。处理和治疗损伤的这两个阶段的重要性已在文献中得到证实，并促进了从"先发制人"到"预防性"镇痛的演变。

在理解伤害性通路的病理生理学方面已经取得了许多进展。内科医师和基础科学研究人员都对作用于外周并激活初级伤害性传入的伤害性介质，以及那些在脊髓和大脑水平起中心作用的介质有了更深入的了解。现在认识到，组织损伤引起周围传入神经元和脊髓的改变，这两种改变都有助于延长兴奋性。这种超敏状态可持续数日至数月，并导致急性和慢性手术后疼痛，这一过程称为外周敏化和中枢敏化。

二、预防性镇痛的病理生理学

周围和中枢神经系统（CNS）在手术损伤后均可发生敏化。各种因素在术后疼痛中的相对作用仍是一个争议的问题。组织损伤后，基因表达发生改变并释放炎症介质来激活外周的伤害性传入信号，这些传入信号的持续活化，增强了患者对于进一步刺激的反应。炎症介质可以激活并增强伤害性感受器的敏感性，从而改变伤害性传入信号的感受阈值。持续激活也会导致初级传入神经本身的神经生理学特性的改变。外周敏化指以上这些过程的总和。

细胞水平发生的许多事件都与外周敏化有关。无髓鞘 C 纤维上的瞬时受体电位香草酸（TRPV）受体是非选择性阳离子通道。已知 TRPV 受体在外周敏化中发挥重要作用，因此成为新型镇痛药物的主要靶点。这些受体被反复的热刺激、酸性环境以及术后愈合过程的组织中发现的各种介质（前列腺素 E_2、5-羟色胺、缓激肽、肾上腺素，三磷酸腺苷、IL-1α、IL-6、肿瘤坏死因子、趋化因子和神经生长因子）激活。激活 TRPV 通道会产生灼烧样疼痛。这些介质的释放也增加了感觉神经元电压门控钠通道上的 Na^+ 电流。TRPV 受体与 Na^+ 通道的活化开始恶性循环，使疼痛加剧。感觉神经元特异性 Na^+ 通道和 TRPV 受体均可以被细胞内激酶（蛋白激酶 C 或酪氨酸激酶）磷酸化，从而增加感觉传入的兴奋性氨基酸和多肽的释放，加剧疼痛。TRPV 受体和感觉神经元特异性 Na^+ 通道的炎性激活可导致血管扩张和水肿。由降钙素基因相关肽、P 物质、神经激肽 A 介导的神经源性炎症，可以进一步敏化伤害性传入信号，导致痛觉超敏或痛觉过敏。

由于手术损伤，中枢神经系统、脊髓和脊髓以上结构也会发生敏化和重塑。组织损伤例如切开皮肤、筋膜和肌肉，$A\delta$ 和 C 神经纤维的一部分会自发性活化，并激活脊髓的二级神经元。反过来，这些神经元释放的兴奋性神经递质增强了脊髓神经元的反应幅度，降低对进一步刺激的反应阈值。因此，脊髓后角神经元对特定刺激的反应，无论是有害的（痛觉过敏）和（或）无害的（痛觉超敏）反应会发生改变，感知疼痛刺激的强度和持续时间均增加。损伤还会导致脊髓后角神经元的改变。这些神经元对非伤害性刺激的反应就好像它们是伤害性刺激（痛觉异常），而对伤害性刺激的反应性会增强（痛觉过敏），但它们也开始对原始感受区域以外的刺激（次级部位）产生反应。有证据表明，损伤后的 C 纤维输入也会导致在脊髓水平上对 $A\delta$ 纤维传递有反应的神经元与对 $A\delta$ 和 C 纤维传递有反应的神经元之间形成解剖联系。动物研究表明，组织损伤后 $A\beta$ 纤维开始产生并释放正常情况下仅存在于 C 纤维中的 P 物质，导致疼痛敏化。中枢敏化在时间上可分为两个不同的阶段。早期超敏反应由谷氨酸能受体的磷酸化和离子通道性能的改变而诱发。第二阶段（持续时间更长）涉及转录水平改变，导致可引起长期痛觉超敏反应的新生蛋白质合成增加。

创伤和手术切开后形成的中枢敏化和（或）外周敏化可放大疼痛，或引发超过预期的术后疼痛。因此，可通过短期止痛治疗预防中枢敏化的形成，减轻术后和创伤性疼痛，加速康复。长期来看，还可以减轻慢性疼痛，改善患者的恢复质量和整体功能。从理论上讲，通过镇痛阻断手术切口产生的最初传入信号，可以减轻短小手术带来的疼痛。但是，造成严重组织损伤的外科手术可导致炎性介质释放和引起外周或中枢敏化，这要求在整个损伤和康复期间采取有效的镇痛措施。Crile 在 21 世纪初首先阐述了这一理念。Woolf 在一系列动物实验中建立了损伤后中枢敏化的神经生理学基础，Wall 在一篇编者按中建议在损伤前镇痛来减少损伤后疼痛。

三、临床研究中的预防性镇痛

预防性镇痛研究比较了围手术期持续镇痛治疗与超前镇痛治疗的效果，超前镇痛是指仅在术前给予或不给予镇痛治疗。

研究人员进行了许多研究和 Meta 分析，以确定术前积极镇痛是否影响术后疼痛评分或术后慢性疼痛的发生率。有趣的是，在一项大型研究中，使用非甾类抗炎药（NSAID）、静脉阿片类药物、静脉氯胺酮、外周局部麻醉药物，对术后疼痛缓解没有益处。但是 NMDA 受体阻断剂右美沙芬，确实显示出了超前镇痛作用。单次剂量的硬膜外镇痛研究表明存在一定的作用，但在大多数研究中，改善并不显著。持续硬膜外镇痛在统计学上改善了疼痛评分，但不支持超前镇痛比手术开始后进行的镇痛有更多益处。这些研究大多不支持超前镇痛的概念，尽管有些研究确实发现了预防性镇痛的作用。

最新的一个 Meta 分析采用了更为严格的 Cochrane 协作组织纳入标准，发现硬膜外镇痛、伤口局部麻醉药浸润和全身应用 NSAID 具有明显预防作用，但应用阿片类药物或全身 NMDA 受体拮抗剂的结果却不确定。随后又进行了一项随机对照研究，结果表明，在腰椎手术围手术期使用帕瑞昔布可减少术后阿片类药物用量，降低疼痛评分，提高患者对镇痛方案的满意度。塞来昔布在整形手术、门诊及耳鼻喉手术中也有类似的结果。但另一项采用 NSAID 或 COX-2 抑制剂进行围手术期镇痛的随机、对照试验 Meta 分析结果表明，使用非选择性 NSAID 可以降低术后疼痛评分，而单独使用 COX-2 抑制剂无此作用。COX-2 抑制剂可减少术后吗啡消耗量，但也与肾衰竭风险增加有关联（已报道 73 例）。此外，在使用氯胺酮和 COX-2 抑制剂的研究中，未发现显著差异。3 个采用静脉或肌内注射右美沙芬和 COX-2 抑制剂的实验表明，术后无论是疼痛强度还是补救镇痛药的使用均有减少。

尽管结果不确定，近年来 NMDA 拮抗剂氯胺酮的使用量却在增加，它的主要优点可能与其调节阿片类药物引起的痛觉过敏有关。阿片类药物引起痛觉过敏的减少，与术后疼痛评分和阿片类药物用量的降低有关。有趣的是，在不使用阿片药物作为麻醉药的情况下，术前单次推注氯胺酮对术后疼痛并无益处。

加巴喷丁类药物在围手术期预防性镇痛中越来越受欢迎。尽管这些药物在各种手术的早期试验中有阳性结果，研究人员仍对加巴喷丁作为预防性镇痛药物进行了新的评价并进行了 Meta 分析。在 Doleman 及其同事的最新分析中，纳入了 133 个随机对照试验，其中术前加巴喷丁与安慰剂进行了对比研究。分析结果显示，加巴喷丁减少了 8.44 mg 的吗啡当量消耗量（7.26~9.62，$P < 0.001$）。研究还指出，加巴喷丁在前 24 小时内可轻度降低疼痛评分，在术后 1 小时效果最好（11 分疼痛评分中，疼痛评分平均降低 1.68 分）。虽然加巴喷丁和普瑞巴林不良反应少，但术前使用它们会影响麻醉计划，因为它们一直被证明会导致术后镇静。一项研究观察到加巴喷丁用于神经外科的试验导致气管插管时间延长。因此，麻醉医师要调整术前或术中给予患者的镇静和（或）全身麻醉药物的常用剂量，这非常关键。

区域麻醉广泛用于术中和术后的麻醉和镇痛。Barrevd 和他的同事对 2005—2012 年间局部麻醉药物用于镇痛的研究进行了系统性回顾。回顾包括周围神经阻滞镇痛和静脉注射利多卡因，但不包括腰麻或硬膜外麻醉/镇痛。这篇综述的结果支持使用局部麻醉药物作为预防性镇痛技术。周围神经阻滞为上肢和下肢手术提供了比静脉局部麻醉更好的镇痛效果。目前尚不清楚周围神经阻滞的可靠效果是否与局部麻醉药物全身吸收及随后的中枢神经系统效应有关。

实验数据和临床试验阳性结果强力支持预防性镇痛是一种有效的临床手段。在一项检验超前镇痛或预防性镇痛方法的临床试验系统回顾性分析中，Katz 报道了预防性镇痛的镇痛作用，发现使用预防性镇痛策略时不存在镇痛作用。当伤害性刺激被完全阻断并延长至术后期间，可观察到最大的临床收益。最新的临床前研究和临床研究的大量证据表明，中枢敏化和持续性手术切口疼痛主要是由贯穿围手术期的一连串敏化的外周痛觉传导纤维的传入刺激来维持，并一直延续到术后恢复期。通过防止中枢敏化和周围传入信号引起的中枢敏化延长，预防性镇痛和强化的多模式镇痛措施联合，理论上可以减少手术和创伤后的急性术后疼痛/痛觉过敏和慢性疼痛。

四、预防性镇痛面临的挑战

手术切口产生的并不是单一的、一过性的伤害性刺激，而是 C 纤维和 Aδ 纤维向脊髓的持续传入。因此单次的切皮前镇痛干预不太可能在整个术后恢复期阻断这种伤害，伤害性刺激得以到达脊髓并导致中枢敏化。同样，手术切口引起的炎症反应（直接释放的炎症介质或损伤组织中能够产生炎症介质的诱导基因）也会在手术后一段相当长的时间内引起中枢敏化。难点在于预测伤害性炎症状态的持续时间，以及哪些患者将继续发展为慢性术后疼痛。显然，手术技术、患者自身状态，以及其他因素在这一过程中发挥作用，比较研究有困难。

这些研究中采取的单次干预和持续干预方法的多样性干扰了预防性镇痛效果的研究。第一，医学文献不足，包括许多综述和 Meta 分析，似乎并没有观察每种镇痛方法在其原研究中的效果。第二，许多研究使用了术前用药和术中镇痛辅助用药，包括一氧化二氮，这些药具有众所周知的镇痛作用，导致很难发现实验组和对照组之间的显著差异。第三，没有完全客观的标准来衡量疼痛。视觉模拟评分法、数字分级评分法和阿片药物消耗量，在临床试验中经常被用作结果的判断指标。疼痛等级评分虽然由患者自述，但可信度高，可作为疼痛指标。阿片类药物用量实际上是疼痛强度的反映，但并不是一个可靠的指标，因为它深受多种心理因素影响，包括焦虑程度、情绪、文化信仰、既往阿片类用药情况和康复期望值。第四，在临床实验中超前镇痛并不是一个有效的手段，尽管采取了镇痛措施，仍然很难完全阻止伤害性刺激传入脊髓。研究人员将血浆皮质醇水平作为应激反应的指标，以判断手术过程中是否达到了完全神经阻滞。Kehlet 和同事的研究结果表明，下腹部手术时，只有阻滞节段达到从 T_4 到 S_5 时方可防止皮质醇水平升高。最后，这些不理想的研究结果可能与缺乏针对各亚组的综合分析有关，包括药物、给药方法和手术类型等。通常认为外科手术也是一种损伤，镇痛需要根据手术类型不同而变化。这种亚组分析的方法，虽然合理，但需要收集更多的数据，才能评估用药方案对具体手术的镇痛疗效。

五、未来展望

为了彻底治疗术后疼痛，还有一些问题需要进一步探究，包括：手术后疼痛由哪些部分组成？它们各自在手术后疼痛中起到什么作用？手术损伤在哪方面是最重要的，包括伤害性传入纤维的撕裂和挤压，其次是炎症反应。损伤的继发效应（包括外周敏化和中枢敏化）变得越来越明显。然而，有一种因素还没有被清楚地阐明，那就是最常用的术中止痛药，阿片类药物。长期阿片类药物治疗与痛阈下降有关，因此要求阿片类用量不断增加；术中阿片类药物使用与术后痛觉过敏有关，即一种被称为阿片类药物诱导的痛觉过敏的现象。这就带来如下问题：非阿片类辅助镇痛药的超前镇痛或预防性镇痛作用，是由于其本身内在的超前镇痛特点，还是因为一种没有痛觉过敏不良反应的药物代替了另一种可引起痛觉过敏的药物？在一项研究中，氯胺酮能够减少术中使用阿片药物患者术后的阿片药物需要量，这一结果可以被解释为氯胺酮减少了阿片药物引起的痛觉过敏。但相同的结果也可解释为氯胺酮具有的超前镇痛/预防性镇痛作用。

六、总结

随着患者自控静脉镇痛的发展，以及周围神经和硬膜外导管局部麻醉药的更广泛使用，术后疼痛管理得到了极大的改善。然而，更合乎逻辑的方法仍然是在疼痛产生前就阻断疼痛的发展，这也是超前镇痛和预防性镇痛理论上的方向。不幸的是，至今仍然未能确定最佳的药物和给药方法。虽然在帮助了解哪些患者更有可能在手术后出现慢性疼痛方面取得了进展，但目前还没有明确有效的评估手段来完全预测这一点。尽管有这样的限制，在整个围手术期治疗高危患者的计划正在制订中，并取得了良好的成功。神经可塑性已得到公认，尽管目前尚未完全阐明。通过更多的研究，对这一过程有了更好的理解，更多关于超前镇痛效果的研究将继续进行。人们普遍认为最有效的办法是完全阻断传入刺激，联合采取多种模式镇痛方法。这可能是真的，然而数据并不完全支持这一假说。但在进一步数据出现之前，专家小组建议使用术前患者教育和预期的描述，术中使用包括持续区域性麻醉以及对乙酰氨基酚、非甾类抗炎药、加巴喷丁类镇痛药在内的多模式镇痛药，以及术后与疼痛专家的协作护理。尽管数据不一致，但预防性镇痛可能为疼痛医学领域带来的革命性变化，是极具吸引力和探索性的领域。

（董海云）

第二节　围手术期非阿片类药物静脉输注用于术后疼痛管理

阿片类药物是最常用的围手术期镇痛药物。然而，阿片类药物使用过程中会伴随一些不良反应，如恶心、呕吐、便秘和呼吸抑制。许多研究已证实围手术期注射非阿片类镇痛药不仅可以减轻术后疼痛，而且可以减少术后阿片类镇痛药用量。非阿片类镇痛药包括氯胺酮、利多卡因、纳洛酮和镁。此外，短效 β 肾上腺素能受体阻滞剂艾司洛尔和 α_2 肾上腺素受体激动剂右美托咪定也可作为辅助用药用来减少术后阿片类药物的用量。本节将讨论氯胺酮、利多卡因、纳洛酮、镁、艾司洛尔和 α_2 肾上腺素受体激动剂输注镇痛的研究成果，并对其在围手术期疼痛管理中的临床适用性给出建议。

一、氯胺酮

氯胺酮是一种非竞争性 N-甲基-D-天冬氨酸（NMDA）谷氨酸受体拮抗剂和钠通道阻滞剂。通常使用的是氯胺酮的外消旋体，它包含有 S（+）和 R（-）两种异构体。S（+）异构体与 NMDA 受体的亲和力是 R（-）异构体的 4 倍。氯胺酮的半减期是 80～180 分钟，它的代谢物去甲氯胺酮的半减期更长，药效是母体化合物的 1/3。早期的研究表明氯胺酮在低的亚麻醉剂量下具有镇痛作用。氯胺酮发挥镇痛作用的血浆浓度为 100～150 ng/mL。

氯胺酮作为镇痛药有很多特性，而且没有阿片类药物的不良反应。氯胺酮在神经系统功能正常的情况下不抑制心血管功能，不抑制喉部保护性反射，与阿片类药物相比通气抑制发生率低，甚至可能刺激呼吸。然而，氯胺酮也有并发症，包括术后不适、代谢产物的蓄积、易产生耐药、心血管兴奋和致幻作用。临床医师最担心的并发症是致幻作用，但很少有研究正式评估这些不良反应。

有随机对照临床研究证实了围手术期静脉输注氯胺酮的有益作用。在一项关于颈椎和腰椎手术患者的研究中发现，与注射生理盐水或氯胺酮单次注射量相同但维持量较小 [单次注射量 1 mg/kg，维持量 42 μg/（kg·h）] 的患者相比，氯胺酮 [单次注射量 1 mg/kg，维持量 83 μg/（kg·h）] 组疼痛评分降低，镇痛药的需求减少，而且满意度更高。在腹部大手术的患者中也得到了同样的结论。围手术期静脉输注氯胺酮 [单次注射量 0.5 mg/kg，维持量 2 μg/（kg·min）] 持续静脉输注至术后 48 小时的患者，与静脉输注生理盐水或只在术中接受同等剂量氯胺酮的患者相比，疼痛评分较低，吗啡用量较少。为了更好地评估氯胺酮单次注射量对静脉输注的影响，研究人员在开腹妇科手术患者中使用氯胺酮的单次注射量和维持量，与手术切皮或缝合时单次静脉注射氯胺酮进行了对比。他们发现，接受氯胺酮单次注射量和维持量输注的患者，吗啡消耗量和疼痛评分均较低。氯胺酮输注也减少了剖宫产术脊髓麻醉患者术后阿片类药物的消耗。

在使用瑞芬太尼和丙泊酚的全凭静脉麻醉中，没有发现氯胺酮的优势。这可能与研究者术中大量使用阿片类药物有关。一项综述（评估了 4 700 多名患者）比较了氯胺酮减轻疼痛和术后阿片类药物消耗方面的效果，特别是上腹部、胸部和大型骨科手术，尽管阿片类药物的用量较少，但 32 个治疗组中有 25 个组（78%）在术后某个时间点的疼痛程度低于安慰剂组。

围手术期氯胺酮静脉输注似乎不能预防截肢后疼痛。先单次静脉注射 0.5 mg/kg 氯胺酮，然后以 0.5 mg/（kg·h）的速度持续输注 72 小时，不能有效减少吗啡用量或残端痛觉超敏的发生率。在 6 个月的随访中，氯胺酮组的幻肢痛和残肢痛发生率和对照组（生理盐水组）间差异无统计学意义，因此研究人员得出结论，静脉输注氯胺酮并不能显著降低急性中枢敏化或截肢后疼痛的发生率和严重程度。

结直肠手术患者在硬膜外镇痛时复合静脉输注氯胺酮，可减少患者自控镇痛（PCA）吗啡的需求量，并减少痛觉过敏区域。另一组研究人员发现开胸术后在硬膜外镇痛时复合静脉输注低剂量氯胺酮 [0.05 mg/（kg·h），约 3 mg/h] 的镇痛效果较好。在此项研究中，接受氯胺酮输注的患者术后 3 个月时疼痛减轻，服用的镇痛药减少。由此可见，输注氯胺酮似乎对硬膜外镇痛有益。这种氯胺酮在预防术后慢性疼痛方面的益处没有在其他研究中得到证实。在一项研究中，与生理盐水组相比，氯胺酮 [单次注射量 1 mg/kg，术中维持 1 mg/（kg·h），术后 1 mg/kg 维持 24 小时] 联合胸膜内注射罗哌卡因可改善术后即刻痛。然而，在术后 4 个月，两组的镇痛药物摄入和神经病理性疼痛评分相似。在另一项研究中，氯胺酮组与对照组在术后 3 个月和 6 个月出现中重度开胸后疼痛综合征的发生率相似。

氯胺酮输注对阿片类药物耐受患者似乎有益。Loftus 等的一项早期研究显示，接受背部手术的患者，静脉输注氯胺酮 [单次注射量 0.5 mg/kg，术中维持 10 μg/（kg·min）]，在术后 48 小时内，阿片类药物的用量减少。后来的一项研究表明，将氯胺酮 [0.2 mg/（kg·h）] 添加到二氢吗啡酮静脉 PCA 中，可显著降低阿片类药物依赖患者的"平均"疼痛评分。值得注意的是，氯胺酮组与对照组之间疼痛评分"最低"和"最差"，以及术后阿片类药物的使用情况并无差异。

大多数研究表明，使用低剂量氯胺酮注射液不会增加不良反应。Zakine 等在研究中没有观察到噩梦、妄想、睡眠紊乱或精神障碍。氯胺酮输注组与对照组睡眠障碍和精神运动表现相似。在一项定量系统综述中，Laskowski 等发现幻觉和噩梦在氯胺酮使用中更为常见，但镇静作用则不常见，他们注意到氯胺酮对疼痛有效时，术后恶心和呕吐的症状也减轻。

氯胺酮输注的研究涉及少数患者数量少、氯胺酮输注方案不同、给药途径不同，以及临床实际情况存在巨大差异。大多数随机对照研究显示低剂量氯胺酮输注是有益的。Wang 等最近进行了一项回顾和 Meta 分析，包含 36 个随机对照试验的 2 502 名符合条件的患者，结果表明，在吗啡或吗啡 PCA 中添加氯胺酮会降低术后 6 ~ 72 小时疼痛强度、术后 24 ~ 72 小时吗啡用量，以及术后恶心、呕吐的发生率。没有足够的数据来证明伴随任何严重不良事件，如幻觉。

综上所述，氯胺酮输注可改善硬膜外镇痛的效果。当术中使用适量或大量的阿片类药物且采用全凭静脉麻醉时，氯胺酮输注似乎没有任何效果。术后 PCA 时复合氯胺酮输注，可以减轻疼痛强度、阿片类药物的消耗和不良反应，发挥有益的作用。静脉注射氯胺酮可作为阿片类药物耐受患者的辅助用药，或用于术后慢性疼痛发生率较高的患者，如开胸手术、腹股沟疝手术或乳房切除术。

二、利多卡因

利多卡因具有外周和中枢作用，用于缓解疼痛。它可减少化学性腹膜炎动物模型白蛋白外渗，抑制白细胞迁移和代谢活化。利多卡因通过降低脊髓 C 纤维诱发活动来调节脊髓后角神经元的反应和抑制脊髓突触传递。临床上，局部麻醉药输注已用于神经病理性疼痛和烧伤疼痛的治疗。

研究显示静脉注射利多卡因在腹部手术中的有益作用。在一项随机、双盲、安慰剂对照的研究中，Cassuto 等发现低剂量利多卡因输注在胆囊切除术患者中的镇痛效果。研究人员在单次静脉注射 100 mg 利多卡因后，以 2 mg/min 的速度注射利多卡因，从术前 30 分钟开始持续至术后 24 小时。与生理盐水组相比，利多卡因组术后第 1 日疼痛评分明显降低，术后两日哌替啶用量明显减少。其他随机对照研究也发现可以降低术后疼痛评分，减少阿片类药物的消耗，肠功能恢复快，并缩短住院时间。Groudine 等比较了利多卡因和生理盐水在根治性前列腺切除术中的作用。利多卡因组在诱导前给 1.5 mg/kg 的利多卡因作为单次注射量，术中分别给予 3 mg/min 或 2 mg/min（体重 <70 kg 者）持续至术后 1 小时。研究发现两组患者镇痛药物用量相同。然而，注射利多卡因的患者疼痛评分较低，排便时间恢复较快（62 ± 13 小时 vs 74 ± 16 小时），住院时间较短（4 日 vs 5 日）。在接受腹部大手术的患者中，Koppert 等先给 1.5 mg/kg 利多卡因作为单次负荷量（大于 10 分钟），接着按 1.5 mg/（kg·h）从术前 30 分钟持续泵注至术后 1 小时。与对照组相比，在 72 小时内利多卡因输注组疼痛评分较低，吗啡用量较少（130 mg vs 159 mg），排便恢复更快。术后第 3 日，阿片类药物节约效应最明显。因此，研究人员认为利多卡因输注可能具有真正的预防性镇痛作用。在另一项对腹腔镜结肠切除术患者的研究中，在麻醉诱导时给患者注射 1.5 mg/kg 的利多卡因，术中按 2 mg/（kg·h）的速度持续输注，术后按（1 ~ 33）mg/（kg·h）的速度输注 24 小时。利多卡因组患者首次排尿时间（17 小时 vs 28 小时）、排便时间（28 小时 vs 51 小时）、出院

时间（2日 vs 3日）与对照组相比明显缩短。此外，利多卡因输注也能显著降低术后疼痛、疲劳评分和阿片类药物消耗量。

Peng 等最近的一项研究表明，利多卡因静脉注射在开颅手术中有良好的疗效。在 94 例接受幕上开颅手术的患者中，试验组单次静脉注射利多卡因（1.5 mg/kg），然后在手术期间持续静脉输注 2 mg/（kg·h），对照组注射生理盐水。与对照组相比，利多卡因组轻度疼痛发生率较低，离开麻醉后护理单元（PACU）时的数字分级评分法（NRS）评分为 0 分的患者数量较多。研究还观察到术中血压、心率和 BIS 评分没有差异。然而，这些数据是一项临床试验的次要结果，其主要结果实际上是神经心理结果（有趣的是两组之间差异无统计学意义）。此外，仅在 PACU 中评估了疼痛，在住院期间没有再评估。

有两项着眼于利多卡因输注减轻疼痛以及对炎症标志物和免疫反应影响的研究，其中一项随机研究显示，子宫切除术的患者在术后 8 小时内，无论是在休息还是在咳嗽时，疼痛均有减轻。然而，利多卡因静脉注射组和生理盐水静脉注射组在术后 12~72 小时内的疼痛评分差异无统计学意义。研究注意到，静脉注射生理盐水组体外产生的 IL-1ra 和 IL-6 较少，淋巴细胞对植物血凝素 M 的增殖反应维持较好，这表明利多卡因能够减少手术引起的免疫反应。另一项研究没有发现疼痛评分降低，但显示利多卡因输注用于结直肠手术患者的其他有益效果。研究人员单次静脉注射利多卡因 1.5 mg/kg，然后以 2 mg/min 持续输注至术后 4 小时。结果发现，利多卡因组和生理盐水组的疼痛评分相同。但利多卡因组肠功能恢复时间较短，住院时间缩短 1 日。研究还注意到血浆 IL-6、IL-8、补体 C3a 和 IL-1ra 水平显著降低，CD11b、P 选择素和血小板白细胞聚集的表达也显著降低。该项研究结果表明，静脉注射利多卡因有改善手术后炎症反应的作用。

在接受全髋关节置换术或冠状动脉旁路移植术的患者中，静脉输注利多卡因没有类似的疗效。在一项随机、双盲、安慰剂对照的研究中，在手术切皮前 30 分钟单次静脉注射利多卡因 1.5 mg/kg（>10 分钟），然后以 1.5 mg/（kg·h）输注至手术结束后 1 小时。利多卡因组与对照组在术后疼痛评分和阿片类药物用量方面差异无统计学意义（术后 24 小时内吗啡用量分别为 17 mg 和 15 mg），髋关节屈曲方面差异也无统计学意义。在接受冠状动脉旁路移植术的患者中，低剂量利多卡因输注对减少术后芬太尼、咪达唑仑或丙泊酚的补充需求方面（追加量）也无效。在此项研究中，利多卡因输注并没有缩短拔管时间、ICU 停留时间或住院时间。鉴于目前所做的研究很少，需要更多的研究来证实利多卡因输注在这些手术中是否真的无效。

利多卡因输注［单次注射量 1.5 mg/kg，维持量 2 mg/（kg·h）］在门诊手术患者中的研究初步表明可减少术中阿片类药物的用量，降低疼痛评分。De Oliveira 等研究发现，围手术期利多卡因输注不仅减少了术后疼痛和阿片类药物的消耗，还提高了门诊妇科腹腔镜手术患者术后恢复的整体质量。利多卡因组比生理盐水组的患者更快达到出院标准。

静脉注射利多卡因不如硬膜外镇痛有效。在结肠手术患者中，利多卡因静脉镇痛在缓解疼痛和减少细胞因子激增方面不如胸段硬膜外镇痛。Kuo 等的研究表明，在 72 小时的观察研究期间，与静脉注射利多卡因相比，胸段硬膜外镇痛缓解疼痛效果更好，阿片类药物消耗减少，肠功能恢复早，细胞因子产生少。与对照组相比，利多卡因组的患者疼痛确实得到了减轻，细胞因子的释放减少。

一项随机、非盲的研究比较了输注利多卡因与硬膜外镇痛在开放结肠切除术患者中的效果。静脉注射利多卡因组输注 1 ~ 2 mg/min，小于 70 kg 的患者 1 mg/min，70 kg 及以上患者 2 mg/min），而硬膜外镇痛组给予 0.125% 布比卡因 10 mL/h 和二氢吗啡酮 6 μg/mL。在手术结束后 1 小时内开始输注，并持续至肠功能恢复或术后第 5 日。平均疼痛评分（硬膜外组 VAS 为 2.2，静脉注射利多卡因组 VAS 为 3.1）两组差异无统计学意义，而静脉注射利多卡因组阿片类药物消耗量有增加趋势。两组间肠功能恢复或住院时间差异也无统计学意义。值得注意的是，利多卡因静脉注射组里的两名慢性疼痛患者被剔除，其中一名患者随后不得不接受硬膜外麻醉以"进一步行疼痛治疗"。

两篇 Meta 分析报告显示围手术期注射利多卡因的益处。早期的一篇包含 8 项试验的 Meta 分析显示，利多卡因输注后，患者的康复情况得到改善，住院时间缩短。术后 24 小时疼痛减轻，恶心、呕吐的发生率降低，肠梗阻时间缩短，这些都说明患者的恢复得到了改善。利多卡因静脉注射缩短肠梗阻时间的能力不仅表现在临床上（如首次排出气体和粪便），而且还表现在不透射线标记物和腹部连续的 X 线平片上。另一篇 Meta 分析评估了超过 1 700 名患者，结果显示在术后 6 小时，静脉注射利多卡因可以减轻静息痛［加权平均差（WMD）8.70，95% 可信区间（CI）16.19 ~ 1.21］、咳嗽痛（WMD 11.19，95% CI 17.73 ~ 4.65）和运动痛（WMD 9.56，95% CI 17.3 ~ 1.80）。静脉注射利多卡因还降低了吗啡需求量（WMD 8.44 mg，95% CI 11.32 ~ 5.56）、第一次排气的时间（WMD 7.62 小时，95% CI 10.78 ~ 4.45）、第一次排便的时间（WMD 10.71 小时，95% CI 16.14 ~ 5.28）、恶心/呕吐（风险比 RR = 0.71，95% CI 0.57 ~ 0.90）和住院时间（WMD 0.17 日，95% CI 0.41 ~ 0.07）。故研究得出结论：利多卡因输注对腹部手术有益。

利多卡因在腹部手术围手术期的有益作用可能与其抑制术中炎症的能力有关。静脉注射利多卡因可降低促炎细胞因子的水平，防止可引起临床痛觉过敏的外周和中枢敏化形成。

已经证实围手术期全身性使用利多卡因可以减少乳房切除术后疼痛综合征的发生，效果非常显著，但研究的样本量较小（36 名受试者）。还需要更大样本量的随机试验，以驳斥或证实利多卡因是减少术后慢性疼痛的有效干预手段。

围手术期静脉输注氯胺酮与利多卡因的效果比较见表 9-1。可以看出在腹部手术中两种药物均有益处。氯胺酮输注在脊柱外科手术中有益但全凭静脉麻醉中没有。静脉输注利多卡因在全髋关节置换术和冠状动脉旁路移植术的患者中似乎无效。值得注意的是，一项随机盲法研究显示，与硬膜外镇痛相比，静脉输注利多卡因的效果较差。

表 9-1　围手术期静脉输注氯胺酮和利多卡因的效果

项目	氯胺酮	利多卡因
单次静脉输注量	0.5 ~ 1 mg/kg	100 mg ~ 1.5 mg/kg
通常的持续量	40 ~ 100 μg/（kg·h）	2 ~ 3 mg/min（体重 <70 kg，2 mg/min）
联合硬膜外镇痛的持续量	0.05（大约 3 mg/h）~ 0.25 mg/（kg·h）	
效果		
腹部手术	有益	有益
盆腔手术：妇产科、泌尿外科	有益	有益
脊柱手术	有益	

项目	氯胺酮	利多卡因
	效果	
全髋关节置换术		无益
冠状动脉旁路移植术		无益
全凭静脉麻醉（TIVA）	没有额外益处	
联合患者自控硬膜外镇痛（PCEA）	有额外益处	
与 PCEA 比较		一项双盲研究显示作用很小，但一随机抽样的未用盲法的研究认为疼痛评分改善没有统计学意义，而且利多卡因组阿片类药物消耗量有增多趋势

三、纳洛酮

纳洛酮为纯 μ 受体拮抗剂。在硬膜外和鞘内使用了阿片类药物后，静脉注射纳洛酮可降低恶心、呕吐、呼吸抑制和尿潴留的发生率。它的使用有可能逆转阿片类药物的镇痛作用。纳洛酮以 10 μg/（kg·h）输注可缩短硬膜外吗啡或芬太尼镇痛的持续时间和降低镇痛效果。纳洛酮 1 μg/（kg·h）输注可削弱腰椎椎板切除术后鞘内注射二乙酰吗啡患者的镇痛作用。在一项回顾性研究中，对根治性前列腺切除术的患者，鞘内给吗啡 0.8 ~ 1.7 mg，并静脉注射纳洛酮 5 μg/（kg·h），可获得良好的镇痛效果，不良反应发生率低且程度轻微。

鉴于纳洛酮输注能降低神经轴突阿片类药物不良反应的发生率，研究人员观察了纳洛酮输注对吗啡 PCA 的影响。在一项随机、双盲的研究中，60 名子宫切除术的患者分为 3 组，PCA 中吗啡均为 1 mg/mL，另外分别加有：①生理盐水输注；②低剂量的纳洛酮 [0.25 μg/（kg·h）] 输注；③高剂量纳洛酮 [1 μg/（kg·h）]。研究人员发现，与安慰剂相比，两种剂量的纳洛酮在减少恶心、呕吐和瘙痒的发生率方面同样有效。尽管低剂量组的累积吗啡用量（42.3 ± 24.1 mg）明显低于安慰剂组（59.1 ± 27.4 mg）或大剂量组（64.7 ± 33 mg），但 3 组间的疼痛评分差异无统计学意义。3 组均无呼吸抑制发生，镇静评分、呼吸频率、血流动力学参数、止吐药使用差异无统计学意义。另一组研究人员观察了 90 例子宫切除患者，这些患者输注低剂量纳洛酮 24 小时。结果显示，与对照组（生理盐水组）相比，纳洛酮能显著减少术后 24 小时内吗啡的用量，为 19.5 [标准差（SD）3.4 mg vs 27.5（SD 5.9）mg]。此外，纳洛酮组恶心和呕吐的发生率和严重程度显著降低，这与之前的研究结果相似。

纳洛酮对疼痛有剂量依赖效应。小剂量纳洛酮对大鼠产生镇痛作用，而大剂量的纳洛酮可引起痛觉过敏。另一项研究也表明纳洛酮最初以剂量依赖的方式产生镇痛作用，在此基础上增加剂量会引起痛觉过敏。其他研究者也发现纳洛酮的这种双相或双调节作用。纳洛酮的镇痛机制可能与释放内啡肽或取代与镇痛无关的受体部位的内啡肽有关。阿片受体活性增强是另一种可能，尽管这种上调现象已经在延长纳洛酮输注（7 日）时间和动物身上得到证实。高剂量时，纳洛酮可阻断被释放或移位的内啡肽在突触后受体的作用。

纳洛酮经静脉自控镇痛（IV PCA）给药没有额外的益处，其原因是间断给药与持续输注给药的药代动力学不同。纳洛酮的 α 半衰期为 4 分钟，β 衰减期为 55～60 分钟，因此持续输注时血浆药物浓度恒定，从而产生更稳定的效果。

目前静脉输注纳洛酮的适应证是控制神经轴阿片类药物有不良反应。Gan 和 Movafegh 等的研究显示，低剂量纳洛酮可减少阿片类药物消耗，但类似研究非常少。纳洛酮在术后镇痛方面的临床应用有待于在不同手术中进行更多的对照研究。

四、镁

镁是细胞内离子，在维持机体功能方面起着至关重要的作用。镁是酶、神经传递和细胞信号传导功能的重要组成部分。动物研究表明，镁是 NMDA 受体的拮抗剂，可以减轻疼痛感和缩短疼痛持续时间。饮食摄入是人体镁的主要来源，长期限制饮食和不可预知的手术室时间安排是围手术期低镁血症的重要原因。围手术期静脉输液也可能导致低镁。

全身用镁对术后镇痛的影响已经在许多外科手术中得到了验证。有两项研究观察静脉注射镁对腹部大手术患者术后疼痛的影响。两项研究均使用硫酸镁（50 mg/kg）作为负荷量，并在术后维持。一项研究观察了 40 名患者，没有发现节约阿片类药物的作用。而另一项研究观察了 48 名患者，发现对照组在术后第 1 日的吗啡消耗量明显高于镁组 [（52±4）mg vs （30±3）mg]。

与安慰剂组比较，接受镁治疗的经腹全子宫切除患者术后疼痛评分较低，术后镇痛药累积消耗减少。脊柱手术是另一种围手术期镁剂输入可以改善术后镇痛的手术。对于门诊手术患者，全身镁的使用能否减轻术后疼痛还有待研究。一项研究观察了 200 例在全身麻醉下行门诊髂腹股沟疝修补术或静脉曲张手术的患者，在麻醉诱导后随机静脉给硫酸镁 4 g 或生理盐水。两组患者术后阿片类药物消耗量和疼痛评分差异无统计学意义。然而，本研究中的患者同时进行了多模式镇痛，静脉曲张手术的患者使用了双氯芬酸 100 mg 直肠镇痛，疝气修补手术的患者术后进行了髂腹股沟—髂腹下神经阻滞。至目前，围手术期镁输注是否有助于减少门诊手术的术后疼痛仍有待研究。

De Oliveira 等进行了一项 Meta 分析来定量评估围手术期镁输注对术后疼痛的影响。作者对 20 个随机临床试验进行了评估，超过 1 200 名受试者被纳入最终的分析。在大多数研究中，初始负荷量为 30～50 mg/kg，术中维持 10～15 mg/（kg·h）。镁对术后早期静息痛总体影响较小，用 0～10 分的数字评分量表评分，结果为 0.74（99% CI 1.08～0.48）。与生理盐水相比，镁对晚期静息痛（24 小时）的总体影响也较小，结果为 0.36（99% CI 0.63～0.09）。相比之下，与生理盐水相比，镁对减少阿片类药物消耗效果显著，结果为 10.52 mg（99% CI 13.50～7.54）静脉吗啡当量。在进行亚组分析后，作者得出结论，术中和术后应用镁比单纯术中应用镁镇痛效果更好。Meta 分析中没有一项研究报告与围手术期高水平镁有关的镁中毒症状或体征。

最近一项关于行扁桃体切除术儿童静脉注射镁的研究，结果接受镁治疗的患者没有益处。Benzon 等进行了一项随机双盲安慰剂对照试验，研究对象是接受扁桃体切除术的 3～10 岁儿童。试验组先使用负荷量注射镁 30 mg/kg（>15 分钟），然后以 10 mg/（kg·h）持续输注，对照组给予等量生理盐水，发现术后 90 分钟内疼痛评分和麻醉药物使用量方面没有差异。

总体而言，镁输注似乎是减少术后阿片类药物需求的一个有前途的策略。无毒性报道也使它成为一个安全的选择。然而，还需要更多的研究来探讨全身镁治疗在门诊手术中的镇痛作用。

五、艾司洛尔

艾司洛尔是一种心脏选择性 β_1 肾上腺素能受体阻滞剂，常用于麻醉中治疗术中快速心律失常或减弱各种刺激（如插管、手术刺激和拔管）引起的肾上腺素能反应。这种药起效快，作用时间短。艾司洛尔在酯—甲基侧链上被血浆酯酶快速水解，这是该药作用时间短的基础。艾司洛尔的消除半减期约为 9 分钟。

多位研究者研究了艾司洛尔输注对术后疼痛的影响，大多数研究显示了良好的镇痛效果。1991 年，艾司洛尔首次作为阿片类镇痛药物的替代品用于门诊关节镜手术。研究者比较了艾司洛尔和阿芬太尼对丙泊酚-N_2O-阿曲库铵麻醉的辅助镇痛作用，并得出结论：对于门诊关节镜手术的患者，艾司洛尔可以代替阿芬太尼作为辅助镇痛药物。不使用阿芬太尼并没有减少门诊患者术后恶心和呕吐的发生率。

有一项研究比较了子宫切除术患者围手术期应用艾司洛尔与生理盐水的效果。围手术期应用艾司洛尔可减少术中吸入麻醉剂和芬太尼的用量，降低血流动力学反应，并减少术后 3 日内吗啡消耗量（相当于 17 mg 静脉吗啡当量）。另一项研究比较了艾司洛尔与间断给予芬太尼或持续给予瑞芬太尼对门诊胆囊切除术患者减少阿片类药物术后消耗、不良反应和出院时间的影响。根据这些研究结果，研究者得出结论，术中静脉输注艾司洛尔可显著减少术后芬太尼和昂丹司琼的使用量，并有助于早期出院。还有一项研究证实了艾司洛尔在腹腔镜阑尾切除术中的镇痛作用。

通过对 67 项随机对照试验的系统评价，对围手术期注射艾司洛尔的安全性进行了研究。对于低风险患者，使用不影响血流动力学剂量的艾司洛尔镇痛是安全、有效的。然而对于高风险患者，艾司洛尔围手术期的安全性和有效性还有待进一步研究。

综上所述，艾司洛尔输注似乎是一种有效改善术后疼痛的方法。在门诊手术人群中的随机研究结果尤其令人鼓舞。

六、α_2 肾上腺素受体激动剂

α_2 肾上腺素受体激动剂常被用作麻醉的辅助用药，因为它们具有良好的特性，包括抗焦虑、镇静和催眠作用。α_2 肾上腺素受体激动剂也有镇痛作用，因为它们能激动中枢神经系统和脊髓的 α_2 肾上腺素能受体。也有研究表明，全身使用 α_2 肾上腺素受体激动剂增强了阿片类药物的镇痛作用。全身使用可乐定有节约阿片类药物作用和止吐作用，但由于存在低血压和心动过缓等不良反应，常规用于临床静脉输注受到限制。围手术期常用的另一种 α_2 肾上腺素受体激动剂是右美托咪定，静脉输注通常以 1 μg/kg 的负荷量开始（>10 分钟），维持量为 0.2~1.0 μg/（kg·h）。

最初研究右美托咪定输注对术后镇痛影响，是在腹腔镜输卵管结扎术患者中进行的。根据结果，作者得出结论：静脉注射右美托咪定可减轻疼痛，减少阿片类药物的用量，但同时也伴随着镇静和心动过缓的发生率升高。另一项研究也发现右美托咪定对住院大手术有节约阿片类药物作用。随后的一项研究评估了右美托咪定输注对经腹子宫切除术患者疼痛的影

响。在这项研究中，50 名女性被随机分为两组。一组（$n = 25$）在麻醉诱导期间静脉注射 1 μg/kg 右美托咪定负荷量，随后在整个手术过程中以 0.5 μg/（kg·h）的速率持续输注。作者发现，腹部手术中持续静脉输注右美托咪定可提供有效的术后镇痛，并减少术后吗啡需要量，而不增加不良反应的发生率。

Blaudszun 等进行了一项随机研究的 Meta 分析，包含 1 792 名患者，发现与安慰剂组（4.1 mg 静脉注射吗啡当量，95% CI 6.0 ~ 2.2 mg）比较，右美托咪定具有节约阿片类药物作用。然而，右美托咪定增加了术后心动过缓的风险（造成伤害的人数为 3 人）。

总之，右美托咪定是一种很有应用前景的围手术期镇痛药，可降低术后阿片类药物的用量。尽管它会导致心动过缓，但不会增加其他不良反应的发生率。

七、总结

术前多种非阿片类药物输注可用于减轻术后疼痛。氯胺酮输注是阿片类药物依赖患者的重要辅助用药。利多卡因输注不仅降低了腹部手术围手术期阿片类药物的用量，而且缩短了肠道恢复时间。艾司洛尔和右美托咪定输注具有节约阿片类药物作用，并且已经得到证实，同时对手术刺激心血管反应增强的患者也有潜在优势。镁可能也是一个不错的选择，但仍缺乏令人信服的证据表明患者的预后得到改善。低剂量纳洛酮输注的广泛应用也有待进一步研究。最后，这些围手术期非阿片类药物对术后慢性疼痛发生率的影响还需要进一步研究。

（陈　哲）

第三节　患者自控镇痛

患者自控镇痛（PCA）已经成为临床疼痛治疗的标准技术。PCA 系统允许患者自行给予预先设定剂量的镇痛药物，并记录患者在过去 1 ~ 24 小时内的使用信息。这些信息有助于针对患者个体化镇痛需求和使用方式优化药物输注。

现代 PCA 装置通常包括医师设置的参数（负荷剂量、单次追加量、锁定时间、背景输注速率、1 ~ 4 小时最大限量）。患者可通过按压自控键触发给药，从而控制单次追加量的给药时间。而最新的设备允许调节以 μg、mg 和 mL 为单位输注药液，从而减少了机器程序错误的可能性。最佳的镇痛有效性和安全性取决于设置的单次追加量足以提供充分的镇痛且不良反应最小。锁定时间是指即使患者按压自控键也没有药物输注的这段时间。尽管在锁定时间内无药物输注，但按压频率的统计有助于评估患者的舒适度。理论上，锁定时间小于药物作用的峰时间，可能导致镇痛药物过量。而即使应用阿片类药物，5 ~ 10 分钟也是最理想的锁定时间。

本节详细介绍了 PCA 的风险和益处，几种 PCA 模式的推荐给药方案，以及 PCA 在特殊临床人群中的应用。

一、患者自控镇痛概述

（一）患者自控镇痛的优点

PCA 是目前最流行的术后镇痛方法之一。有数据显示，PCA 可提高患者满意度，增强对疼痛的控制能力，并有利于术后恢复。研究证实 PCA 泵比间断肌内注射（IM）或静脉注射（IV）更有效。既避免 IM 注射（痛），又可快速治疗疼痛，无须护士参与给予镇痛药物。

由于每个需求剂量都很容易提供，可频繁使用小剂量的单次量。理论上说，如果使用得当，经过 3~4 小时，镇痛剂滴注可以产生稳定的血药浓度，避免相关的波峰和波谷。PCA 不仅可避免阿片类药物使用不足而造成的康复不良、胸廓扩张受限、运动受限，也可避免过高的药物峰浓度导致的呼吸抑制和镇静状态。

在关于 PCA 与肌内注射阿片类药物镇痛效果的比较研究中，两项早期 Meta 分析的结果是相互矛盾的。一项研究表明，与 IM 镇痛相比，PCA 镇痛患者满意度高、疼痛评分低，但总阿片类药物消耗量和术后住院时间没有差异。另一项研究表明，尽管患者对 PCA 的满意度更高，但在缓解疼痛方面，与非 PCA 方法相比，差异无统计学意义。最近的 Meta 分析讨论了 PCA 的有效性和安全性，得出结论：总体而言，有中到低级别的证据表明，患者对 PCA 的镇痛效果和满意度比非 PCA 高，但接受 PCA 治疗时使用的镇痛药物总量更高。使用 PCA 的患者瘙痒发生率增加，其他不良反应发生率无差异。其他研究也表明恶心、呕吐、镇静、皮肤瘙痒的发生率，以及肠功能恢复无差异，这提示虽然 PCA 和非 PCA 镇痛阿片类药物用量不同，但相对来说是无关紧要的。鉴于 PCA 日渐流行，下面这个结果有点使人惊讶：如果能真正根据需求给予合适剂量和间隔时间的镇痛药物，无论什么镇痛方法都可以取得良好的镇痛效果。在很多情况下，PCA 是达到这些疗效的最好方法。

（二）患者自控镇痛的缺点

PCA 的劣势可限制其使用和效果。最常见有镇痛不足或不良反应的发生，患者的不信任或担心药物过量或成瘾，以及理解和（或）使用 PCA 存在困难。Chumbley 等研究表明，22% 的患者担心成瘾，30% 的患者担心用药过量，高于 Kluger 和 Owen 报道的 4% 和 11%。然而在之前的研究中，43% 的患者术前未接受 PCA 的宣教，而在最近的研究中，所有的患者术前都接受关于疼痛管理和 PCA 的宣教。在最近的一项前瞻性研究中，49% 的患者不确定按 PCA 自控键时是否会给药，其中 22% 的患者认为这种不确定性加剧了他们的疼痛。这些发现不受患者是否接受 PCA 宣教的影响。

反复过度使用 PCA，将 PCA 自控键误认为呼叫护士按钮，家属、访客或未经授权的护士按压 PCA 自控键，都可能导致镇静状态和呼吸抑制。可能因单次量、浓度、背景输注量和（或）非计划的背景量输注参数设置不当而发生操作者错误。不规范的工作流程可能引发注射器使用或镇痛药物混合错误。医院内标准的工作流程和药物浓度可能会减少程序错误的发生。新的 PCA 泵设计时考虑到人为因素，明显减少了编程时间和编程错误率。

PCA 可能发生机器故障，偶尔造成药物过度输注。尽管如此，Meta 分析已证实 PCA 的安全性。与传统肌内和静脉给药相比，PCA 镇静过度和呼吸抑制发生率和严重程度没有明显差异。

（三）患者自控镇痛的安全性

PCA 的安全使用要求患者能够自控给予镇痛药物。血浆阿片类药物浓度的增加通常在导致呼吸抑制前先引起镇静，而镇静则会影响患者自控 PCA 的能力。护理人员和患者家属都必须明白只有患者本人可以按压自控按钮。理论上，患者、护士和家属都应接受 PCA 使用宣教。并不是每个患者都适合使用 PCA，患者必须合作、理解 PCA 的概念，并且能够按压 PCA 自控键。PCA 可能不适用于非常年幼的儿童，或某些身心缺陷的患者。而如果患者的年龄、发育水平或肌肉力量影响对 PCA 的使用，可采用护士控制镇痛（NCA）。而且，NCA 是儿科 ICU 中一种安全有效的镇痛给药方法。总之，由于患者之间的药代动力学和药效动力学差异，需要对传统 PCA 进行个体化设置。

（四）急性疼痛服务的重要性

由受过 PCA 良好教育的医师和护士组成的急性疼痛服务（APS）小组也可以提高 PCA 的安全性和有效性。与外科人员管理 PCA 组比较，APS 管理组的患者不良反应明显减少、对镇痛不足和不良反应的发生更能及时作出 PCA 剂量的调整、撤离 PCA 后更易过渡到口服阿片类镇痛药而不需要肌注镇痛药。这表明 APS 更容易为患者制定适合的 PCA。PCA 的某些优点可能与由有相关知识的临床医师使用 PCA 并对镇痛药的监管有关。

二、患者自控镇痛的种类

（一）静脉自控镇痛

许多阿片类药物在静脉 PCA（IV PCA）中有效使用。一些纯 μ 受体激动剂是 IV PCA 首选。理想的用于 IV PCA 的阿片类药物起效快、效果好，间隔时间内没有明显的药物和代谢产物蓄积。吗啡、二氢吗啡酮、芬太尼几乎符合上述标准，且已在以阿片类药物为基础的 IV PCA 中广泛应用。相反，哌替啶一般不适合用于 IV PCA，因为其活性代谢产物去甲哌替啶会产生蓄积并引起 CNS 兴奋，包括谵妄、震颤、肌阵挛和癫痫发作。然而，在某些情况下，哌替啶可能是一个合适的镇痛药物。最近关于哌替啶 PCA 的安全性和有效性研究表明，其中枢神经系统（CNS）毒性发生率为 2%，推荐的最大安全剂量为每日 10 mg/kg，连续使用不超过 3 日，且患者应无肝肾功能障碍，并需要仔细评估和监测。所有阿片类药物都有相似的不良反应，但严重程度有差异。患者的临床病史和住院情况影响 IV PCA 阿片类药物的选择，应用不同的阿片类药物，患者间的疼痛评分和不良反应没有明显差异。因此，无论使用哪种阿片类药物，患者对 IV PCA 都是满意的。表 9-2 列出了药物使用的单次量、锁定时间及基本的输液参数。

表 9-2 用于 IV PCA 阿片类药物的单次量和锁定时间

药物	单次量	锁定时间（分钟）
芬太尼	15 ~ 50 μg	3 ~ 10
二氢吗啡酮	0.1 ~ 0.5 mg	5 ~ 15
哌替啶	5 ~ 15 mg	5 ~ 15
吗啡	0.5 ~ 3 mg	5 ~ 20
羟吗啡酮	0.2 ~ 0.8 mg	5 ~ 15
瑞芬太尼（分娩）	0.5 μg/kg	2
舒芬太尼	3 ~ 10 μg	5 ~ 10

出于安全方面的考虑，对阿片类药物敏感的患者很少使用 IV PCA 背景量。持续背景剂量输注增加了呼吸抑制的风险。如果患者保持安静，仍以某一背景输注速率持续输注阿片类

药物可能会导致呼吸抑制。持续输注阿片类药物能保持稳定的血药浓度并改善镇痛效果。然而，其他研究者发现增加背景输注速率并不能减轻疼痛、疲劳和焦虑，也无法改善患者的睡眠质量。对于使用背景剂量输注的患者，其镇痛泵实际按压次数、有效按压次数，以及阿片类药物总用量无明显差异。此外，程序设计错误导致的不良反应，大多数发生于设有背景剂量的输注期间。然而，对于阿片类药物耐受且用量大的患者，可以设定相当于患者通常需求量的背景输注量。背景输注的使用需要高度警惕并加强对患者监护。

在 IV PCA 中添加氯胺酮（NMDA 受体拮抗剂）可以增强某些情况下的镇痛效果。氯胺酮可作为 PCA 的辅助药物，从生物学上主要有以下原因：阿片类药物耐受性的早期发展与 NMDA 受体的激活有关，而氯胺酮可改善阿片类药物的耐受性。此外，NMDA 受体拮抗剂本身具有镇痛作用，既能（直接）控制疼痛，又有（间接）节约阿片类药物作用。在脊柱和臀部手术术后 IV PCA 吗啡和氯胺酮最优比是 1∶1，锁定时间为 8 分钟。然而有两项研究显示氯胺酮作为 IV PCA 的辅助用药没有改善疼痛或其潜在药效被高发的不良反应所掩盖，而且也无节约阿片类药物作用。对于术后易出现恶心、呕吐的脊柱大手术患者，PCA 方案包含背景输注量、按需给予芬太尼/氯胺酮/昂丹司琼，尽管氯胺酮 PCA 组的芬太尼总消耗量降低，疼痛评分相似，但其恶心的严重程度明显增加。临床上也要考虑氯胺酮可能引起幻觉和认知功能损害。

可乐定是一种 α_2 肾上腺素受体激动剂并有镇痛作用。对下腹部手术的女性患者，在吗啡 PCA 中添加可乐定可减少恶心、呕吐的发生。然而，其他研究没有发现 IV PCA 中添加可乐定的益处。

右美托咪定是一种强效、高选择性的 α_2 肾上腺素受体激动剂，具有镇痛、抗焦虑和镇静作用，但其对呼吸功能无影响。围手术期输注右美托咪定可提高镇痛效果，减少阿片类药物的消耗，减少术后恶心、呕吐的发生。迄今为止，有一项研究探讨了在含吗啡的 IV PCA 中加入右美托咪定的镇痛效果，对照组 PCA 中吗啡 1 mg/mL，试验组吗啡 1 mg/mL 加右美托咪定 5 μg/mL，两组单次量均为 1 mL，锁定时间 5 分钟，无背景输注量。结果显示：实验组镇痛效果更佳，吗啡用量明显减少，恶心程度较轻，而且没有过度镇静或明显的血流动力学变化。

（二）非静脉自控镇痛

PCA 的核心理念是患者按需给药、自主管理。IV PCA 是最常用的镇痛药物输注路径，另两个常用的输注路径是硬膜外患者自控镇痛（PCEA）和周围神经置管患者自控镇痛（PNC PCA）。

1. 硬膜外患者自控镇痛

在很多情况下，硬膜外镇痛优于 IV PCA。一项 Meta 分析证实所有类型的外科手术和疼痛评估中，硬膜外镇痛包括 PCEA 的术后镇痛效果优于 IVPCA。此外，一篇关于硬膜外镇痛和全身阿片类药物镇痛效果比较的系统综述进一步证实该观点。

术后硬膜外镇痛对高危患者或高风险手术患者的镇痛效果更明显。局部麻醉药物联合阿片类药物应用于硬膜外镇痛较单独硬膜外或全身应用阿片类药物的镇痛效果好，且可改善愈后，而且单纯应用局部麻醉药物行硬膜外镇痛可能导致过度运动阻滞。尽管关于这方面的研究很多，但理想的 PCEA 镇痛方案或参数设置目前仍存在争议。与 IV PCA 比较，PCEA 常规使用背景输注量，可维持持续的节段性感觉神经阻滞，但可能增加低血压和运动神经阻滞的发生率。将可乐定（2 μg/mL）添加到罗哌卡因—芬太尼 PCEA 中，可减少全膝关节置换术阿片药物的用量，且不影响血流动力学。同样，可乐定（10~20 μg/h）添加到布比卡因—芬太尼 PCEA 中，呈剂量依赖性改善静息状态的镇痛效果，同时产生了剂量依赖性血压下降、脉率减慢，以及血管加压药需求量增加。可乐定和局部麻醉药物用于 PCEA 可避免阿片类药物相关的不良反应，如呕吐和皮肤瘙痒。为了更容易过渡到口服镇痛药物，PCEA 设置的参数可以逐渐减量而不是突然停止，例如，可以在停 PCEA 前 6 小时停止其背景剂量输注。

除了提供更好的疼痛控制外，硬膜外镇痛还可减少心肺并发症，减少血栓栓塞，改善精神状态，促进早期胃肠功能恢复，增强功能锻炼能力，提高健康相关的生活质量并使患者早日出院。一项大数据研究进一步证实，椎管内麻醉或椎管内麻醉联合全身麻醉的患者病死率较低，且椎管内麻醉患者的输血需求最低。与常规全身阿片类药物术后镇痛相比，乳房切除术或前列腺切除术后行椎管旁或硬膜外镇痛的患者，癌症复发和转移也可能较低。最近对 14 个有关癌症的前瞻性和回顾性研究的 Meta 分析显示，与采用阿片类药物镇痛的全身麻醉相比，硬膜外镇痛与患者总生存率呈正相关，无复发生存率差异无统计学意义。

PCEA 的潜在益处必须与置管相关的潜在风险（包括硬膜外血肿、感染或神经损伤）进行权衡。特别是用强效抗凝药物预防血栓可能会限制 PCEA 的使用。根据手术指征建议选择 PCEA 的起始方案，如表 9-3 所示。

表 9-3 患者自控硬膜外镇痛的起始建议方案

手术部位	药物和浓度	背景输注量（mL/h）	单次量（mL）	锁定时间（分钟）
产科（分娩）	0.025% 布比卡因 + 10 μg/mL 芬太尼	3	3	10
产科（分娩）	0.08% 罗哌卡因 + 2 μg/mL 芬太尼	5	5	10
腹部 下肢（腰椎硬膜外）	0.062 5% 布比卡因 + 5 μg/mL 芬太尼	4	4	10
子宫切除术	0.125% 布比卡因 + 5 μg/mL 芬太尼 ± 0.75 μg/mL 可乐定（NB：极限量 30 mL/4 h）	4	3	10
髋关节或膝关节手术	0.06% 布比卡因 + 10 μg/mL 二氢吗啡酮	4	4	10
髋关节或膝关节手术	0.06% 布比卡因 + 1 μg/mL 可乐定	4	4	10

2. 周围神经置管患者自控镇痛

神经阻滞技术逐渐普遍应用到术后镇痛的管理中（特别是整形外科）。许多常见的神经阻滞，包括臂丛神经、坐骨神经、股神经阻滞，适合周围神经置管镇痛，以延长镇痛时间。上下肢周围神经阻滞可改善术后镇痛和提高患者满意度，尽管感染和神经并发症很少，但还是可能发生。神经阻滞与椎管内阻滞比较，不必担心抗凝药对周围神经阻滞的影响；与布比卡因比较，罗哌卡因很少引起完全的运动和感觉神经阻滞。PNC PCA 常用的局部麻醉药物为 0.2%~0.3% 罗哌卡因、0.12%~0.25% 布比卡因（表 9-4）。没有必要将阿片类药物用于 PNC PCA，因为周围神经用阿片类药物可能增加不良反应却不提高镇痛效果。在罗哌卡因 PNCPCA 中添加可乐定不改善镇痛效果。

表 9-4　PNC PCA 方案

导管	外科手术	PCA 方案	背景输注量（mL/h）	单次量（mL）	锁定时间（min）
肌间沟或锁骨下	旋转套修复术、手外科	0.2% 罗哌卡因	6 ~ 8	2 ~ 4	20
臀下、腘窝坐骨神经	足部、踝关节手术	0.2% 罗哌卡因	5 ~ 8	3 ~ 5	20 ~ 60

PNC PCA 常持续输注局部麻醉药，镇痛效果较单次给药更好。低剂量持续输注辅以患者自控的单次量，可达到相同镇痛效果且局部麻醉药的消耗量降低。在中等疼痛的肩部手术，通过肌间沟置管输注 0.2% 的罗哌卡因，把背景量从 8 mL/h 减少到 4 mL/h，镇痛效果相似，但暴发痛和睡眠紊乱的发生率升高。

三、特殊情况

PCA 不仅可用于成人术后镇痛的管理，还可用于分娩镇痛、小儿术后镇痛和癌痛的管理。

（一）分娩镇痛

分娩镇痛最常用的镇痛方式是硬膜外镇痛，而 PCEA 是一种安全、高效的分娩镇痛方法。一项多中心随机对照试验发现 IV PCA 和 PCEA 有相同的剖腹产率和阴道助产率，IV PCA 组患者止吐药使用率高，容易发生镇静，新生儿使用纳洛酮和复苏率高（52% vs 5.31%），而 PCEA 组患者疼痛得到更好的改善，对镇痛效果满意。硬膜外输注混合液和 PCEA 方案的最佳选择仍存在争议。一项 Meta 分析比较了持续硬膜外输注（CEI）和无背景输注的 PCEA，发现不设定背景输注的 PCEA 组产妇要求麻醉医师镇痛干预少、局部麻醉药物用量少、运动神经阻滞少。增加 PCEA 背景输注速率可进一步改善分娩镇痛。与有背景输注的 PCEA 比较，仅按需给药的 PCEA 产妇暴发痛发生率高，疼痛评分高，镇痛有效时间短，满意度低。

尽管 PCEA 在控制分娩疼痛中有绝对优势，但有些产妇不愿接受或因临床条件限制无法行硬膜外镇痛时，就要考虑应用 IV PCA。而阿片类药物可能导致新生儿镇静或呼吸抑制，一些医师于产妇宫颈口开全时停止 IV PCA，以减少阿片类药物对胎儿的影响。与静脉注射阿片类药物比较，IV PCA 有利于分娩过程中镇痛剂的滴注，能更好地满足不同产妇对镇痛剂的需求。因此，IV PCA（和间断肌注比较）能更好地缓解疼痛，减轻镇静作用，减少呼吸抑制和恶心的发生。与肌注比较，IV PCA 用于分娩镇痛时脐带血阿片类药物浓度较低（说明通过胎盘的药物减少），大多数情况下不会引起明显的胎儿抑制。在分娩镇痛中，IV PCA 使用短效阿片类药物（如芬太尼、阿芬太尼、瑞芬太尼）可减少新生儿呼吸抑制。

（二）儿科镇痛

PCA 可安全有效地减轻青少年和儿童的疼痛。在儿科成功实施 PCA 的决定因素是患者理解 PCA 使用基本原理的能力。因此，小于 4 岁儿童不适合用 PCA。4 ~ 6 岁儿童在护理人员和父母的鼓励下可以使用 PCA，但成功率较低。大于 7 岁儿童常可以独立使用 PCA。一些研究者提倡较小的儿童可在父母帮助下使用 PCA，当然，这必须要对父母实施正规教育，并需要护理人员的密切观察。但是，总的来说父母控制的镇痛绕过了 PCA 的基本安全体系，术后不鼓励使用。背景量阿片类药物输注已成功应用于儿科患者的术后镇痛，但一些研究发现这增加了低氧血症的风险。临床中必须持续输注阿片类药物时，必须要考虑监测呼吸抑制的方法，如脉搏血氧饱和度。儿科患者除需谨慎使用持续输注外，使用具有呼吸抑制作用的药物时也应高度警惕。儿童 IV PCA、PNC PCA 和 PCEA 的方案如表 9-5 ~ 表 9-7 所示。

表 9-5　小儿 IV PCA 经典方案

药物	单次量（μg/kg）	锁定时间（分钟）
吗啡	10 ~ 20	7 ~ 15
二氢吗啡酮	5 ~ 15	15
芬太尼	0.5 ~ 2	7 ~ 15

注　所有的患者在开始使用 PCA 前要先给负荷量。根据负荷量、年龄、健康状况和对阿片类药物耐受性，调整单次量、锁定时间和极限量。使用最低有效浓度。定期评估患者和疼痛控制情况，必要时调整参数设置。

表 9-6　小儿 PNC PCA 建议方案

药物	背景输注量 [mL/（kg·h）]	单次量（mL/kg）	锁定时间（分钟）	每小时极限量 [mL/（kg·h）]
0.06% 布比卡因 + 10 μg/mL 二氢吗啡酮	0.1 ~ 0.3	0.1	最小 10 分钟	最大 0.4

表 9-7　小儿 PCEA 建议方案

药物	背景输注量 [mL/（kg·h）]	每小时极限量 [mL/（kg·h）]
0.2% 罗哌卡因	0.1 ~ 0.2	1.25

注：最大安全剂量相当于 2.5 mL/（kg·h）

（三）癌症患者的自控镇痛

对于成人和儿童住院患者来说，患者自控镇痛是有效的多模式癌痛管理方法之一。治疗癌性疼痛的麻醉药品剂量通常要超过术后镇痛剂量。因此，与术后镇痛相比，癌性疼痛管理中使用阿片类药物背景输注很有价值，应该鼓励。对于中重度癌痛患者，静脉注射给药是重要的镇痛途径。一项研究表明，改变阿片类药物的给药方式，包括应用 PCA 输注阿片类药物，是治疗顽固性癌性疼痛的重要策略。此外，在 PCA 中使用美沙酮，虽然在术后镇痛中不提倡，但也是治疗顽固性癌性疼痛的一种有效方法。

（四）阻塞性睡眠呼吸暂停患者的自控镇痛

阻塞性睡眠呼吸暂停（OSA）患者的疼痛管理策略强调使用多模式镇痛，手术伤口的长效局部麻醉药浸润、区域阻滞，并尽量减少使用镇静剂和阿片类药物。多项研究表明，阿片类药物会加重 OSA 患者的中枢性和阻塞性事件，增加呼吸抑制和呼吸衰竭风险。慢性阿片类药物治疗患者（6 个月或以上）也会增加这种风险。

目前的建议是，对于已知或疑似 OSA 的患者，应谨慎使用 IV PCA。如果使用 IV PCA，则不建议设置背景量，因为背景量会增加呼吸抑制的风险。

使用包含阿片类药物的 EPCA 同样与 OSA 患者的呼吸抑制有关。最近一项包含 121 名患者的 Meta 分析显示，主要心肺并发症（包括 3 例死亡、1 例心搏骤停和 2 例严重呼吸抑制）的发生率为 4.1%。其中 5 例发生于持续芬太尼硬膜外镇痛患者。分析指出，迄今为止，所有的研究都是小规模的、低质量的证据，且从现有数据很难确定硬膜外阿片类药物镇痛的 OSA 患者的心肺并发症的真实发生率。

阿片类药物 PCA 术后镇痛的 OSA 患者应连续监测脉搏血氧饱和度。合适的监测环境仍有争议。尽管一些证据支持在恢复室或 ICU 监测，但是最新的 ASA 实践指南指出，这些文献不足以为监测环境或监测时间提供指导。最后，患者应准备吸氧装置以防止缺氧的发生，而家用持续气道正压通气（CPAP）治疗应在住院期间持续进行。

（刘　洋）

第四节　鞘内吗啡术后镇痛

自从 1979 年首次应用鞘内吗啡进行镇痛以来，鞘内使用阿片类药物进行镇痛已成为当前常规的临床麻醉手段。许多已发表的学术和临床研究报告描述了鞘内阿片类药物的使用情况。此外，通过对人体和动物实验研究，阐明了鞘内阿片类药物的作用机制、不良反应、剂量反应药理学、与辅助药物之间的相互作用和广泛的外科患者的临床应用情况。鞘内阿片类药物主要用于术后镇痛，包括妇产科手术、脊柱与关节手术、胸外科手术、血管外科手术、心脏手术、小儿外科手术、泌尿外科手术和腹部手术等。

一、鞘内阿片类药物作用机制

伤害性信号由多个传入神经元传递，在疼痛传递中发挥着重要的作用，包括小的无髓神经元和细神经元（各自的 C 纤维和 Aδ 纤维）。一旦被激活，它们就会释放出兴奋性物质（如 P 物质），并最终有助于感知疼痛。小的无髓神经纤维中枢端位于脊髓后角灰质第Ⅰ、第Ⅱ和第Ⅲ层。阿片受体存在于脊髓后角灰质第Ⅰ、第Ⅱ和第Ⅴ层，这为脑脊液中注射阿片类药物的作用靶点提供了解剖学基础。鞘内注入脑脊液的吗啡阻断了通过突触前 γ-氨基丁酸（GABA）和突触后甘氨酸介导的 P 物质传递。

各种阿片类药物起效时间、作用持续时间、不良反应和药理学特点见表 9-8。脂溶性（相对于水溶性）是影响起效和作用持续时间的关键性因素。高脂溶性药物（如芬太尼和舒芬太尼）起效快，但鞘内使用时作用时间较短，因为很快就分布到脊髓中，高脂溶性阿片类药物注射后不久在脑脊液中就很难再检测到。这可能导致脊髓节段性镇痛，而大脑中药物浓度较低，降低呼吸抑制延迟的风险（如注射后 12~24 小时）。相反，水溶性阿片类药物（如吗啡）起效较慢，作用时间较长，注射后较长时间也能在脑脊液中检测到。吗啡在脑脊液中保留时间较长，可反流到脑干和呼吸中枢，从而比其他脂溶性药物更容易出现延迟性的呼吸抑制。

鞘内使用哌替啶，同时表现出了局部麻醉药特性和阿片类受体结合特性，可单独在手术麻醉中使用。鞘内注射哌替啶产生的脊髓镇痛达到了传统局部麻醉药物的效果。尽管哌替啶脂溶性较芬太尼差，但镇痛起效时间与芬太尼相似，而作用时间较芬太尼长。哌替啶作用时间较吗啡短，但脑脊液清除率比吗啡快 4 倍。

表 9-8　鞘内阿片类药物的特性

阿片类药物	油水分配系数[a]	成人鞘内常用量	起效时间（分钟）	作用时间（分钟）
吗啡	1.4	0.05～0.6 mg	30～60	480～1 440
哌替啶	39	10～100 mg	2～12	60～400
芬太尼	816	10～50 μg	5～10	30～120
舒芬太尼	1 727	2.5～12.5 μg	3～6	60～180

注　a 数值大小反映脂溶性高低。

二、鞘内阿片类药物的优点

与其他静脉/硬膜外阿片类药物或神经轴索局部麻醉药物相比，鞘内阿片类药物应用有很多优点（表9-9）。鞘内阿片类药物剂量通常是静脉或硬膜外给药的一小部分。特别是吗啡，其血清浓度几乎检测不到，因此，在达到最大镇痛效果的同时，药物的全身反应却能控制到很低。与静脉或硬膜外阿片类药物给药相比，吗啡等水溶性阿片类药物作用时间长。单次鞘内吗啡给药0.1～0.5 mg能镇痛15～24小时。鞘内吗啡在一些临床方面具有应用价值，例如，阿片类药物鞘内给药比硬膜外给药具有优势，手术结束即可拔除硬膜外导管，术后立即进行抗凝治疗。

表 9-9　鞘内吗啡应用的优点

作用时间长
小剂量即可达到镇痛效果
几乎检测不到血管内吸收
易于鞘内置管
血流动力学改变很小
无运动阻滞
无感觉缺失

与神经系统给予局部麻醉药不同，鞘内注射阿片类药物不会引起不利的血流动力学变化。另外，阿片类药物不会导致运动阻滞或感觉丧失，患者可以早期下床活动。鞘内阿片类药物可节约局部麻醉药，因为鞘内或硬膜外给药仅需较低剂量，就能达到满意的镇痛效果。

三、鞘内阿片类药物的不良反应

阿片类药物的使用常伴随着一系列不良反应（表9-10），大部分不良反应具有剂量依赖性，且鞘内给药比其他给药途径更常见，多数药物不良反应是通过与阿片受体作用介导的。

表 9-10　鞘内阿片类药物不良反应

常见不良反应	少见不良反应
轻度呼吸抑制	呼吸骤停
瘙痒	全身肌肉强直

常见不良反应	少见不良反应
镇静	眼球震颤
恶心	癫痫发作
呕吐	肌阵挛
尿潴留	痛觉过敏
	神经毒性
	水潴留

鞘内吗啡的临床应用始于 20 世纪 80 年代，并伴随着呼吸抑制高发病率，这点最让人担心的不良反应。呼吸抑制高发病率与大剂量吗啡（最高达 20 mg）使用有关。大剂量用药导致呼吸抑制的发生率更高，剂量和呼吸抑制之间的相关性易被注意到。鞘内应用吗啡少于 0.4 mg 时出现明显呼吸抑制一般不常见。然而，比规定剂量更小的剂量鞘内应用吗啡出现呼吸抑制仍有零星报道。

鞘内阿片类药物的呼吸抑制发病率难以量化，目前文献报道似乎低于 1%。事实上，无论是何种给药途径，阿片类药物的呼吸抑制发病率低于 1%。一项脊髓麻醉的 Meta 分析表明，鞘内吗啡没有增加呼吸系统的整体风险，但是相对于低剂量鞘内吗啡而言，高剂量的鞘内吗啡应用与呼吸抑制的发生频率具有相关性。此外，在全身麻醉的基础上鞘内应用吗啡似乎具有更高的呼吸抑制风险（比值比为 7.86，95% CI 1.54 ~ 40.3）。

呼吸抑制通常出现在脂溶性阿片类药物给药后数分钟至数小时内。水溶性阿片类药物（如吗啡）给药后出现早期呼吸抑制（定义为数分钟内）。吗啡鞘内给药后延迟呼吸抑制通常发生在给药后 6 ~ 12 小时，但也有报道在给药后 19 小时出现了呼吸抑制。鞘内吗啡给药后，即使在"正常"脉搏血氧饱和度及呼吸频率下，也可能出现严重通气不足。镇静可能是反映呼吸抑制的指标之一，但只有动脉血气分析能可靠地识别高碳酸血症。吸氧可以防止低氧血症，但可能不能纠正病因，甚至因消除了低血氧浓度刺激的驱动作用而加重通气不足、高碳酸血症，尤其是当气道阻塞时（如阻塞性睡眠呼吸暂停）更容易出现。

呼吸抑制的风险随着全身阿片类药物或镇静剂的复合应用、年龄的增加、缺乏阿片类药物耐受性（阿片类药物原发耐受状态）、肥胖、睡眠呼吸暂停等因素而增加。当水溶性阿片类药物随着脑脊液循环，与延髓腹侧阿片受体结合后，呼吸抑制就发生了。纳洛酮已被有效地用于治疗鞘内阿片类药物呼吸抑制，因纳洛酮半衰期相对较短，需要多次给药或持续输注。长效阿片类拮抗剂已被用于治疗和预防呼吸抑制。

术后鞘内阿片类药物应用存在呼吸抑制风险，因此患者离开麻醉监护室后是否需要到重症监护病房进行监测存在争议。脂溶性阿片类药物发生延迟性呼吸抑制的可能性较低，而水溶性阿片类药物延迟性呼吸抑制的发生率更高，这已促使一些机构要求对鞘内吗啡给药的所有患者进行监控。另外，对监护病床的要求本身阻止了部分可能获益的患者使用鞘内阿片类药物镇痛。在接受鞘内阿片类药物后，存在睡眠呼吸暂停、镇静和肺部疾病并发症及精神状态的变化的患者均应接受密切监测。鞘内吗啡不应用于门诊手术。对于阿片类药物耐受的患者可以接受鞘内吗啡较高剂量。神经轴索阿片类药物给药的预防、监测和呼吸抑制管理的指南已公开发表。

鞘内阿片类药物最常见的不良反应是瘙痒。与对照组比较，鞘内吗啡高剂量组比低剂量组瘙痒风险明显增加（吗啡用量 <0.3 mg：RR 1.8，95% CI 1.4~2.2；吗啡用量 >0.3 mg：RR 5.0，95% CI 2.9~8.6）。瘙痒通常出现在三叉神经支配的颜面部，也可出现在全身。鞘内阿片类药物诱发的瘙痒可能是由于药物随脑脊液循环，与延髓表面三叉神经核阿片受体结合有关，但是确切的机制尚不清楚。瘙痒在各种报道中发病率为 20%~100%，可能存在剂量依赖性。由于研究方法不同，很难评估不同阿片类药物瘙痒发病率的差异，但是，吗啡比芬太尼瘙痒发病率高。产科患者人群瘙痒的发病率最高。尽管发病率较高，但仅极少数患者需要治疗，因为通常只有经过临床医师提示才会注意到药物不良反应。这种瘙痒并没有被组胺介导，也不是药物的全身吸收导致的，抗组胺治疗的效果微乎其微，但其镇静作用可以减轻部分患者的症状。阿片受体拮抗剂可有效治疗皮肤瘙痒。小剂量静脉注射纳洛酮可有效减轻瘙痒，但一般不降低鞘内阿片类药物的镇痛效果。恩丹西酮可能是一种有效治疗脊髓或硬膜外吗啡瘙痒的药物。鞘内应用吗啡镇痛后预防性静脉注射昂丹司琼 0.1 mg/kg 可减少皮肤瘙痒的发生率。

恶心和呕吐也是鞘内阿片类药物应用很常见且令人困扰的不良反应。虽然其发病率较瘙痒低，却更需要治疗。鞘内阿片类药物应用后恶心发病率约 20%~40%。虽然其发生机制和全身吸收无关，但发病率与静脉和硬膜外给药相当，通常给药后 4 小时内出现，鞘内吗啡给药时似乎更容易出现。许多研究显示恶心、呕吐发病率与给药剂量呈轻度相关性，但也有研究显示无相关性。可能的机制是阿片类药物在脑脊液循环中与脑干后部阿片受体的作用。一项 Meta 分析表明，鞘内吗啡给药导致的恶心和呕吐与剂量无关。与安慰剂相比，小于 0.3 mg 低剂量鞘内吗啡应用与恶心和呕吐的风险发生率增加有关（恶心的风险相关性为 RR = 1.4，95% CI 1.1~1.7；呕吐的风险相关性为 RR = 3.1，95% CI 1.5~6.4）。相比于低剂量而言，大于 0.3 mg 高剂量鞘内吗啡并没有增加恶心（RR 1.2，95% CI 0.9~1.6）或呕吐（RR 1.3，95% CI 0.9~1.9）的风险。纳洛酮通常能治疗鞘内阿片类药物导致的恶心和呕吐。长效阿片类药物拮抗剂在治疗恶心方面可能没有那么有效，但如果预防给药可能有一定的作用。

鞘内阿片类药物比等效剂量静脉给药更易出现尿潴留。尿潴留的发病率差异很大，但男性更为多见。鞘内阿片类药物导致尿潴留与剂量无关，但鞘内吗啡给药可能更易出现，可能与骶部副交感神经系统的阿片受体受抑制有关，导致逼尿肌肉松弛弛，膀胱容量增加。纳洛酮对尿潴留可能有效，但必要时可能需要膀胱插管导尿。

镇静是鞘内阿片类药物剂量依赖性的不良反应，所有阿片类药物都具有这种不良反应。当鞘内阿片类药物出现镇静效果时，需要评估是否存在呼吸抑制。鞘内、静脉和硬膜外不同给药途径镇静发病率的差异没有明确记载，但无论是哪种给药途径镇静似乎都很常见。阿片受体拮抗剂能有效降低镇静程度。长期使用阿片类药物和继发性的药物耐受可能会降低镇静的发生率。

有文献报道鞘内阿片类药物存在很多其他罕见的不良反应，如鞘内芬太尼镇痛时，剖宫产手术后新生儿发生全身肌肉强直。肌强直和肌阵挛性不是由阿片受体介导，在成人中也有报道。眼球震颤、复视和眼睑痉挛也有报道。也有报道吗啡鞘内推注后出现癫痫发作。在动物实验中大剂量鞘内应用吗啡与痛觉过敏相关。

四、鞘内阿片类药物术后镇痛的临床应用

近 20 年已经有许多关于鞘内阿片类药物术后疼痛管理的病例报道、随机临床试验和剂量反应性研究，包括产科、骨科、腹部外科、儿科和心脏手术。绝大多数试验评估了鞘内吗啡的持久镇痛作用。脂溶性阿片类药物在术后镇痛中具有重要的作用，然而其作用时间相对较短，可能会限制鞘内单剂量在术后镇痛中的应用。

鞘内阿片类药物在产科术后镇痛（不包括分娩镇痛）比其他患者人群研究更多。一般情况下，使用较低剂量的水溶性阿片类药物，其提供有效的术后镇痛效果和引起较少的不良反应（表 9-11）。Milner 等的研究表明，0.1 mg 与 0.2 mg 鞘内吗啡镇痛效果相当，但恶心和呕吐的发生率明显降低。在比较 0.1 mg、0.2 mg 和 0.3 mg 鞘内吗啡镇痛效果的研究中，Sarvela 等得出结论，0.1 mg 鞘内吗啡对剖宫产术后镇痛效果较好。舒芬太尼（10 μg）能提高剖宫产术中镇痛效果，但低血压和瘙痒的发生率增加。最近研究发现 μ 阿片受体的遗传变异，这可能部分解释了鞘内阿片类药物用于分娩镇痛时产生的效果差异。

表 9-11　鞘内吗啡剂量反应研究

研究（作者，年份）	研究群体（n）	试验设计	试验剂量（mg）	最佳剂量（mg）
Jacobson 等，1988	骨科手术（33）	双盲，随机对照试验	0、0.3、1、2.5	0.3~1
Oezaart，1999	骨科手术（60）	双盲，随机对照试验	0.2、0.3、0.4	0.3
Kirson 等，1989	泌尿外科手术（10）	双盲，随机对照试验	0、0.1、0.2	0.1
Sarma 和 Bostrom，1993	妇科手术（80）	双盲，随机对照试验	0、0.1、0.3、0.5	0.3
Yamaguchi 等，1990	腹部手术（139）	随机对照试验	0、0.04、0.06、0.08、0.10、0.12、0.15、0.20	0.06~0.12
Jiang 等，1991	剖宫产手术（63）	随机对照试验	0、0.025、0.05、0.075、0.1、0.125	0.075~0.125
Milner 等，1996	剖宫产手术（50）	随机对照试验	0.1、0.2	0.1
Kelly 等，1998	剖宫产手术（80）	随机对照试验	0、0.125、0.25、0.375	—
Palmer 等，1999	剖宫产手术（108）	双盲，随机对照试验	0、0.025、0.05、0.075、0.1、0.2、0.3、0.4、0.5	0.1
Sarvela 等，2002	剖宫产手术（150）	双盲，随机对照试验	0.1、0.2	0.1
Demiraran 等，2008	矫形手术（60）	随机对照试验	0、0.16	0.16

下肢矫形患者常存在剧烈术后疼痛，因此区域麻醉和鞘内阿片类药物镇痛是理想的治疗选择。应用布比卡因进行腰麻的患者，联合 0.3 mg 鞘内吗啡能显著减少疼痛。在接受布比卡因腰麻行膝关节置换术术后镇痛中，患者自控静脉吗啡镇痛（PCA）与对照组相比，低氧血症或呼吸暂停无显著差异。一项剂量反应性研究表明：在较大的脊柱外科手术中，鞘内运用 0.3~0.4 mg 的吗啡较 0.2 mg 的吗啡具有更好的镇痛效果，尽管在 0.4 mg 吗啡研究组动

脉血中二氧化碳分压较其他组为高，但没有发现明显呼吸抑制的临床征象。在脊柱融合手术中，高剂量的鞘内吗啡 10～20 μg/kg 具有良好的镇痛效果，而无明显呼吸抑制不良反应。鞘内吗啡 20 μg/kg 镇痛更持久，需要较少额外镇痛，也很少出现呼吸系统并发症。另一项研究还表明，骨科手术中 0.2 mg 鞘内吗啡能达到 48 小时镇痛，而不需要额外给阿片类药物。鞘内吗啡显然能减少骨科手术对阿片类药物的需求，但最佳剂量尚不清楚。对于阿片类药物耐受，高剂量可能是可以接受的，而剂量小于 0.3 mg 可能是未使用阿片类药物的理想剂量。

鞘内阿片类药物也被用于心脏手术。虽然鞘内吗啡已被证实在冠状动脉旁路移植术（CABG）中具有镇痛效果，但完全肝素化患者担心出血等并发症，这可能会限制这项技术的开展。许多研究表明，鞘内阿片类药物应用于 CABG，术后未出现硬膜外血肿。在非体外循环的 CABG 中，与静脉 PCA 吗啡相比，5 μg/kg 鞘内吗啡单次给药后镇痛作用更强，超过 24 小时的镇痛作用，但鞘内吗啡拔管时间显著延长。Alhashemi 等也发现，较大鞘内吗啡剂量（0.5 mg）延长了拔管时间，但提高了镇痛效果，由此得出结论鞘内吗啡最佳剂量是 250 μg，具有较好的术后镇痛而又不会延迟拔管。有其他研究表明，心脏手术中鞘内吗啡（7 μg/kg）镇痛患者可以较早拔管，并可能减少重症监护病房的住院时间。

很多文献描述了鞘内阿片类药物在儿童中的应用。值得注意的是，通常成人标准剂量在儿童可能会超量。一项剂量依赖性研究在 9～19 岁儿童脊柱融合手术中应用 0、2 μg/kg 或 5 μg/kg 鞘内吗啡，两个鞘内吗啡组术后镇痛效果好，2 μg/kg 和 5 μg/kg 鞘内吗啡具有相似镇痛效果和不良反应。虽然需要在儿科患者中进行更多的剂量反应性研究，但鞘内吗啡剂量小于 10 μg/kg 已被证明在 6 个月及以上儿童中安全有效。

与全身阿片类药物给药相比，在心血管手术和胸部手术中，鞘内阿片类药物的联合用药具有更好的镇痛作用。与静脉 PCA 吗啡相比，20 μg 芬太尼联合 0.2 mg 吗啡或 50 μg 舒芬太尼联合 0.5 mg 吗啡均能改善镇痛效果，除了尿潴留增多外，很少有其他不良反应。尽管与鞘内阿片类药物相比，硬膜外局部麻醉药和阿片类药物联合用药可能降低开胸术后肺部并发症，但在硬膜外导管不能维持的情况下，鞘内阿片类药物给药可能是一个很好的选择。

鞘内阿片类药物已被证实在腹部手术中具有非常好的镇痛作用。在随后的研究中得到证实，低剂量鞘内吗啡（0.075～0.1 mg）能提供足够的术后镇痛。至少有一项研究曾指出，鞘内吗啡（0.3 mg）和静脉 PCA 联合用药，在老年较大的结直肠手术中，可减轻术后即刻疼痛和减少吗啡非胃肠道用药量。

五、鞘内阿片类药物的辅助用药

很多已发表的研究显示，鞘内阿片类药物和其他药物联合使用，在减少不良反应同时可以明显提高镇痛效果。大部分辅助药物为不与阿片受体结合的局部麻醉药。其他辅助药物的使用，可以减轻或防止鞘内阿片类药物使用的不良反应，同时还有不同程度的镇痛作用。

α_2 受体激动剂可乐定与鞘内阿片类药物或局部麻醉药联用可以提高镇痛效果。可乐定通过几种机制增加布比卡因脊髓镇痛的感觉和运动阻滞的持续时间。α_2 肾上腺素能受体激动剂鞘内给药，可以激活脊髓后角下行的去甲肾上腺素能通路而提高疼痛阈值。可乐定和阿片类药物联合使用产生协同镇痛作用在临床资料中尚无法确定。另一项研究鞘内吗啡联合可乐定口服给药，未明显提升镇痛效果。大量研究表明，15～30 μg 较低剂量与大剂量鞘内可乐定用药相比，可能产生同样的镇痛效果，但其镇静、低血压和心动过缓等不良反应明显降低。联合鞘内吗啡时，鞘内可乐定能减少阿片类药物的使用并增加首次镇痛时间，但也增加了低血压发生率。鞘内右美托咪啶可用于镇痛，可乐定和右美托咪啶可能在脊髓内产生协同镇痛作用。最后，镁剂可被用作鞘内注射辅助剂，鞘内注射镁剂可以延长腰麻持续时间而不改变血压。

六、总结

鞘内阿片类药物已成为一种安全有效的术后镇痛方法。不通过血液循环的鞘内水溶性阿片类药物可产生持久的镇痛效果，不伴有血流动力学效应和运动阻滞，成为一些患者的最佳治疗选择。鞘内阿片类药物给药后，应评估不良反应，包括恶心、呕吐、瘙痒、呼吸抑制、尿潴留和镇静。这些不良反应处理方便。手术为鞘内阿片类药物的应用提供了许多机会，这对于许多患者并非理想治疗方法，但使用恰当时，患者显著受益。

（王宏伟）

第五节　硬膜外阿片类药物术后镇痛

阿片类药物通常用于治疗术后疼痛，最常通过静脉途径（Ⅳ）；其次见于硬膜外单次注射或持续输注镇痛。麻醉医师在硬膜外使用阿片类药物时，应根据患者不同的临床状况和每种药物独特的药代动力学特点，选择合适的药物及剂量。尽管硬膜外阿片类给药存在不良反应，但也有很多优势。硬膜外阿片类药物广泛用于神经阻滞麻醉和术后镇痛的辅助作用。

一、硬膜外阿片类药物药理学

阿片类药物硬膜外给药时，药物会弥散至硬膜外腔周围组织，包括硬膜外脂肪和静脉，不再与阿片受体结合产生镇痛作用。阿片类药物经硬膜外给药通常通过两种机制发挥镇痛作用：脑脊液（CSF）途径和脊髓上中枢或全身镇痛。有些硬膜外阿片类药物被吸收到血浆中通过血液循环再分布到脑干产生脊髓上中枢介导的镇痛，而另一些阿片类药物必须通过脊髓脊膜扩散到脑脊液，产生脊髓介导的镇痛。脊膜的理化性质和阿片类药物之间的相互作用复杂，阿片类物质通过脊膜的渗透性受诸多因素的影响，包括脂溶性等。一旦进入脑脊液后，阿片类药物作用于脊髓后角第Ⅱ层的阿片受体，通过突触前减少传入神经递质的释放和脊髓后角神经元突触后超极化，发挥镇痛效果。脂溶性是决定硬膜外阿片药物镇痛和不良反应的重要药理特性之一。硬膜外阿片类药物单次注射后，相对于水溶性阿片药物（如氢吗啡酮、吗啡），脂溶性阿片药物（如芬太尼、舒芬太尼）具有起效快、持续作用时间较短的特性。此外，硬膜外阿片类药物的脂溶性决定其不良反应的大小。脂溶性高的阿片类药物从脑脊液中清除相对较快，从而降低了延迟性呼吸抑制（给药后 12～24 小时）的发生，而延迟性呼吸抑制在水溶性阿片类药物中更为普遍。

与鞘内给药不同，硬膜外阿片类药物不能维持镇痛作用，鞘内阿片类药物可直接作用于脊髓后角和鞘内吸收再分布而产生持续镇痛的效果。脂溶性阿片类药物通过脊髓或脊髓上机制产生镇痛作用的程度仍有争议。一般认为脂溶性阿片类药物主要通过全身吸收和再分配至脑干阿片受体来产生镇痛作用，但也有资料提示硬膜外给予芬太尼用于分娩镇痛可产生选择性脊髓镇痛作用。硬膜外使用脂溶性阿片类药物出现的全身性再分配在长时间持续输注时尤为明显。另外，研究认为水溶性阿片类药物主要在鞘内发挥镇痛作用。水溶性阿片类药物经硬膜外注射后能穿透硬脊膜进入脑脊液，在相应节段脑脊液内产生选择性的阿片类药物会滞留在脑脊液中产生脊髓镇痛作用，并通过脑脊液向头侧或尾侧弥散而作用于脑干。亲水性阿片类物质向脑干的头端扩散可能与面部瘙痒、恶心和镇静有关。

二、硬膜外阿片类药物单次注射

作为单一镇痛药用于硬膜外，阿片类药物单次给药即可提供有效的术后镇痛。尽管其可单独使用，但多项研究表明，与局部麻醉药联合使用时镇痛更有效。相对于水溶性而言，镇痛持续时间和不良反应主要取决于脂溶性程度。与脂溶性高的芬太尼和舒芬太尼相比，水溶性较高的吗啡和氢吗啡酮镇痛持续时间更长。鉴于脂溶性和水溶性阿片类药物的药代动力学差异，临床医师应根据不同外科手术类型，选择镇痛效果好而不良反应少的镇痛药物。例如，单次注射一种亲水的阿片类药物如吗啡，通常可提供 12 ~ 18 小时的镇痛，对于术后有适当监护的住院患者来说，这将有利于术后镇痛。而对于门诊手术，更多推荐脂溶性阿片类药物，因其镇痛作用起效更快，作用时间更短。

脂溶性和水溶性阿片类药物在单次给药后都能发挥有效的术后镇痛。相对于静脉多次给药，芬太尼硬膜外单次给药能达到很好的镇痛效果，通过观察发现术后 20 小时血糖、血浆皮质醇水平均较低，提示芬太尼硬膜外给药能抑制患者术后生理性反应、激素变化与代谢反应。脂溶性阿片类药物如芬太尼硬膜外单次给药后，术后镇痛起效快（5 ~ 10 分钟起效），但作用时间相对较短（最长 4 小时）。硬膜外芬太尼（剂量通常是 50 ~ 100 μg）至少需要 10 mL 无防腐剂生理盐水稀释给药，起效更快，作用时间更长。硬膜外单次给水溶性阿片类药物，如吗啡起效缓慢，但术后镇痛窗口期较长，这对某些手术非常有用，包括剖宫产和腹部大血管手术。脂溶性和水溶性阿片类药物联合单次硬膜外给药，兼具脂溶性阿片类药物起效快，水溶性阿片类药物镇痛时间长的特性。

硬膜外镇痛也非常方便，因为手术开始前即行镇痛，可阻止伤害性刺激反馈回路的启动，从而发挥预防性镇痛作用。如果硬膜外穿刺平面与手术切口部位不一致（如上胸段硬膜外置管用于下腹部手术），可采用水溶性阿片类药物（无论单次注射还是连续输注），药物进入硬膜外腔后通过脑脊液发挥作用，会取得非常好的镇痛效果。硬膜外阿片类药物常用剂量见表 9-12。老年和胸段置管的患者，硬膜外吗啡用药需减量，以避免呼吸抑制和其他不良反应。

表 9-12 硬膜外阿片类药物常用剂量[a]

药物	单次剂量
芬太尼	50 ~ 100 μg
舒芬太尼	10 ~ 50 μg
阿芬太尼	0.5 ~ 1 mg
吗啡	1 ~ 5 mg
海洛因	4 ~ 6 mg
氢吗啡酮	0.5 ~ 1 mg

续表

药物	单次剂量
哌替啶	20 ~ 60 mg
美沙酮	4 ~ 8 mg

注 a表示硬膜外阿片类药物为单独使用常用剂量，老年人和颈胸段硬膜外为较低剂量。

三、硬膜外阿片类药物持续输注

单次硬膜外注射阿片类药物与持续输注的主要区别在于：当单纯使用硬膜外阿片类药物用于术后镇痛时，一般不会引起运动阻滞或因交感神经阻滞导致低血压，而这在硬膜外应用局部麻醉药的患者中经常见到。此外，与单次给药的原理类似，持续硬膜外输注脂溶性阿片类药物（芬太尼、舒芬太尼）和水溶性阿片类药物（吗啡、氢吗啡酮）也存在着重要的临床差异。尽管脂溶性阿片类药物硬膜外连续输注镇痛的确切作用部位（脊髓/脊髓上位中枢或全身）尚未能阐明，但已知脂溶性阿片类药物主要是通过脊髓上位中枢或全身机制产生镇痛作用。在这些试验中，接受芬太尼静脉或硬膜外注射的患者在血浆浓度、不良反应或疼痛评分方面均无差异。硬膜外连续注射脂溶性阿片类药物的总体优势最小。

另外，持续硬膜外输注水溶性阿片类药物通过结合脊髓中的阿片受体从而产生镇痛作用。硬膜外导管置入位置与手术部位不一致，或因不良反应（如低血压和运动阻滞）限制了硬膜外单用局部麻醉药镇痛的情况下，硬膜外连续输注亲水性阿片类药物提供的术后疼痛控制与单次注射一样有效。与全身使用阿片类药物或硬膜外间断性推注吗啡相比，持续硬膜外输注吗啡的镇痛效果更好。

在临床上，硬膜外阿片类药物与局部麻醉药联用比单独应用阿片类药物更常见。联合用药比单独使用麻醉药或阿片类药物有更好的镇痛效果。麻醉医师和临床医师对阿片类药物的选择也各不相同：他们多数会选择使用脂溶性阿片类药物（如芬太尼 2 ~ 5 μg/mL 或舒芬太尼 0.5 ~ 1 μg/mL）作为硬膜外自控镇痛（PCEA）药物的一部分，可快速取得有效的滴注剂量；有些医师选择水溶性阿片类药物（如吗啡 0.05 ~ 0.1 mg/mL 或氢吗啡酮 0.01 ~ 0.05 mg/mL）与局部麻醉药联合应用，也能提供有效的硬膜外术后镇痛。

四、硬膜外阿片类药物不良反应

阿片类药物硬膜外给药和全身用药同样会出现呼吸抑制、瘙痒、恶心、呕吐等不良反应。脂溶性和水溶性阿片类药物的不良反应各有不同，而且严重程度呈剂量依赖性。与局部麻醉药经硬膜外腔给药不同，硬膜外阿片类药物很少直接引起低血压；而且与全身给药相比，对心率或平均动脉血压几乎没有影响。尤其值得注意的是，在将这些不良反应归因于硬膜外阿片类药物的使用之前，必须考虑是否由其他因素引发，如低血容量和出血引起的低血压等。另外，非常重要的一点就是，对所有硬膜外阿片类药物持续输注的患者应开长期医嘱和护理单，来监测神经功能状态（如感觉和运动功能）和不良反应。

（一）呼吸抑制

硬膜外阿片类药物的呼吸抑制发生风险并不比全身用药高，一般报道为 0.1% ~ 0.9%。

尽管如此，它仍然是最令人担忧的不良反应之一，特别是对于老年患者、合并潜在的肺部疾病或呼吸功能储备减少、开胸手术术后，和（或）使用全身性阿片类药物、镇静剂的患者。

硬膜外脂溶性和水溶性阿片类药物发生呼吸抑制的状况有所不同。应用脂溶性阿片类药物导致的呼吸抑制往往出现在早期（通常在给药后 2～4 小时以内），而不是晚期（给药 4 小时以上）。脂溶性阿片类药物通过硬膜外静脉丛吸收分布至大脑和呼吸中枢，因此，亲脂性阿片类药物引起的呼吸抑制的发生和缓解相对较快。相反，硬膜外水溶性阿片类（如吗啡）给药后呼吸抑制通常较脂溶性药物出现慢。硬膜外水溶性阿片类药物主要通过相对较慢的脑脊液头侧回流传递到大脑，而不像脂溶性阿片类药物那样更快地全身吸收和再分布。水溶性阿片类药物的向头侧扩散通常发生在给药后 12 小时内，因此呼吸抑制也发生较慢，通常为给药后 6～12 小时。纳洛酮（0.1～0.4 mg 剂量递增使用）通常能有效逆转呼吸抑制，然而，当纳洛酮持续作用时间短于呼吸抑制时间时，则需要纳洛酮持续输注 0.5～5 $\mu g/$（kg·h）。关于"中枢阿片类药物使用发生呼吸抑制的预防、监测和管理的临床指南"也已发布。

（二）恶心和呕吐

阿片类药物导致恶心、呕吐的生理学机制是其作用于延髓背侧化学感受器（延脑呕吐中枢）的阿片受体而产生。单次硬膜外阿片给药致恶心、呕吐的发生率为 20%～50%，而连续硬膜外阿片给药的发生率为 45%～80%。应用硬膜外水溶性阿片类药物出现恶心、呕吐反应，与阿片类药物脑脊液内逆向扩散作用于延髓背侧的呕吐中枢有关。采用纳洛酮、氟哌利多、甲氧氯普胺、地塞米松和东莨菪碱透皮贴，或小剂量丙泊酚均可治疗硬膜外阿片类药物所致的恶心、呕吐。

（三）瘙痒

硬膜外阿片类药物诱发瘙痒的机制尚无定论，而阿片类药物向头侧扩散，可能与延髓"瘙痒中心"的活化，与三叉神经核或神经根阿片受体相互作用、三叉神经和上段颈髓感觉调节系统的改变相关。值得注意的是，阿片类药物诱发的瘙痒似乎与外周组胺释放无关。硬膜外应用阿片药物瘙痒率高达 60%，而静脉全身用药仅为 15%～18%。系统性研究显示，硬膜外阿片类药物诱发瘙痒是否具有剂量依赖性缺乏循证医学依据，但也有研究支持两者之间相关。尽管不能确定这种量效关系，但能肯定的是，纳洛酮、纳曲酮、纳布啡和氟哌利多对硬膜外阿片类药物诱导的瘙痒治疗很有效。有趣的是，多项研究表明，硬膜外阿片样瘙痒的严重程度与人的阿片受体基因 A118G 多态性有关。使用硬膜外吗啡进行剖宫产术后镇痛的患者，与具有同源显性等位基因或杂合基因型的个体相比，具有 A118G 基因多态性同源隐性等位基因型的个体，阿片类镇痛药引起的瘙痒严重程度明显降低。

（四）尿潴留

与硬膜外阿片类药物相关的尿潴留，源于脊髓阿片受体激活，导致膀胱逼尿肌收缩加强。与阿片类药物全身给药的尿潴留发生率（仅有 18%）相比，硬膜外阿片类药物相关尿潴留发生率相当高（70%～80%）。尿潴留的发生似乎不具有剂量依赖性。小剂量纳洛酮能有效治疗硬膜外阿片类药物诱发的尿潴留，但却降低了镇痛效果。

五、硬膜外吗啡给药术后镇痛疗效

以局部麻醉药为基础的硬膜外麻醉镇痛技术可能降低围手术期发病率和死亡率。局部麻醉药硬膜外给药镇痛的机制可能为药物部分甚至完全抑制了患者围手术期的病理生理学改变。尽管硬膜外吗啡使用比全身阿片类药物具有更强的镇痛效果，但与局部麻醉药不同，硬膜外阿片类药物镇痛治疗通常仅能部分减轻围手术期病理生理学改变。因此，与硬膜外局部麻醉药镇痛相比，硬膜外吗啡对患者的益处并不明显。

硬膜外吗啡给药可以改善围手术期应激反应，但较局部麻醉药物而言，其改善程度较轻。与局部麻醉药不同的是，硬膜外使用吗啡时，伤害性信号仍可在中枢神经系统进行传递。由于不能完全抑制神经内分泌应激反应，硬膜外阿片类药物的使用不能持续阻止患者围手术期皮质醇、肾上腺素与血糖的增高，却可降低去甲肾上腺素的水平。尽管硬膜外吗啡仅能部分抑制围手术期病理生理学反应，但有研究表明，与全身吗啡给药相比，围手术期硬膜外应用吗啡可改善患者预后（表9-13，表9-14）。局麻药和阿片类药物的混合使用可以降低单用阿片类药物所致呼吸抑制、嗜睡和瘙痒的风险，同时也可降低单用局麻药引起的低血压和运动阻滞的发生率。

表9-13　硬膜外吗啡和全身吗啡给药术后镇痛的比较

研究（作者，年份）	研究人群（n）	试验设计	有效率（硬膜外 vs 全身吗啡给药）
Ali 等，2010	腹部手术/胸部手术（60）	随机对照试验	硬膜外吗啡镇痛提高术后康复质量
Bauer 等，2007	胸部手术（94）	随机对照试验	胸段硬膜外镇痛改善术后肺 FVC、FEV_1（$P < 0.001$、$P = 0.003$）
Steinberg 等，2002	腹部手术（41）	随机对照试验	硬膜外吗啡镇痛改善肠功能恢复
Park 等，2001	腹部手术（1021）	随机对照试验	22% vs 37%[a]
Tsui 等，1997	腹部—胸部手术	随机对照试验	硬膜外吗啡镇痛可改善肺脏（EA：13% vs 25%；$P = 0.002$）和心血管结局（EA：21% vs 43%；$P < 0.001$），缩短住院时间（EA：22 ± 20 日 vs 30 ± 37 日；$P = 0.005$）
Major 等，1996	腹部手术（65）	观察性研究	硬膜外镇痛改善心血管（$P = 0.0002$）/肺脏结局（$P = 0.019$），ICU 住院时间缩短（$P = 0.024$）
Liu 等，1995	腹部手术（54）	随机对照试验	硬膜外和全身性阿片类药物在胃肠道功能恢复方面无差异
Beattie 等，1993	混合术式（55）	随机对照试验	硬膜外镇痛减少心血管缺血（EA：17.2% vs 50%；$P = 0.01$）、减轻快速性心律失常（EA：20.7% vs 50%；$P < 0.05$）
Her 等，1990	腹部手术（49）	观察性研究	硬膜外镇痛改善通气支持（$P = 0.0002$）、呼吸衰竭（$P = 0.018$）；缩短 ICU 住院时间（EA：2.7 日 vs 3.8 日；$P = 0.003$）
Hasenbos 等，1987	胸部手术（129）	随机对照试验	硬膜外吗啡给药降低肺部并发症（EA：12.1% vs 38%）

研究（作者，年份）	研究人群（n）	试验设计	有效率（硬膜外 vs 全身吗啡给药）
Rawal，1984	腹部手术	随机对照试验	硬膜外吗啡镇痛可降低肺部并发症（EA：13% vs 40%），促进胃肠道功能恢复（EA：56.7±3.1小时 vs 75.1±3.1小时；$P<0.05$），缩短住院时间（EA：7±0.5日 vs 9±0.6日；$P<0.05$）

注　a数据所代表的是一个亚组（主动脉瘤修复）的研究，整体数据没有差异，发病率为合并数据。

表 9-14　硬膜外阿片类药物研究 Meta 分析

作者，年份	研究人群	例数（n）	主要发现	评论
Youssef 等，2014	混合术式（骨科、腹部、胸部、剖宫产）	1 513（24 RCT）	与芬太尼相比，吗啡 PONV 发生率高（OR=1.91；95% CI 1.14~3.18；$P=0.014$），或许还有瘙痒（OR=1.64；95% CI 0.98~2.76；$P=0.162$）	24 项研究中有 19 项比较了以下两种阿片类药物：吗啡、芬太尼或舒芬太尼
			阿片类药物的总消耗量仅在比较吗啡和芬太尼的试验中有所不同，吗啡组的患者所需吗啡当量减少 1.2 mg（95% CI 0.27~2.18）	采用 VAS 疼痛评估硬膜外阿片类药物镇痛效果，结果相似
Sumida 等，2009	混合术式	3 RCT	缓释硬膜外吗啡镇痛与静脉自控镇痛相比，呼吸抑制发生率显著升高（OR=5.80；95% CI 1.05~31.93，$P=0.04$）	—
Mhuircheartaigh RJ 等，2009	混合术式（骨科 366 例、腹部 474 例、剖宫产 73 例）	970（5 RCT）	与硬膜外安慰剂相比，使用硬膜外吗啡可减少术后Ⅳ PCA 阿片类药物的总消耗量。硬膜外使用缓释型吗啡的术后疼痛评分更低，而Ⅳ PCA 阿片类药物用量更少。无论使用何种剂型的吗啡，Ⅳ PCA+硬膜外吗啡组出现中度或重度瘙痒的不良反应远多于Ⅳ PCA+安慰剂组	有关髋关节手术的临床研究将Ⅳ PCA+硬膜外缓释型吗啡与Ⅳ PCA+安慰剂进行比较，涉及的受试者往往是老年人；而腹部手术和剖宫产手术研究却使用硫酸吗啡 5 mg 作为对照，而非安慰剂

注　CI，可信区间；IV，静脉注射；OR，优势率；PCA，患者自控镇痛；PONV，术后恶心、呕吐；RCT，随机对照研究；VAS，视觉模拟评分法。

六、总结

　　硬膜外给予阿片类药物是可实施的术后镇痛方法，其镇痛特性和不良反应因具体的硬膜外阿片类药物的不同而不同。硬膜外阿片类药物的脂溶性是其临床镇痛效果和不良反应的主要决定因素。水溶性阿片类单次给药可产生较长时间的镇痛效果，这对可监测的住院手术人群来说是优选，而脂溶性阿片类药物术后镇痛维持时间较短。即使硬膜外置管部位和切口位置不相符，单用水溶性阿片药物连续给药也可获得很好的术后镇痛效果。单用脂溶性阿片类药物持续输注却难以产生选择性的脊髓节段性镇痛效果，但因其可以快速滴注，脂溶性阿片类药物输注通常是硬膜外自控镇痛局部麻醉药—阿片药物组合的一部分。研究表明，水溶性阿片类药物硬膜外镇痛可改善患者尤其是高危患者的预后。

（王　霞）

第六节　连续周围神经阻滞

一、概述

连续周围神经阻滞（CPNB）也称周围神经局部麻醉药输注，即在支配手术区域的神经旁直接经皮穿刺置入导管（图9-1），而不是在手术切口部位直接放置导管。这类准确定位穿刺能够提供相应部位的有效镇痛，具有不良反应小的优点。CPNB于1946年被首次提出，当时采用软木塞固定穿刺针的方法实现了对臂丛神经分支的"连续"锁骨上阻滞。

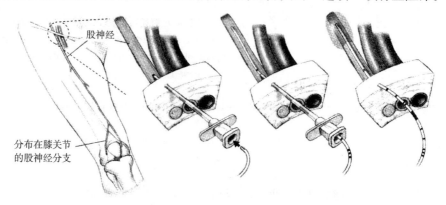

股神经

分布在膝关节的股神经分支

图9-1　导管置入股神经周围以提供连续周围神经阻滞

二、CPNB 适应证

与其他任何一种镇痛方式一样，连续周围神经阻滞也存在风险（见下文相关并发症内容）。CPNB通常用于术后24小时后仍然有中度以上疼痛，且通过口服镇痛药物难以解除疼痛的患者。使用CPNB后手术的轻度疼痛可以减少阿片类药物的需求量并降低其相关不良反应。然而，并非所有患者都愿意或能够接受置管及泵注系统带来的额外负担，因此选择合适的患者对于安全实施CPNB至关重要。目前尽管有关于在特定外科手术中使用不同导管位置的建议，但很少有公开发表的数据明确阐明此类问题。通常，腋窝、锁骨下和锁骨上臂丛神经置管用于手、腕、前臂和肘部手术；肌间沟臂丛神经置管用于肩部和肱骨近端手术；胸椎旁置管用于乳房和胸部手术；腰大肌间沟置管用于髋关节手术；髂筋膜、股神经或腰大肌间沟置管用于膝或大腿部位手术；腘窝或坐骨神经置管用于小腿、踝及足部手术。

有学者更推荐肌间沟臂丛神经置管用于肩部和肱骨近端手术，锁骨下臂丛神经置管用于上肢远端手术，腹横肌平面置管用于腹股沟和下腹部手术，股神经置管用于膝关节手术，腘窝或坐骨神经阻滞用于小腿及足部手术。

三、设备和技术

（一）超声引导下置管技术

对于超声引导技术，神经走行在超声波束范围内的称为"长轴"，而只看到神经横截面的称为"短轴"。穿刺针长轴位于二维超声波束内称为"平面内"技术，而穿刺针与二维超声波束呈一定角度穿刺称为"平面外"技术。

1. 针在平面内、神经在短轴上的显像技术

此为最常用的单次周围神经阻滞方法，因为直视下更易于判断并区分穿刺针、神经与周围组织。当穿刺针长轴位于二维超声波束平面内时，穿刺针尖位置与靶神经的相对关系更易判断。通过穿刺针注入首剂量局部麻醉药可观察其扩散情况，必要时还可调整针尖位置。然而，当导管通过穿刺针置入时，有可能绕过与穿刺针垂直的靶神经而导致操作失败，尽管有一定的解剖位置允许导管通过并留置在神经周围。因此有些临床工作者指出，CPNB 操作时导管越过针尖即可，或者先将导管越过穿刺针向前推进，然后在拔除穿刺针后撤导管，使导管口与原始针尖保持最小距离（<2 cm）（尽管其他人认为初学者操作时可能出现由于穿刺针撤出导致导管移位的现象）。另有学者指出，在使用柔韧性较好的导管时，如果导管插入超过最小距离，可保持导管尖端尽可能接近靶神经。但也有人指出可以调整穿刺针方向从平面内至更平行的轨迹，随后置入刺激导管以便检测导管尖端位置。

针在平面内、周围神经在短轴的显像技术优点众多。首先，操作者只需掌握一种操作技术即可实现单次穿刺注射和导管置入。其次，该技术可用于几乎所有解剖位置的导管置入，即便是位于组织深部的靶神经。与小口径穿刺针相比，17G 或 18G 穿刺针刚性更好，在超声探头下针尖更易于识别和定位。尽管有人推测大口径穿刺针更易引起疼痛，但 7 项前瞻性研究表明，预先用 25～27G 穿刺针头以利多卡因对穿刺路径进行局部麻醉后，导管插入时平均疼痛评分为 0～2 分（总分为 10 分）。另外，临床操作时需要权衡大口径穿刺针的潜在优点（穿刺针刚性较好可提高穿刺成功率、降低穿刺次数，易于保持针体在超声平面内以便观察，减少因针尖显像不清晰导致的操作失误引起的损伤）和相对缺点（增加患者不适，引起组织及血管损伤）。

针在平面内、周围神经在短轴的显像技术也存在一些缺点。与使用神经刺激器时穿刺针与神经平行穿刺的传统方法相比，这一方法要求穿刺位点对准神经位置；且要求操作者保持穿刺针位于超声波平面内；在进行深部神经阻滞时，穿刺针尖端不易显像；导管尖端可绕过穿刺针指引的靶神经。使用柔韧性较好的导管可最大程度减少上述问题，但操作时导管有时不易越过穿刺针尖端。

2. 针在平面外、神经在短轴上的显像技术

该方法具有众多潜在优点。其操作方法类似于临床工作中常见的传统神经刺激器（及血管通路建立）所采用的针道—神经平行穿刺技术，由于穿刺针与靶神经走行平行，即便导管超出针尖 1 cm，理论上导管仍可与靶神经非常接近。然而，这项技术较难分辨穿刺过程中前进的针尖，因而增加了误入神经、血管、腹膜、胸膜，甚至脑膜的可能性。操作者可借助组织活动和注射液体所致局部膨胀的"水定位"方法来判断针尖位置（使用或不使用彩色多普勒）。有学者提出，对于浅表位置（如肌间沟或股部）的导管置入，严格的针与神

经垂直定位对于可视化操作不再重要，因为即使针尖在超声波束范围外前进，针尖与神经也往往会保持相对接近。然而，对于深部神经，该技术不能像上述平面内方法那样准确引导穿刺针接近靶神经（有时几乎不可能）。

3. 针在平面内、神经在长轴上的显像技术

表面上看，该方法具有上述两种方法的优点且局限性较少。神经与穿刺针体或针尖走行、导管经穿刺针平行于神经置入均可被观察。但要保持穿刺针、导管及神经3种结构同时在超声波束平面内，对操作者而言较为困难。另外，长轴显像时要求神经直行，而对于类似臂丛神经这样分支众多、走向复杂的神经阻滞，此方法需要操作者有丰富经验。目前，该技术临床应用病例鲜有报道。

由于篇幅有限，无法讨论与超声相关的其他问题，如传感器的选择、神经刺激器的联合应用（某类患者的重要工具）、导管尖端定位的多种方法等。总之，鲜有关于不同导管放置方法的临床研究。

（二）刺激性导管与非刺激性导管

据报道，多达40%的导管在置入时移位。临床上有多种技术和设备可用于引导导管置入。一种常见的技术是利用神经刺激器通过绝缘针来定位目标神经，然后通过穿刺针注射单次负荷剂量的局部麻醉药以提供手术区域阻滞，随后置入"非刺激"导管。这种技术虽然能提供满意的阻滞效果，却不能保证导管的准确放置。超声引导下，直接观察到导管尖端越过针尖1 cm，随后撤回穿刺针，操作者可以连续观察导管尖端位置以确保导管不脱落。如果没用超声设备，可先置入导管，经导管注射单次负荷剂量的局部麻醉药，以避免导管尖端错位，据报道此方法失败率为1%～8%。此外，为提高首次放置成功率，现已开发出向其尖端输送电流的导管。这类导管能在局部麻醉药注入之前提供有关导管尖端与目标神经位置关系的反馈。尽管有证据表明可通电导管能提高导管置入位置的准确性，但对下肢的益处较小。这3项研究中的非刺激性导管尖端均超过针尖4～10 cm，这大大增加了导管尖端至神经距离增大的风险，也降低了局部麻醉药输注的有效性。确定神经周围输注的最佳设备仍需要进一步研究。

四、输注管理

目前，进行连续周围神经阻滞时最适宜的局部麻醉药物尚未有定论。大多数文献报道的神经周围注射药物包括布比卡因（0.1%～0.25%）或罗哌卡因（0.1%～0.4%），也有关于左布比卡因和一些短效局部麻醉药用于连续周围神经阻滞的报道。影响连续周围神经阻滞（CPNB）效果的主要因素是否与局部麻醉药物的浓度和容积，或者简单地说与总药物量有关，目前尚不明确。有证据表明，在连续股神经和后腰丛阻滞中，局部麻醉药浓度和容积对阻滞效果没有影响，提示局部麻醉药剂量（总量）是影响阻滞效果的主要决定因素。目前，还没有关于局部麻醉药中添加佐剂对CPNB有益的报道。此外，已有肾上腺素和阿片类药物复合局部麻醉药的应用研究，但还没有足够的证据明确添加肾上腺素的安全性和添加阿片类药物的效果。

许多因素可影响最佳方案的制定，包括手术种类、导管位置、物理治疗方案和特殊局部麻醉药的应用。对于导致术后中度及以上疼痛的手术，给背景剂量的药物可减轻疼痛，改善患者睡眠质量。为患者提供自我管理局部麻醉药用量的能力将增加围手术期收益，如改善镇

痛、减少阿片类药物的用量、降低背景输注速率，从而对使用限定容量局部麻醉药输注泵的非卧床患者，最大限度地降低肢体无力的风险，并最大限度地延长输注时间。遗憾的是，由于不确定因素（如导管类型、放置位置及手术类型）的影响，还未能确定最佳的基本参数，如背景输注速度、负荷剂量、锁定时间等。在前瞻性研究数据分析发表前，临床医师需了解研究人员已报告使用以下长效局部麻醉药物进行镇痛，即基础速率 4 ~ 8 mL/h，负荷量 2 ~ 5 mL，锁定时间 20 ~ 60 分钟。

新型输注泵的出现推动可重复管理自动注射负荷剂量技术得以发展。最初的报告表明使用这一技术可改善镇痛效果，然而随后基于志愿者展开的试验结果似乎并不支持这一结论。因此，仍然需要更多的研究证实，特别是涉及锁骨上和腹横肌平面阻滞时，通过导管给予负荷量也许可以改善局部麻醉药物的扩散并产生有益效果。

剂量问题对下肢 CPNB 阻滞效果尤为重要。尽管抑制疼痛纤维是术后 CPNB 的主要目标，但目前可供临床使用的局部麻醉药也可抑制传入神经（如与疼痛无关的感觉和本体感觉）和传出神经（如运动）的信号传导，导致出现不良反应，如肌无力等。越来越多的研究证实，下肢 CPNB 可能增加患者跌倒的风险，但由于这种（可能的）罕见并发症既无法设计也不易察觉，周围神经阻滞时局部麻醉药输注到何种程度会导致这种情况的发生仍不清楚。尽管如此，在外科学和麻醉学文献中都强调了周围神经阻滞期间患者跌倒的发生。在更多研究数据获取前，操作者应考虑采取措施将跌倒风险降至最低，包括减少局部麻醉药的剂量/总量；在不降低镇痛效果的前提下间歇性减少输注药物患者自控剂量及背景剂量，尽管并不是在全部情况下；在行走期间通过使用膝关节固定器和助行器/拐杖，指导理疗师、护士及外科医师对可能由 CPNB 导致肌无力的患者采取必要的防治措施。

此外，收肌管（位于大腿中段 1/3 处，深至缝匠肌的腱膜隧道）内神经周围注药相对于导管毗邻股神经来说，能显著降低股四头肌肌无力的出现。这很可能是因为收肌管内仅有一根神经支配股四头肌，这与股神经完全支配股四头肌相反。然而，有数据表明，与股神经阻滞比较，收肌管阻滞镇痛效果稍差，但是考虑到股四头肌肌力减弱可能会增加跌倒风险，风险效益比可能更倾向于使用收肌管阻滞。

五、潜在风险和并发症

两项最大的、涉及 2 100 多名患者的前瞻性调查表明，CPNB 相关并发症的发生率非常低，与单次注射镇痛药物的并发症发生率相当。其他前瞻性研究结果也提示两者并发症发生率相似。

CPNB 最常见的并发症是二次阻滞失败，发生率在 0 ~ 50%。该并发症与许多因素有关，包括操作者的经验、设备、技术及患者因素，以及患者体质。尽管目前缺乏确定性的研究资料，但通过超声引导穿刺能提高置管成功率。超声引导也可降低其他风险的发生率，如误穿血管（据报道使用神经刺激器引导误穿血管的发生率为 0 ~ 11%）、神经轴索周围导管置入、血管及神经内置管。颈部血肿导致持久的霍纳（Horner）综合征是一种罕见的并发症，但已有报道。尽管血肿可能需要数周才能恢复（Horner 综合征需数月），但医师和患者可放松心态，多例报道提示血肿清除术后患者神经功能可完全恢复。

神经损伤是单次注射和 CPNB 后公认的并发症，可能与穿刺损伤和（或）局部麻醉药/辅助药物的神经毒性有关。一项前瞻性人体临床试验研究表明，周围神经置管连续输注罗哌卡因（0.2%）造成的神经损伤发生率较单次注药并无增加。但也有证据显示糖尿病患者局部麻醉药物使用导致神经损伤的风险增加。

CPNB 中最常见的并发症是由于疏忽导致的导管移位（0～50%）。必须尽最大努力以最佳方式固定导管，以使患者利益最大化。具体措施包括：使用无菌液体黏合剂（如苯甲酰苯基甲醇）、无菌胶布（如创可贴），或者通过胶带或特殊装置（如导管固定装置）固定导管集线器及皮下隧道（图9-2、图9-3），也可应用2-氰基丙烯酸酯胶（瞬干胶）。综合应用上述方法，研究者报道，输注5日以上导管原位率为95%～100%。输注期间其他并发症，包括膈神经阻滞和肌间沟 CPNB 时出现同侧膈肌功能障碍、局部麻醉药毒性反应（非常罕见）及感染。虽然报道的炎症发生率（3%～4%）和导管细菌定植率（6%～57%）似乎很高，但临床相关感染发生率极低（发病率0～3%；但大多数报道＜1%）。除少数病例外，感染在10日内完全消退。即使最坏的情况，也没有因为感染而造成永久性损伤。CPNB 还有一些其他潜在并发症，如导管打结（置管不能超过穿刺针尖端5 cm）、固位（Arrow Stim-ucath 套件）和剪切（除非特殊设计，否则不能经针拔管）。

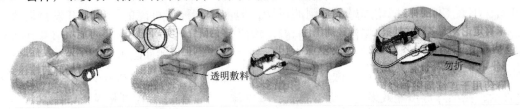

图9-2　固定前斜角肌间沟神经周围导管以提供连续周围神经阻滞

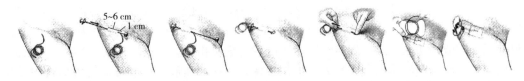

图9-3　穿刺股神经刺激导管以提供连续周围神经阻滞

六、总结

越来越多的证据表明临床上使用 CPNB 有诸多益处，但具有指导意义的参考数据较少。未来前瞻性研究需要确定理想的 CPNB 导管设计、置管技术、置管途径、输注药物、输注方案、药效持续时间及真实的并发症发生率。只有通过各种前瞻性研究的比较，才能揭示 CPNB 相对优点及缺点，促进连续周围神经阻滞技术的发展。

（丁　明）

第七节　儿科术后疼痛

自20世纪90年代初以来，一直被低估和治疗不足的儿童疼痛管理已得到显著改善。疼痛评估的进展，儿童阿片类和非阿片类镇痛药的药理学研究，以及医师指导的基于医院的急性疼痛服务已成为儿科术后疼痛发展的重要因素。

一、儿童与成人解剖生理上的差异

若想了解在儿科患者，特别是新生儿群体中，如何使用镇痛剂，就必须认识人体发育成熟过程中机体结构与核心器官功能的变化。

对于一个足月新生儿来说，体内总水分量占体重的80%。到2岁时，细胞外液量减少，这个数值降至60%。相对成人而言，婴儿期的细胞外液量及体内总水分量的储备较大，所以对水溶性药物来说它们的体积分布较大。新生儿的骨骼肌质量与脂肪存储量较少，因此与肌肉和脂肪中不活跃部位结合的药物量减少；到了婴儿期，随着骨骼肌及脂肪量的增加，这种储存量增加。

婴儿与儿童的心排出量都相对高于成人，而且是优先灌注到血管丰富的器官如大脑等，使得药物浓度在血液与这类器官之间迅速达成平衡。在婴儿期的早期阶段，由于血脑屏障的不成熟导致更多的水溶性药物通过，如吗啡，大脑的血流量增加和通过血脑屏障的药物增加的共同作用会导致中枢神经系统（CNS）药物浓度升高，并且在较低的血浆浓度下产生更多的不良反应。婴儿的肝与肾的血流量也高于成人。随着肾小球滤过功能，肾小管功能及肝脏代谢酶系统功能的日趋完善，1周岁时，这些功能已接近成人水平。重要器官的血液流量增加就会加快药物的代谢与排除。

相比成人来说，新生儿期人血清白蛋白和 α_1 酸性糖蛋白（α_1 acid glycoprotein，AAG）从数量及药物结合能力上都低于成人。这可能会造成血液中非蛋白结合的药物相对增加，从而即便是在较低血药浓度状况下，也会产生更大的药效和毒性反应。这导致新生儿和幼儿的局部麻醉药推荐剂量较低，尽管新生儿在持续输注局部麻醉剂时具有急性增加AAG水平的能力。出生后6个月，这种与成人比较下的人血清白蛋白在数量上及药物结合能力上的差异才会消失。

尽管阿片受体在新生儿中的功能可能与成人不同，但在成人身上体现出来的由疼痛造成的心肺功能、激素水平及代谢方面的变化也被证实发生在新生儿身上。

新生儿和婴儿的脊髓和硬脊膜分别伸延到L3和S3水平，当满1周岁时，脊髓伸延至成人水平即L1和S1椎体。由于脊髓延伸至相对低的椎骨层面，从理论上说，在婴儿中腰或上腰部进针危险较大。进针穿刺时用的体表标记线，髂后上棘连线，在新生儿与脊柱交界线是S1水平，而在成人，则是L4或L5水平。在硬膜外间隙内，与成人相比，婴儿具有更少量和更松散的脂肪组织，这部分解释了为什么婴幼儿患者在骶椎基底部置入硬膜外导管可以较容易插入腰椎或达到胸椎水平。

二、疼痛评估

儿童患者可能无法或不愿意说出或量化类似于成人患者的疼痛。针对婴幼儿生长发育的特点，专家们基于婴幼儿的自我报告、行为和（或）生理测量（表9-15），并已在研究方案中进行了测试、验证和应用（表9-16），建立了一系列适用于婴幼儿的疼痛评估量表。当儿童生长到8~10岁时，便能够用成人的标准对疼痛进行数字评分或者视觉模拟评分。针对只有3岁的幼儿患者，专家们为他们建立了特殊的自我报告评分（图9-4）。对于3岁以下或生长发育障碍的患儿，运用行为学及生理学检测来评估疼痛（表9-17）。

表 9-15　年龄与疼痛强度的比较

年龄	自我报告评估	行为评估	生理评估
出生~3 岁	无可用的评估	首要的	第二重要
3~6 岁	提供专门的适合发展的量表	如果没有自我评估，是最基本的	第二重要
>6 岁	首要的	第二重要	—

表 9-16　儿科患者术后疼痛研究的检测工具

检测工具	痛域评估
行为评分	术后疼痛
Beyer oucher 评分系统	术后疼痛
东安大略儿童医院疼痛评分	术后疼痛
婴幼儿术后疼痛评分	术后疼痛
舒适疼痛评分	术后疼痛
CRIES Scale 疼痛评分	术后疼痛
与面部、腿动作、哭泣和可安慰性相关的疼痛评分（FLACC、rFLACC）	术后疼痛，认知障碍
非沟通儿童疼痛检查表术后版	术后疼痛，非语言性，发育延迟
客观疼痛不适评分	术后疼痛
客观疼痛评分	术后疼痛
客观儿科疼痛评分	术后疼痛
观察性疼痛评分	术后疼痛
父母亲测定儿童术后疼痛的评分	术后疼痛
面部表情疼痛评分	术后疼痛

注　CRIES Scale，哭泣、需要血氧饱和度低于95%、增加生命体征、表情、失眠评分量表；FLACC，面部、腿部、活动、哭泣、可安慰性评分；rFLACC，2020 年密歇根大学修订版。在 Honorio T. Benzon, MD. 的协助下创建的表格。

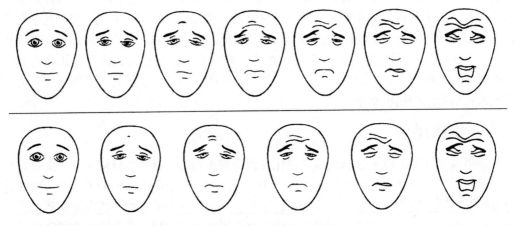

图 9-4　面部表情疼痛评分

上部：面部表情疼痛评分（Bieri, et al. 1990），0~6分。下部：面部表情疼痛评分修订版，分别为0-2-4-6-8-10（或0-1-2-3-4-5）。指导："这些面部表情显示疼痛严重程度。（指着最左侧面部）这张是无痛。（从左指向右）这些面部表情显示越来越痛，（指着最右边面孔）到这一张是最痛。请指出自己的疼痛程度（现在）。"

表 9-17　面部、腿部、活动、哭泣和可安慰性评分修订版（FLACC 评分）

类别	0 分	1 分	2 分
面部	无特别表情或微笑	偶尔痛苦表情或皱眉、离群、无兴趣	频繁至持续皱眉、牙关紧闭、面颊抖动
腿部	正常姿势或放松状态	不舒服、烦躁不安、紧张	踢腿或伸直腿
活动	静躺，正常姿势，肢体活动自由	尖叫、来回移动、紧张	身体弓形，强直或痉挛抽搐
哭泣	不哭（清醒状态或入睡）	呻吟与鸣咽，有时会有疼痛诉说	持续哭闹、尖叫或鸣咽、频繁哀怨
可安慰性	满足的，放松的	在偶尔的抚摸、拥抱、交谈或者分散注意力后可安定下来	难以安抚和安慰

注　5 项评分类别的每一项评分是 0 ~ 2 分，总分为 0 ~ 10 分。2020 年密歇根大学修订版（rFLACC）在 5 项评分类别基础上另外增加描述项，以帮助对发育障碍的儿童疼痛评估。

三、非阿片类镇痛剂

（一）对乙酰氨基酚

在儿科患者中单独使用对乙酰氨基酚（又名扑热息痛）或和其他镇痛药联合使用是很常见的镇痛疗法。此药一般经直肠给药，常用于婴幼儿在围手术期不能使用口服药的情况。由于直肠给药吸收缓慢和不确定性，直肠给药可能需要较高的初始剂量（表 9-18）。在切皮前插入栓剂似乎并不会显著改变对乙酰氨基酚的药代动力学，并且可在术后早期及时镇痛。有研究表明，对于扁桃体摘除的术后镇痛来说，大剂量经肛门塞入对乙酰氨基酚的疗效等同于静脉注射酮洛酸，这样在儿童门诊手术后就可以减少阿片类药物使用量。静脉注射对乙酰氨基酚对于不能口服的患者也是一个合适的选择。此途径的血液浓度比直肠给药更可靠。

表 9-18　非阿片类镇痛药物剂量

药物	剂量（mg/kg）	单剂量总量（mg）	用药间隔时间（h）	日最大剂量（患者体重 <60 kg）（mg/kg）	一日最大剂量（患者体重 ≥60 kg）（mg/kg）
对乙酰氨基酚[a]（口服）	10 ~ 15 mg/kg	650 ~ 1 000 mg	4	75 ~ 100	4 000
对乙酰氨基酚[a,b]（直肠给药）	35 ~ 40 mg/kg 初始剂量；20 mg/kg 后期剂量	未定论	6	75 ~ 100	4 000
对乙酰氨基酚[a]（静脉给药）	10 ~ 15 mg/kg	650 ~ 1 000 mg	4 ~ 6	75 ~ 100	4 000
布洛芬	6 ~ 10 mg/kg	400 ~ 600 mg	6	40	2 400
萘普生	5 ~ 6 mg/kg	250 ~ 375 mg	12	24	1 000
酮洛酸	0.3 ~ 0.5 mg/kg IV	15 mg <50 kg 30 mg >60 kg	6	2（Ⅳ）	120
曲马多	1 ~ 2 mg/kg	100 mg	6	8	400

注　a，新生儿和婴儿的剂量不确定，但约为上述推荐剂量的 50%。b，没有 24 小时内药物蓄积证据。剂量范围是近似值，可能因患者个体评估而异。

对乙酰氨基酚的剂量在早产儿与足月新生儿群体中还没有明确的定论。尽管在药物清除方式上有着与年龄相关的差异，总体上来说基于小数据的研究表明该药物的清除方式在新生儿、儿童与成人之间相似。剂量依赖性肝毒性是对乙酰氨基酚最严重的急性不良反应。与成人相比，急性肝毒性在儿童群体中少见，而且相对不会致命。

（二）非甾类抗炎药

非甾类抗炎药也是在儿童群体中广泛使用的药物。有研究表明，对于小儿外科患者，静脉注射、肌内注射或经肛门塞入非甾类抗炎药都能够减低术后疼痛评分及减少镇痛药的用药剂量。静脉注射酮洛酸在儿童患者广泛使用，此药的安全报告良好。由非甾类抗炎药造成的出血倾向究竟有多少临床意义仍处于模棱两可的争议之中，这就导致了在一些可能术后出血的患者中可能避免使用。尤其是扁桃体切除术后出血的 Meta 分析显示，酮洛酸明显增加了术后出血风险，但其他非甾类抗炎药不增加出血风险。非甾类抗炎药减少了扁桃体切除术后呕吐的危险性（可能是由于减少阿片类药物的使用）。出血倾向、肾功能损伤以及胃炎这类不良反应多数出现在长期使用非甾类抗炎药或者有合并症的患者中。动物实验报告显示，非甾类抗炎药在骨科手术后会抑制新骨生成，但它的临床意义仍不明确，但是儿童骨科手术后骨不连的问题比成人要小。因作用机制不同，对乙酰氨基酚与非甾类抗炎药常联合使用，两者的不良反应似乎没有叠加。

（三）阿司匹林（乙酰水杨酸）

阿司匹林不用于婴儿和儿童术后镇痛是因为其与 Reye 综合征密切相关。瑞氏（Reye）综合征是一种急性、暴发性和潜在致命的肝性脑病，发生于儿童患有感冒或水痘样疾病后，服用了含有阿司匹林成分的药物。

（四）右美托咪定

右美托咪定是一种强效的 α_2 受体激动剂，具有较强的镇静和镇痛作用。单次剂量给药可能有助于降低麻醉苏醒期小儿的躁动，这可能是由于它的镇静作用，但增加镇痛也可能发挥作用。

（五）加巴喷丁

加巴喷丁和普瑞巴林在神经性疼痛（如糖尿病性神经病）和其他慢性疼痛（如纤维性肌痛）中具有其他抗癫痫发作的活性和镇痛作用。成人和青少年特发性脊柱侧凸患者接受脊柱融合术后，这些药物可以减少手术后阿片类药物的用量。然而，对于其他青少年手术人群的益处尚有争议。

四、阿片类药物镇痛

阿片类药物口服、肠外和硬膜外给药广泛应用于婴儿和儿童，以改善术后不适。口服氢可酮（常与对乙酰氨基酚合用）通常用于 6 个月以上儿童的术后镇痛。可待因是由细胞色素 P450（CYP）2D6 代谢的吗啡前体药物，在所谓的"慢代谢者"中与镇痛效果差相关，在"超快速代谢者"中与致命的呼吸抑制作用相关。基于 CYP2D6 基因型的不可预测的效应和不良反应（以及 6 个月以下婴儿的不成熟），更可预测的阿片类药物可能是首选。在已知代谢不良或超快速代谢的患者和 6 个月以下的婴儿中，应避免使用由 CYP2D6 代谢的其他阿片类药物，如羟考酮、氢可酮和曲马多。尽管除了曲马多外，没有临床证据表明这些药物的疗效或不良反应在上述人群中存在差异。不经 CYP2D6 代谢的药物，如吗啡、二氢吗啡酮、美沙酮、芬太尼、丁丙诺啡和羟吗啡酮可能更适用于上述人群（表9-19）。正在进行的 CYP 基因分型研究可能对指导处方有帮助。芬太尼静脉和经皮给药也适用于儿童。

表 9-19　口服阿片类镇痛药物剂量指南

药物	相对于吗啡效能	常规起始剂量（mg/kg）	常规剂量（mg）（若体重 >60 kg）	间隔时间（h）
吗啡	1	0.3	15 ~ 20	3 ~ 4
氢可酮	1 ~ 1.5	0.1 ~ 0.2	5 ~ 10	4 ~ 6
羟考酮	1 ~ 1.5	0.1 ~ 0.2	5 ~ 10	4 ~ 6
氢吗啡酮	5 ~ 7	0.04 ~ 0.08	2 ~ 4	3 ~ 4
美沙酮	1	0.1 ~ 0.2	10	6 ~ 12

注　药物剂量是估计值。

此外，可能需要根据其他患者特征调整阿片类药物的剂量，尤其是阻塞性睡眠呼吸暂停（OSA）或睡眠呼吸障碍（SDB），OSA/SDB 患者的阿片类药物剂量应减少约 50%，以避免出现呼吸暂停/低氧事件，尤其要注意扁桃体切除术后的患者。

对于住院患者，某些患者仍需按需给予肠胃外阿片类药物，但自 20 世纪 90 年代初以来，患者自控镇痛（PCA）应用越来越广泛。

（一）患者自控镇痛

患者控制的镇痛（PCA）可用于 5 ~ 6 岁的儿童患者，吗啡是最常用的阿片类药物，而氢吗啡酮和芬太尼是最常用的替代品（表9-20）。与疼痛时肌内注射阿片类药物相比较，PCA 对儿童患者镇痛是安全的，可提供更有效的镇痛，患者更满意。在适当的监测下，无论是否持续输注阿片类药物，PCA 均可安全使用。PCA 持续输注阿片类药物似乎可以增加睡眠时间、镇静作用和阿片类药物总消耗量，但尚未证明这种方法可以可靠地改善疼痛评分。

表 9-20　患者自控镇痛参数

吗啡类药物的选择	吗啡	氢吗啡酮	芬太尼
负荷剂量 （给药时间不小于 1 ~ 5 分钟）	0.05 ~ 0.10 mg/kg	5 ~ 10 μg/kg	0.5 ~ 2.0 μg/kg
需求剂量	0.01 ~ 0.02 mg/kg	2 ~ 4 μg/kg	0.2 ~ 0.4 μg/kg
锁定时间	5 ~ 15 分钟	5 ~ 15 分钟	5 ~ 15 分钟
1 小时限量（可选）	0.10 mg/kg	30 ~ 40 μg/kg	3 ~ 4 μg/kg
连续输入（可选）	0.01 ~ 0.02 mg/（kg·h）	2 ~ 3 μg/（kg·h）	0.2 ~ 0.4 μg/（kg·h）

注　剂量为近似值，阿片类药物和实际参数的选择取决于对个别患者的评估。

（二）家长/护士辅助镇痛

患者自控镇痛疗法已扩展到允许父母或者护士辅助镇痛（经代理人授权的 PCA 或 PCA-P），在某些情况下，由于患者年龄、生长发育障碍，或者生理缺陷而不愿意或不能操作自控镇痛泵的键钮。必须要谨慎使用这项技术，因其消除了 PCA 的一个安全特性，即理论上患者不太可能自我过量。PCA-P 已安全用于术后镇痛、肿瘤疼痛和其他疾病引起的疼痛（如黏膜炎）。尽管不像 PCA-P 那样普遍，家长/护士控制硬膜外镇痛（PCEA-P）通过硬膜外给药辅助镇痛的方式在剂量上可以更为灵活地达到镇痛效果。

（三）持续静脉输液

持续静脉输注阿片类药物可以单独使用或与 PCA 联合，以减轻儿科术后疼痛。与给予吗啡的成人相比，新生儿和早产儿的消除半衰期更长，血浆清除率更低，而且吗啡的血药浓度有明显的个体差异。在给定剂量下，新生儿和早产儿体内吗啡的血药浓度较高且维持时间较长，在 6~12 个月时，吗啡及芬太尼的药物代谢近乎接近成人；此后不久，儿童的血浆清除率增加，消除半衰期缩短。

五、区域镇痛

（一）"单次"骶管注射

一种广泛使用的儿科区域术后镇痛技术是"单次"骶管注射（SSC）。这种方法被广泛使用的部分原因是与成人相比较，婴儿和儿童的解剖标志易于触及，且骶管阻滞穿刺相对容易。SSC 用于婴幼儿到 8~10 岁的儿童，从腰骶至下胸椎平面的中等程度的术后疼痛。浓度 0.125%~0.25% 的布比卡因是最常用和研究最多的用于 SSC 的局部麻醉药，可分别提供上腰椎到下胸椎水平的区域镇痛。通常容量上限为 20 mL。布比卡因的最大推荐剂量为 2.5~3.0 mg/kg，婴幼儿早期推荐剂量上限为 1.25 mg/kg。尽管一些学者认为实验剂量可酌情进行，但 0.1 mL/kg（最大 3 mL）的局部麻醉剂和 1∶200 000 肾上腺素（5 μg/kg）的实验剂量可以用来确认针头或导管位置正确。给药 60 秒内，如果心电图 T 波振幅增加 25%，心率增加 10 次/分，或者收缩压增加 10%，即被认为是测试阳性。目前仍不清楚，在手术开始时和手术结束时给予局部阻滞麻醉，何者更能延长术后镇痛。

尽管通常单独使用，但布比卡因在硬膜外可以与芬太尼、吗啡、α_2 肾上腺素受体激动剂可乐定或者其他药物联合使用，以延长镇痛时间和（或）增加镇痛强度。硬膜外使用吗啡后，可在长达 22 小时后出现迟发性呼吸抑制。小于 1 岁的儿童和已经给肠外阿片类药物的儿童风险更大。

（二）持续硬膜外输注

硬膜外局部麻醉药输注（加或不加阿片类药物或 α_2 肾上腺素激动剂）已经用于婴幼儿术后镇痛治疗。布比卡因、芬太尼、吗啡和可乐定的单次注射和持续性输入推荐剂量见表 9-21。在新生儿或小于 3~6 个月的婴儿，通常推荐低剂量持续输注。这是因为在这个年龄群体中，药物与血清蛋白结合率低，因此药物的自由分子增加。因为这种药动学的差异会导致药物的血浆浓度增加及半衰期延长。其他阿片类替代药物，如有激活与拮抗混合效应的药物，可以尽量减少临床不良反应。作为一个基本原则，要想达到最佳的镇痛效果，就是要把镇痛导管放在或者接近于需要阻滞的神经节段。在婴幼儿，可将硬膜外导管从尾椎置入至腰椎或者胸椎平面。婴儿和儿童不能或不愿意配合，硬膜外穿刺和置管常规在全身麻醉诱导后进行。患儿全身麻醉下，周围神经和轴索阻滞的安全性已经得到证实。患者控制的硬膜外镇痛已被成功地应用于年仅 5 岁的儿童。

表 9-21　儿科硬膜外麻醉用药剂量指南

药物	初始剂量	药剂浓度	药剂上限值
布比卡因	≤2.5~3 mg/kg	0.062 5%~0.1%	≤0.4~0.5 mg/（kg·h）
罗哌卡因	≤2.5~3 mg/kg	0.1%~0.2%	≤0.4~0.5 mg/（kg·h）
芬太尼	1~2 μg/kg	2~5 μg/mL	0.5~2 μg/（kg·h）
吗啡	10~30 μg/kg	5~10 μg/mL	1~5 μg/（kg·h）
氢吗啡酮	2~6 μg/kg	2~5 μg/mL	1~2.5 μg/（kg·h）
可乐定	1~2 μg/kg	0.5~1 μg/mL	0.1~0.5 μg/（kg·h）

表 9-21 是近似的剂量范围，实际用量取决于个别患者的评估。3~6 个月以下婴儿局部麻醉药或吗啡类药物的初始剂量和每小时的输注速率都要减量 30%~50%。

（三）外周神经阻滞

外周神经及躯干神经阻滞在儿科术后镇痛方面正扮演着越来越重要的角色，主要在超声引导下实施。越来越多使用髂腹股沟/髂腹下、腹直肌鞘、腹横肌平面（TAP）、头部和颈部，以及上下肢阻滞和置管，为合适的患者提供镇痛。多中心数据库研究已在很大程度上证明了在全身麻醉以及更常见的超声引导下实施这些阻滞的安全性。

六、总结

儿科的基本宗旨是针对儿科术后疼痛治疗，必须相信儿童不仅是成人的缩小版。与成人比较，儿童不仅存在神经、肾脏和肝脏生理学上的差异而且存在护理者和医疗专业人员对疼痛程度评估能力的差异，这就需要有一种独特的方法来控制儿童的术后疼痛。儿科术后疼痛管理有一些普遍原则，如强调用非阿片类药物辅助剂和局部麻醉，以尽量减少阿片类药物的使用。术后疼痛管理的其他原则也在发生变化，例如目前广泛接受的全身麻醉下局部麻醉管理，以最大限度地提高操作的安全性。另一个例子是在发育障碍的患者中使用代理（护士和父母）进行 PCA 的使用。需要进一步研究哪些成人术后疼痛控制疗法可以安全有效地应用于儿童。

（赵志华）

第八节　慢性术后疼痛

临床上，至少有 10%~15% 的手术患者在手术一年后患上慢性疼痛。实际上，Gan 等最近在美国进行的一项发病率、患者满意度和术后疼痛的全国性调查显示，有 74% 的患者术后出院后出现中度至重度疼痛。Gan 等还证明，与 10 年前的 58% 相比，80% 的被调查人群担心术后疼痛，这说明术后疼痛是一个日益受到关注的问题。患者不仅遭受术后慢性肢体疼痛而且遭受由这种灾难随之而来的情感上的伤害，这对整个社会是一种巨大的经济负担，这种经济负担包括生产力的丧失，以及治疗患者疼痛的费用。近年来的研究对问题的严重程度给出了更好的定义，已有一些可能预测慢性术后疼痛发生的因素，以及预防慢性疼痛的方法。此外，将来更好的研究成果将会揭示慢性疼痛产生的遗传学基础，使我们在不同类型的手术前更好地为患者提供咨询，阐明慢性疼痛与不同类型手术的关系，进而针对疼痛做出更加有效的治疗，以减少疼痛发病率。在本节中，将会讨论慢性术后疼痛（CPSP）问题的范围，以及其形成相关因素、典型表现、遗传因素和可能的预防措施。

一、概念

只有很少的几篇文章运用前后一致的定义来探讨术后慢性疼痛的流行病学。这种缺失导致不同研究中对慢性疼痛的估计存在很大的差异，并减缓了这一领域知识获取的进展。Macrae 和 Crombie 等在最初的关于术后慢性疼痛的文章中指出其定义应包括如下内容。

（1）疼痛症状确实是发生在手术以后。

（2）疼痛症状必须持续至少 2 个月。

（3）其他原因造成的疼痛必须排除在外（如恶性肿瘤复发或感染）。

（4）假如这种疼痛症状是术前疾病的延续，必须深入调查并且尽力排除。

这是定义慢性术后疼痛的第一个有价值的尝试，未来的研究将受益于此。在最近的《英国麻醉学杂志》（BJA）的社论中，Werner 等根据最新的数据提出了修订后的标准（表 9-22），该标准更符合国际疼痛研究协会（IASP）的定义。IASP 的定义指出，疼痛必须持续"超过正常愈合时间"。但是，该定义的一个明显问题是某些类型的慢性术后疼痛与术前存在的疼痛状况（如幻肢痛）有关。但是，将来使用一致的慢性术后疼痛定义将极大地帮助准确描述问题的严重程度，从而使我们能够更好地集中精力于最需要关注的领域。

表 9-22 关于持久性术后疼痛的现行和拟议标准

当前标准

疼痛应该是在外科手术后产生

疼痛至少持续 2 个月

应该排除造成疼痛的其他原因，如持续恶性肿瘤（癌症手术后）或慢性感染

特别应该探索先前存在的问题导致疼痛持续的可能性，并尝试排除

建议的更新标准

手术后发生的疼痛或手术后的疼痛强度加剧

疼痛至少持续 3~6 个月，并且显著影响生活质量

疼痛是术后急性疼痛的延续，或发生于一段无症状期后

疼痛可局限在手术区域，拓展至手术累及神经的支配区域，也可牵涉至皮肤（在深部躯体或内脏组织手术后）

应该排除引起疼痛的其他原因，例如，癌症手术中的感染或持续的恶性肿瘤

（一）术后慢性疼痛的流行病学

术后慢性疼痛的发病率因手术部位而异（表 9-23），但是绝大多数的报道认为术后 1 年慢性疼痛的发病率至少为 10%。在过去的 10 年里，一些高质量的综述强调了术后慢性疼痛。Crombie、Davies 和 Macrae 指出，在英国北部疼痛诊所就诊的 5 000 多个患者的自我问卷调查中，有 22.5% 患者表明他们的疼痛是由手术造成的。尤其是腹部、肛门、会阴部和

性器官的疼痛与手术相关。Perkins 和 Kehlets 回顾了手术后慢性疼痛的证据，发现幻肢痛的发病率是30%～81%；50%以上的胸科手术患者有慢性开胸后疼痛；全乳房切除后疼痛综合征发病率是11%～57%，幻乳痛发病率是13%～24%，乳房术后手臂及肩部疼痛的发病率是12%～51%。胆囊切除术后慢性疼痛较为常见（3%～56%），腹股沟疝修补术后慢性疼痛的发病率是11.5%。Joris 等最近还进行了一项回顾性分析，显示结直肠手术后慢性疼痛的发生率可高达17%。

表9-23 不同手术部位术后慢性疼痛的发病率

研究者	手术类型	纳入研究的患者	随访	慢性疼痛发病率
Nikolajsenet 等	截肢	60	1年	幻肢痛70%
Richardsonet 等	截肢	52	6个月	幻肢痛78.8%
Jensen 等	截肢	58	2年	幻肢痛59%
Tasmuthet 等	乳房手术	93	1年	13%～33%
Nikolajsenet 等	剖腹产	220	1年	瘢痕痛12.3%
Aasvanget 等	疝气修补	694	1年	56.6%
Nikolajsenet 等	髋关节置换术	1 048	12～18个月发病率	12.1%中等至重度疼痛
Borlyet 等	开腹式胆囊摘除术	80	1年	26%
Meyersonet 等	胸骨切开（开胸手术）	318	1年	28%
Katzet 等	开胸手术	23	18个月	52%
Pertunnenet 等	开胸手术	67	1年	61%
Gotodaet 等	开胸手术	91	1年	41%

在过去的十多年中，尽管在提供急性疼痛控制方法方面有所改进，但手术后慢性疼痛的发生率并没有显著改善。腹股沟疝修补术、乳房外科手术、胸外科手术和髋关节外科手术的研究表明，大约有10%的患者在进行多种类型的手术后仍会遭受慢性疼痛。如前所述，这一数字严重低于真实发生率，近期的文献也证明了这一点，即真实发生率接近40%。

（二）术后慢性疼痛的相关因素

可能造成术后慢性疼痛的因素见表9-24。目前还不清楚所有这些因素是否与慢性疼痛的发展有因果关系（而不是关联）。这些因素可被划分为术前、术中与术后因素；术前因素包括中度至重度的慢性疼痛、重复多次的手术以及心理因素；术中因素包括在不常使用的手术中心、手术入路（开腹或者腹腔镜），以及术中神经损伤；术后因素包括急性疼痛（中度至重度）、放疗及化疗的神经毒性。

表9-24 术后慢性疼痛形成的相关因素

术前因素	术中因素	术后因素
中度至重度疼痛持续超过1个月	有神经损伤危险的手术入路	中度至重度急性疼痛
重复多次手术	非腹腔镜技术	兼有神经毒性的化疗
心理因素影响	手术在不常使用的手术中心	手术区域放疗

在最近的一项多中心前瞻性观察性实验中，多因素分析发现整形外科手术、术前疼痛和严重疼痛的时间百分比是危险因素。实际上，在这项研究中，作者指出："剧烈疼痛的时间百分比增加10%与慢性术后疼痛发生率增加30%相关。"

1. 术前因素

在很多类型的手术中，术前存在疼痛是造成急性或慢性术后疼痛的一致性因素。这一点对麻醉医师来说十分重要，因为他们是对患者实施高质量的术后镇痛治疗的主要倡导者。存在术前疼痛是造成术后早期急性疼痛发生的危险因素，这种疼痛可在术后几日、几周或几个月发生。Kalkman 等研究了预测术后严重急性疼痛的术前因素，发现严重疼痛的独立预测因素，包括术前疼痛、女性、年轻人、手术切口大小和手术类型。Thomas 等研究了髋关节和膝关节置换术，以及脊椎减压术的患者，也发现严重术后疼痛的预测因素包括术前疼痛、女性、年轻人。慢性术后疼痛发生的一个非常一致的因素是术前和术后的剧烈疼痛，或者两者兼有。没有一个诱因能够比疼痛本身更能诱发慢性术后疼痛。

以下几个因素可以用来解释术前及严重的急性术后疼痛与预测术后慢性疼痛之间有密切联系的原因。

（1）术前阿片类药物耐受导致术后阿片类镇痛药物的需求低估和用量不足。

（2）术中神经损伤以及相关的中枢神经系统的改变，如中枢敏化和痛觉上扬。

（3）手术区域内痛觉感受器致敏。

（4）损伤的初级传入神经纤维和完整的伤害性 Aδ 传入纤维的芽生侧支的术后异位电活动，这种芽生侧支与受损的传入纤维供应的区域相邻。

（5）手术引起的中枢敏化，并在愈合过程中由手术部位进一步输入维持。

（6）正常抑制性控制系统伤害性传入信号减少引起的中枢神经系统（可塑性）结构变化，从而导致疼痛中枢敏化及疼痛记忆形成。

（7）迄今为止，尚未确定的疼痛基因可能会增加发生严重急性和慢性术后疼痛的风险。

（8）心理上和情感上的因素，如情感麻木和灾难化认知。

（9）社会与环境的因素，如受到家属或社会的关切及照顾。

（10）随时间变化的反应偏倚——有些人群总会倾向于报告比其他人更多的疼痛感觉。

（11）文献发表偏倚，即术前和术后疼痛之间存在显著关系的研究结果被发表，而阴性结果被拒绝且未被发表。

2. 心理社会因素与慢性术后疼痛（CPSP）

一些慢性术后疼痛的心理预测指标已被确定，包括术前焦虑、内向型性格、灾难化认知缺乏社会支持、截肢 1 周内的社会支持与关怀反应、在 6 个月和 9 个月情感麻木评分较高、手术恐惧，以及心理脆弱性。Pinto 等在对子宫切除术后疼痛的前瞻性研究中证实，术前和术后焦虑、灾难性疼痛和情绪疾病在 CPSP 中具有预测作用。疼痛的灾难化与不现实的信念有关，即当前的状况将导致可能出现的最严重的痛苦。Lewis 等在其系统评价和 Meta 分析中证明，即使术前疼痛是导致患者 CPSP 的主要因素，疼痛灾难化和精神疾病的存在也是全膝关节置换术后持续性疼痛的重要预测指标。在疼痛文献中一致地发现，没有灾难化的慢性疼痛患者的术后生活要比有灾难化的慢性疼痛患者的术后生活好。但在预测有 CPSP 风险的患者时发现相反的结果，这可能是收集数据的方法引起的一种假象。

此外，值得一提的是患者的配偶，或是对于患者情感生活重要的人无意中过度的关爱强化了患者对疼痛的消极态度，致使疼痛发生频率增加。举例来说，配偶出于关爱，当需要鼓励患者多做床下活动时，却让其休息不活动，这就强化了患者面对疼痛的消极态度。结果这种关爱实际上增加了疼痛的症状，进而增加了由疼痛所致的残疾的可能性。想要进一步了解这个问题可以查看由 Katz 和 Seltzer 发表的文章。

3. 术中因素

有 3 个主要的手术因素会影响到术后慢性疼痛的发病率。

（1）外科医师的经验：外科医师的经验会影响术后的发病率。Tasmuth 等研究了乳腺癌手术后的患者，发现患者在低手术量的手术机构接受手术后产生的术后慢性疼痛的发病率比高手术量机构要高。然而，其他研究却得出了模棱两可的结果。Courtney 等的研究结果显示外科医师的级别与疝气修补术后的重度疼痛之间没有相关性。

（2）避免术中神经损伤：许多基础科学研究已成功证明动物在被实施神经损伤之后的行为表现与神经性疼痛患者的症状相似。由此看来，在手术中尽量减少患者神经损伤完全是有道理的。许多 CPSP 综合征发生在重要神经结构周围的手术后，例如，腹股沟疝修补术后的疼痛（与髂腹股沟和髂腹下神经有关）、腋窝淋巴结清扫术后的疼痛（与肋间臂神经有关），以及开胸术后疼痛（与肋间神经有关）。神经损伤后有一个持久、高频率的突发电活动。该电活动传至中枢神经系统，随后广泛地激发神经元突触后 NMDA 受体兴奋，导致对抑制性中间神经元的兴奋性破坏，痛觉通道去抑制化，加重术后疼痛。避免术中神经损伤是有效的预防术后疼痛的措施，应尽可能地实施。

（3）尽可能使用微创外科技术：尽管手术的大小与 CPSP 的发病率并无相应关系，但是手术的种类，以及手术方法会影响 CPSP。有学者研究了不同类型乳房手术术后慢性疼痛的发病率，发现全乳房切除术后的慢性疼痛发病率（53%）远高于乳房缩小手术（22%）。多项研究表明，与开腹手术相比，使用腹腔镜技术行腹股沟疝修补术明显减少了 CPSP 发病率。在开放性疝修补术中，使用轻型网片似乎与减少 CPSP 有关，而且不会增加术后并发症。但 Garcia 和 Torado 等在其研究中集中讨论了开胸手术中预防 CPSP 的最适当手术方法，结果表明，在开胸手术后疼痛的预防方面，几乎没有科学证据。

4. 遗传因素

疼痛遗传学的研究目前还处于起步时代，当前还没有研究报告提供易患慢性术后疼痛的基因学数据。只有屈指可数的文献报道可识别的人类基因多态性与慢性疼痛有关，包括儿茶酚-O-甲基转移酶（COMT）和 5-羟色胺转运的基因编码（5-HTTLPR），它们与以下疾病有显著关联，如偏头痛的严重程度、灼口综合征、肠易激综合征和纤维肌痛。外阴痛患者的 IL-1 受体拮抗剂编码（IL-1RN）和黑皮质素-1 受体编码（MCIR）、克罗恩病患者的 IL23R，以及 GCH1（GTP 环水解酶 1 编码，是一种四氢生物蝶呤催化酶和 BH4 的催化酶，BH4 是儿茶酚胺、血清素和一氧化氮产生的必要辅助因子），这些因子与椎间盘切除术后持续性神经根痛有关。最近的研究，包括系统评价研究阿片类受体的基因编码（OPRM1），试图探索 OPRM1 与阿片类药物的敏感性、不良反应和疼痛程度之间的关系。仅有 7% 的患者具有基因变异，因此认为临床上仅有很少的变异可以用药理基因学解释。Montes 等对腹股沟疝修补术、子宫切除术和开胸术患者的多中心队列研究证实，遗传因素知识的不确定性需要继续依靠临床因素来确定 CPSP 的可能性。尽管目前有证据显示其他基因与慢性疼痛之间存在联系，但以任何方式将基因分型的信息纳入预测慢性疼痛患者的计划为时尚早。Clarke 等在最近的一篇评论文章中声称，分析患者的 DNA 序列、血液和唾液中不同的疼痛生物标志物，以及它们对药物的镇痛反应，将有助于更好地了解 CPSP 的病理生理，并帮助开发预测算法，以帮助患者甚至在手术前确定罹患 CPSP 的可能性。文章指出，CPSP 可能受遗传决定因素的影响率为 50%。遗传因素与术后慢性疼痛关系的研究具有广阔的前景，然而在其用于临床实践之前需要做大量的工作。

二、术后慢性疼痛的预防

在最近对全膝关节置换术后 CPSP 预测和治疗的随机试验的系统综述中，Beswick 等强调仍然缺乏证据表明有预测和管理慢性术后疼痛的能力。鉴于 10%～34% 的患者会经历慢性术后疼痛，必须考虑为该人群和其他患者人群开发循证护理。已知的与慢性术后疼痛产生有关的因素中，有一些在围手术期是由麻醉医师和外科医师直接控制的。一些研究表明，术后严重的急性疼痛与慢性疼痛的发生率增加有关。在一项具有里程碑意义的研究中，Katz 等追踪测评了患者侧位开胸手术后 18 个月，发现 52% 的患者有慢性疼痛。在众多因素中，早期严重的术后疼痛是唯一可以预示长期术后疼痛发生的因素。在一项对接受择期手术的创伤患者的研究中，术后第 4 日急性疼痛加剧与术后慢性疼痛相关。Iohom 等最近关于乳腺癌手术患者多模式疼痛治疗的研究中，证实了严重的术后疼痛与随后的 CPSP 之间的关系。

严重的急性疼痛和随后的慢性疼痛之间的关系令人担忧，因为这意味着很多患者将会受到中度至严重程度的术后疼痛的折磨。力图充分地预防与治疗严重的急性疼痛可以减少术后慢性疼痛的发生率。Puolakka 等对膝关节置换术后的疼痛进行了研究，并证明如果患者在术后第 1 周有中度或者重度疼痛，与同期轻度疼痛患者相比，进展为慢性疼痛的风险高达 10倍。此外，避免术中神经损伤和微创手术技术似乎都减少了发生 CPSP 的机会。

（一）预防性镇痛

如果说术后严重的急性疼痛可以诱发术后慢性疼痛，那么预防术后急性疼痛将会有助于减少 CPSP 的发生率。在麻醉及急性镇痛领域，发生疼痛后再实施镇痛的治疗方式慢慢地已被预防性镇痛方式所取代。尽管这一措施的主要目的是用来减轻急性疼痛，但减少向慢性疼痛转变的次要目标也是一个重要的动机。Criler 最初提出了手术造成中枢痛觉激活会加剧急性术后疼痛的构想，这个构想后来被 Wall 所倡导，并且他还提出了预防性的术前镇痛能够阻止手术造成的中枢敏化，从而减轻术后急性疼痛的强度。随后他试图验证"超前镇痛"这一概念受到一个过于热心的尝试定义限制，该定义试图证明切口前的干预优于切口后的相同干预。这个定义是错误的，因为手术创伤造成的痛觉敏化贯穿于整个手术中及手术后若干小时甚至几日。根据这个定义，随后的 Meta 分析显示超前镇痛没有任何益处，也就不足为奇了。最近，一个更具临床意义的专用术语——"预防性镇痛"已经产生了。预防性镇痛就是在术前和术后数小时或数日内，用各种不同的镇痛药物作用于不同位点（多模式镇痛）阻断伤害性传入信号。成功的预防性镇痛可在数小时、数日或数周内减轻或消除术后疼痛，这种镇痛疗效持续的时间远远超过了原先传统镇痛疗法。一些研究已经检验了包括预防性镇痛在内的最佳镇痛方法，并证明了这些方法的益处。

（二）局部麻醉技术

多项大型研究结果显示硬膜外镇痛为早期围手术期急性疼痛的治疗起了重要的镇痛作用，尤其是对于腹部和胸部大手术。但是在防止急性术后疼痛转变为慢性术后疼痛方面显得不太有效，几个研究的结果不一。Andreae 等在其系统回顾和 Meta 分析中，汇总了 23 个RCT 的数据，并强烈支持硬膜外镇痛和椎旁阻滞用于开胸和乳房切除术患者的疼痛控制。

每 4~5 位患者中就有 1 位预防了慢性术后疼痛（CPSP）。Lavand homme 等比较了在 4 组腹部大手术患者中硬膜外或静脉使用局部麻醉药、阿片类药物或可乐定的镇痛情况。所有患者都在手术切皮之前接受氯胺酮的单次注射及低剂量点滴并贯穿整个手术过程。单纯静脉用药组在静息与运动状态下的疼痛评分都高于其他对照组。与硬膜外组的患者相比，单纯静脉用药组患者的术后慢性疼痛的发病率显著升高，在术后 6 个月是 48%，12 个月是 28%。

Gottschalk 等观察了根治性前列腺切除术后患者，随机分为硬膜外布比卡因和芬太尼组与硬膜外生理盐水组，然后给予患者自控的硬膜外术后镇痛。在住院期间，两组患者都在手术切皮之前开始镇痛治疗，两组患者的术后急性疼痛发生率都明显减低，术后慢性疼痛发病率在 9.5 周（尽管没用 3.5~5.5 周为参数）也显著减少。

Obata 等就开胸患者进行分组比较，两组分别为手术切皮前接受硬膜外甲哌卡因组和手术结束后立即接受硬膜外甲哌卡因组。在术后 3~6 个月进行评估，发现患者在手术切皮前接受硬膜外甲哌卡因治疗的术后疼痛率明显降低。Senturk 等在开胸的患者中对硬膜外镇痛与静脉给药镇痛进行对照，发现硬膜外给药组患者的术后慢性疼痛发病率及疼痛程度大幅度降低。但是，Ochroch 等将患者随机分组，硬膜外布比卡因组和硬膜外芬太尼组，无论是在手术切皮前给药或关胸之后给药，两组之间在术后 48 周比较慢性疼痛无任何差异。

硬膜外镇痛用来防止慢性幻肢痛的效果较差。尽管早期认为硬膜外镇痛对防止截肢后疼痛有益，但 Nikolajsen 等通过一项更精确的研究未能发现其益处。尽管周围神经阻滞能够明显减轻急性术后疼痛。迄今为止，单独使用周围神经阻滞来降低术后慢性疼痛发病率的效果仍然令人失望。Mc Cartney 等随机将 100 名做上肢手术的门诊患者随机分为腋窝阻滞组和全身麻醉组，尽管围手术期结果显著改善，但是术后 2 周的疼痛发病率相同。Iohom 等在乳腺癌患者中比较了多模式镇痛疗法，包括椎旁置管和静脉给予环氧合酶 2（COX2）抑制剂（帕瑞昔布），随后口服塞来昔布。与传统治疗法（术后双氯芬酸）的效果相比，发现置入椎旁神经阻滞导管组的患者术后急性疼痛明显减少，并且慢性疼痛的发病率在术后 2~3 个月时是 0，而传统治疗组是 85%。

Richebe 等在最近的评论中指出，使用区域麻醉可以减少术中使用阿片类药物、急性痛觉过敏及手术后出现慢性疼痛的风险。研究观察了坐骨神经阻滞的使用，以及手术后持续性中枢性疼痛敏化的进展。在这项研究中，动物在手术前接受了坐骨神经阻滞，然后对动物进行下肢手术，连续输注局部麻醉药，结果降低了中枢敏化。一个新的实验包括全身麻醉过程中使用芬太尼，芬太尼抵消了坐骨神经阻滞带来的中枢敏化减少的好处。该模型支持阿片类药物增强中枢性疼痛敏感性的假设。因此，周围神经阻滞可通过减少术中阿片类药物的使用来帮助预防中枢性痛觉敏化。

（三）NMDA 受体拮抗剂

NMDA 受体在急性超敏疼痛及慢性术后疼痛的生成方面扮演重要的角色。多项研究证明 NMDA 受体拮抗剂有益于防治术后疼痛。Mc Cartney 等在这个领域做了系统综述，确认氯胺酮和右美沙芬均能够在临床作用时间（5 个半减期）之外提供镇痛作用。长时程镇痛的益处存在争议。Katz 等观察了全身麻醉下行根治性前列腺切除术的患者，术前或手术切皮后静脉用芬太尼和低剂量氯胺酮的短期和长期功效，其对照组是术后疼痛的标准治疗静脉给予芬太尼。尽管术后第 3 日在术前用药组中每小时芬太尼所需剂量减少了，但是两组患者疼痛评分没有区别。遗憾的是，两组患者术后 2 周~6 个月，疼痛症状没有区别。Schley 等将两组单侧上肢截肢患者进行对照，一组是仅有连续性的臂丛阻滞，另一组是臂丛阻滞加上术后每日接受 NMDA 拮抗剂美金刚治疗。除改善了急性疼痛外，美金刚组术后 4 周~6 个月中（但不是 12 个月）慢性幻肢痛显著减少。Remerand 等研究了全麻下全髋关节置换术后患者疼痛的问题，随机分为两组患者，一组接受术前单剂量注射氯胺酮，然后 24 小时氯胺酮静脉连续点滴，另一组做对照。术后第 30 日，氯胺酮组对双拐或步行架的需求减少。到了术后 30 ~ 180 日，氯胺酮组的患者手术侧髋关节静息时呈严重疼痛的人数明显减少（$P = 0.008$）。Sen 等比较了氯胺酮、加巴喷丁和安慰剂对子宫切除术患者的影响，发现在氯胺酮和加巴喷丁两组中，尽管阿片类药物的消耗量减少，但随访发现仅加巴喷丁组切口痛的发生率在 1 个月、3 个月和 6 个月减低。Cochrane 研究小组在对预防成人手术后慢性疼痛药物治疗的综述中，发现了 40 多种不同药物治疗的 RCT，包括静脉和口服氯胺酮，口服加巴喷丁/普瑞巴林、阿米替林、非甾类抗炎药（NSAID），静注类固醇、芬太尼、利多卡因和吸入一氧化二氮。Meta 分析显示，氯胺酮治疗后，术后慢性疼痛的发生率在统计学上显著降低，但加巴喷丁、普瑞巴林、NSAID、类固醇、芬太尼、利多卡因或美西律都没有这样的功效。

（四）加巴喷丁和普瑞巴林

加巴喷丁和普瑞巴林均与钙通道 $\alpha_2\delta$ 单位结合，这是一个多模式镇痛的有效成分，可以减少阿片类药物的用量及减少急性术后疼痛。加巴喷丁可以增加海马神经元的抑制电流，多项研究也探讨了它们对慢性术后疼痛的作用。Fassoulaki 等将 50 名接受乳腺癌手术的患者随机分为多模式镇痛组（包括使用加巴喷丁）或安慰剂对照组。术后 3 个月（而不是 6 个月），多模式镇痛的患者腋部疼痛（4% vs 45%）、手臂疼痛（23% vs 59%）的发生率，以及镇痛剂的使用量（0% vs 23%）较对照组均明显降低。

Brogly 等随机将 50 例全身麻醉下甲状腺摘除患者分组研究，比较术后加巴喷丁 1 200 mg 与安慰剂的功效。所有患者在诱导后都接受了双侧颈丛浅神经阻滞。尽管术后急性疼痛无明显区别（效果可能被颈丛浅神经阻滞掩盖），但加巴喷丁组术后 6 个月神经性疼痛发病率明显减低（4.3% vs 29.2%）。

Buvanendran 等研究了全膝关节置换术前和术后持续 14 日的围手术期口服普瑞巴林的效果。口服普瑞巴林患者在术后的急性疼痛及 3 ~ 6 个月的神经痛均减少。然而，Fassoulaki 等的一项早期随机研究把乳房切除术患者分为 3 组，加巴喷丁组、美西律组和安慰剂组，结果发现各组急性疼痛控制良好，但在术后 3 个月时 3 个组无显著差异。尽管如此，Humble 等对围手术期干预减少截肢、乳房切除术和开胸手术相关的急性、慢性疼痛的证据进行了系统回顾，证明恰当使用加巴喷丁类药物、抗抑郁药、局部麻醉药对术中和术后疼痛进行控制，以及区域麻醉可能会减轻急性和慢性疼痛的严重程度。

（五）非甾类抗炎药（NSAID）

NSAID 具有强效镇痛作用，而且是急性术后疼痛控制的多模式镇痛方案的有效组成部分。目前还不太确定它们是否对 CPSP 的发病率有影响。

（六）预防性镇痛总结

众多研究结果表明，对患者急性镇痛的最好方法是用多模式镇痛技术，包括局部麻醉、阿片类以及其他药物，如 NMDA 受体拮抗剂和（或）加巴喷丁及相关药物。多项研究显示，更好地控制急性疼痛和减少 CPSP 之间存在关联。因此，为患者争取最佳的急性疼痛控制是明智的。

（七）未来预防慢性术后疼痛的策略

良好的围手术期镇痛和减少手术组织损伤是麻醉医师与外科医师在围手术期共同追求的目标。更加广泛、持续和一致地应用多模式的镇痛技术仍是预防 CPSP 发展的趋势。在高危手术（如乳房及胸部手术）患者中，对心理性危险因素的预测十分重要。识别出高危患者将有利于在围手术期给此类患者应用强效镇痛技术。利用遗传学手段来筛查慢性术后疼痛高发病患仍然不明确，而且需要做更多的研究才能把这种镇痛理念付诸现实。

多项有趣的研究工程已经启动并着重于新型镇痛目标，包括胶质细胞源性神经营养因子（GDNF）、神经激肽（NK-1）受体拮抗剂、电压门控钠通道阻滞剂和嘌呤受体拮抗剂。

三、总结

大多数人在一生中都会经历手术，有很多患者手术后会出现慢性疼痛。术后慢性疼痛的产生比较常见，而且取决于很多因素（图9-5）。目前，麻醉医师可以通过提供有效的术后疼痛治疗来发挥作用，包括至少两种形式的多模式镇痛，这种镇痛最好在手术切口前开始。其他的因素，包括避免术中神经损伤及使用微创技术，都可以减少慢性术后疼痛的发生。患者心理及遗传因素难以控制，但对此类因素的进一步探索将有助于对慢性术后疼痛危险因素的评估，并采用积极和（或）新颖的治疗方法预防和治疗术后慢性疼痛。

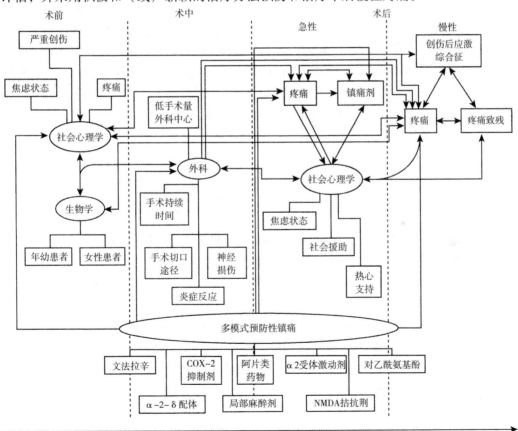

图9-5　术后慢性疼痛的示意图展示了术前、术中和术后的相关因素

（许兆柱）

参考文献

[1] 邓小明，姚尚龙，于布为，等．现代麻醉学［M］．5 版．北京：人民卫生出版社，2020．

[2] 高志峰，张鸿飞，张欢．麻醉危机处理［M］．2 版．北京：北京大学医学出版社，2020．

[3] 李超，谷海飞，杜文康，等．小儿麻醉实践方法［M］．2 版．上海：世界图书出版上海有限公司，2020．

[4] 俞卫锋，石学银，姚尚龙．临床麻醉学理论与实践［M］．北京：人民卫生出版社，2017．

[5] John. F. Butterworth, David C. Mackey, John D. Wasnick. 摩根临床麻醉学［M］．6 版．王天龙，刘进，熊利泽，译．北京：北京大学医学出版社，2020．

[6] 田玉科．麻醉临床指南［M］．3 版．北京：科学出版社，2017．

[7] 徐少群．现代临床麻醉技术与疼痛治疗［M］．北京：中国纺织出版社有限公司，2022．

[8] 迈克尔·格鲁博．米勒麻醉学［M］．9 版．邓小明，黄宇光，李文志，译．北京：北京大学医学出版社，2021．

[9] 余剑波，宋晓阳，王英伟．麻醉科常见急危重症抢救流程与解析［M］．北京：科学出版社，2022．

[10] 于钦军，王伟鹏．临床心血管麻醉实践［M］．2 版．北京：清华大学出版社，2022．

[11] Lee A. Fleisher, Stanley H. Rosenbaum. 麻醉并发症［M］．3 版．卞金俊，薄禄龙，译．北京：北京大学医学出版社，2021．

[12] 艾登斌，帅训军，侯念果，等．实用麻醉技术手册［M］．北京：人民卫生出版社，2019．

[13] 冯艺，吴安石，左明章．麻醉科分册［M］．北京：人民卫生出版社，2021．

[14] 孙增勤．实用麻醉手册［M］．7 版．郑州：河南科学技术出版社，2020．

[15] R. M. 皮诺（Richard M. Pino）．麻省总医院临床麻醉手册［M］．10 版．王俊科，译．北京：科学出版社，2023．

[16] 邓小明，姚尚龙，李文志．2023 麻醉学新进展［M］．北京：人民卫生出版社，2023．

[17] Dean B. Andropoulos, George A. Gregory. Gregory 儿科麻醉学［M］．6 版．北京：中国科学技术出版社，2022．

［18］王建立．医学麻醉技术与手术麻醉实践［M］．北京：中国纺织出版社有限公司，2022.

［19］Joel A. Kaplan，Brett Cronin，Timothy Maus. KAPLAN 心脏手术麻醉精要［M］．2 版．王锷，王晟，译．北京：中国科学技术出版社，2022.